U0093551

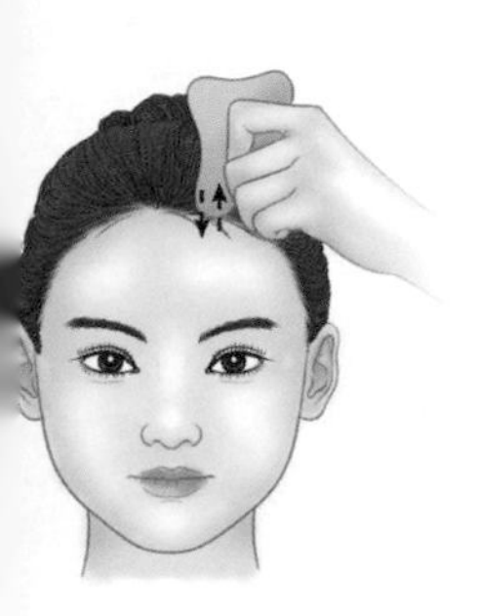
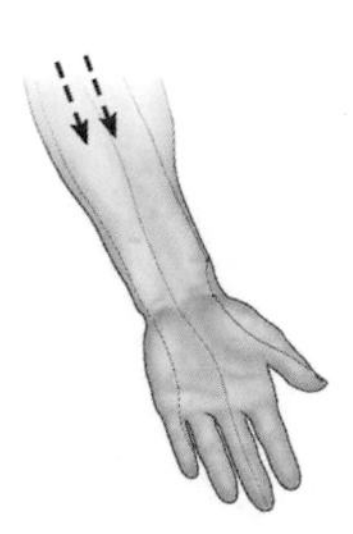
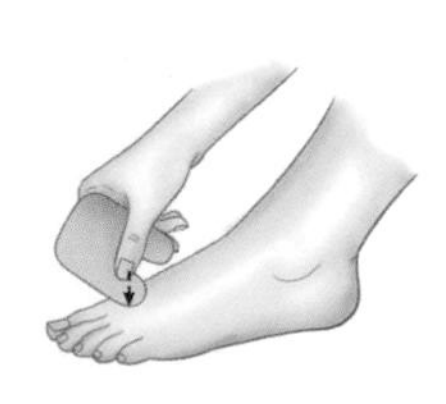
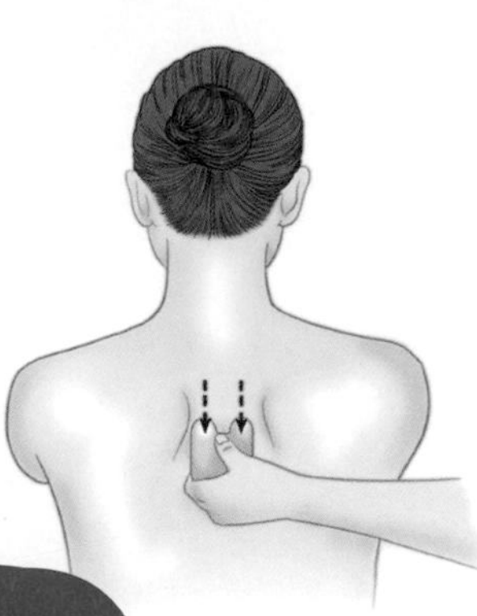

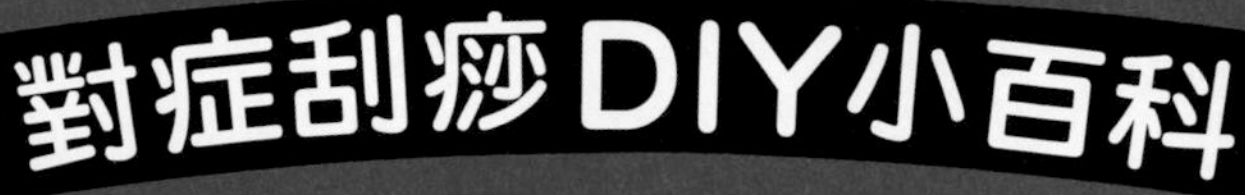


圖解

# 一刮病除自療法

**每日5分鐘，刮對痧，通體舒暢病病消！**
**鞏固健康、身材苗條、無病到老！**

★ 刮痧新手的入門指點 ★　★ 刮痧老手的矯正良書 ★

涼血、補氣、安神、活血、護臟腑的
絕佳利器！

中華民國中醫傳統醫學會理事長 **賴鎮源** / 著

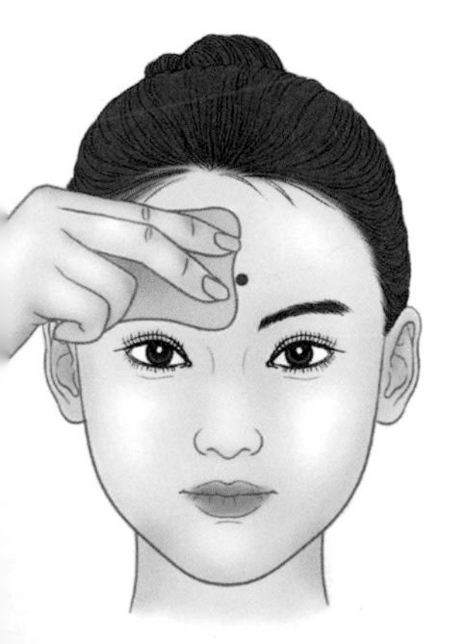
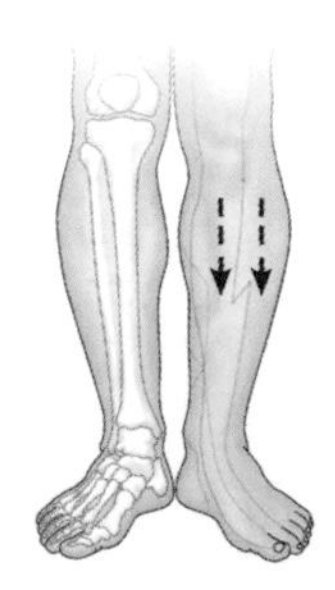
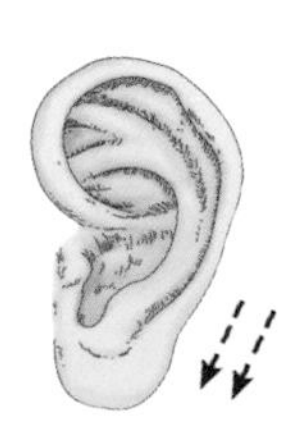
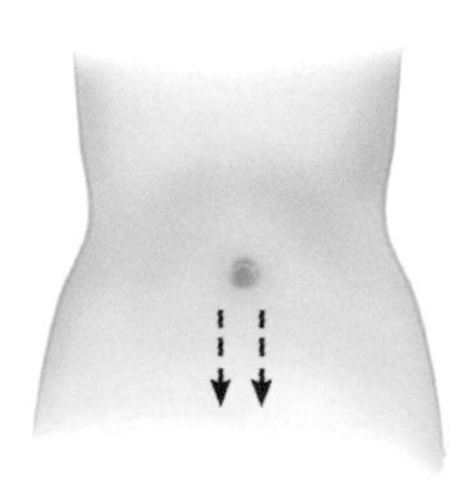

# 一板在手，萬病剋星

現代人的養生觀念日益普及化，從前「50 歲前用生命賺錢，50 歲後花錢買生命」，身體破病時才求醫問藥的生活型態，已慢慢地被摒棄；加上「是藥三分毒」的道理，醫界呼籲不能無窮盡地把健康寄託在西藥上，因此，近年來「刮痧療法」作為中國傳統醫學的重要一環，其療效顯著、無侵入性、零副作用、簡便易學，自然而然受到普羅大眾的喜愛與推崇。

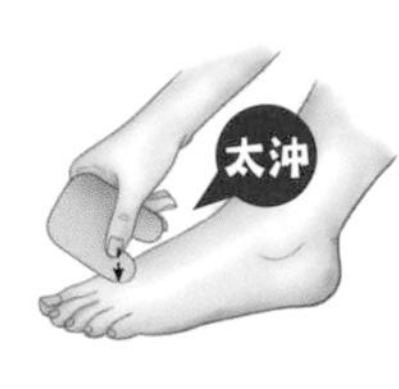


所謂的「刮痧」，就是在人體表面特定筋絡、穴位、病痛反應點進行反覆刮拭，刺激皮下毛細血管和神經末梢，疏通經絡、流通氣血，直到刮出「痧疹」，便能達到緩解疾病、強身健體之目的。

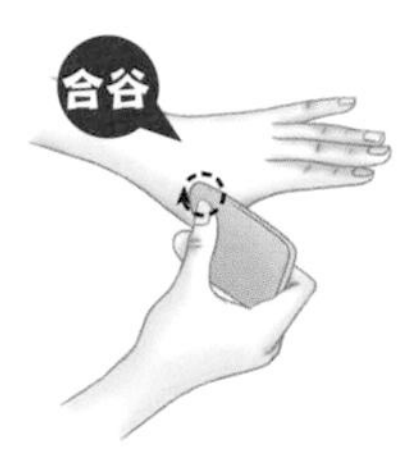


刮痧的好處不可勝數，它不僅是炎炎夏日，用以調理中暑等等熱病的妙招，還能促進血液循環、調節肌肉組織、強化臟腑功能、調節陰陽平衡、加速淋巴液流動、排除毒素廢物……為優良的好體質打下穩固的基礎；此外，刮痧板應用在美容上，對於護理膚質、雕塑身材、營造美貌的效果驚人，可謂是愛美女性的一大利器！

然而，即便刮痧板是如此唾手可得的保健聖品，是否採用了正確的刮痧手法，攸關著它能否達成滿分療效。

本書系統性地介紹了從零開始學刮痧的入門級知識，並為刮痧初學者特別準備了快速成為刮痧專家的速學法，搭配詳實的筋絡圖解，大大降低取穴及刮痧操作的難度。希望讀者們現在就拿起刮痧板，刮一刮，刮出通暢的健康人生！

賴鎮源 醫師

從零開始！

## Part 1 一試上手的刮痧速成課



體質分類！

## Part 2 對症下手的 7 種刮痧術

目錄

CONTENTS

輕輕刮一刮！

## Part 3 頭部、面部的「刮痧調理」



居家日日刮！

## Part 4 肩、頸、背的「刮痧療癒」

刮掉老廢物！

## Part 5 胸部、腹部的「刮痧排毒」



男女不失調！

## Part 6 生殖、泌尿的「刮痧保健」

## Part 7 熱病急救箱！常見不適症一掃光



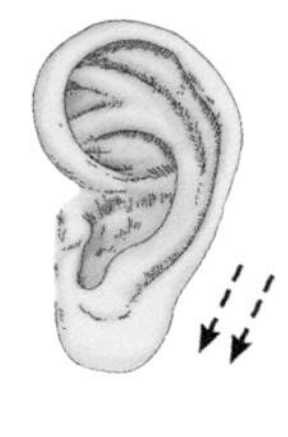

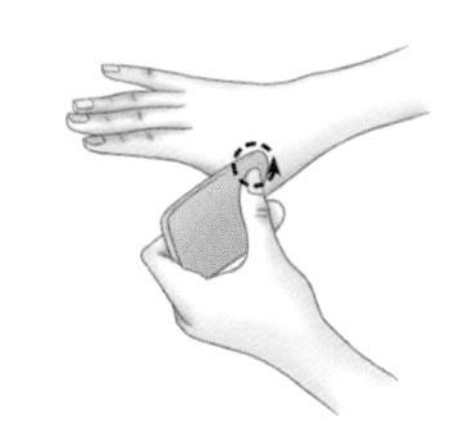

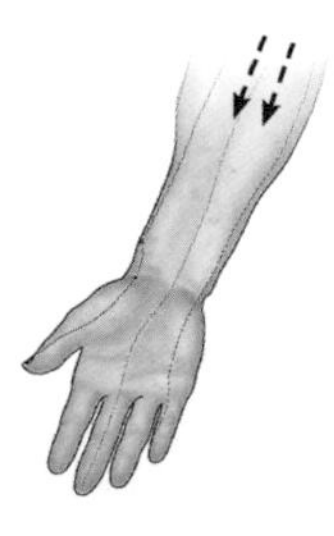

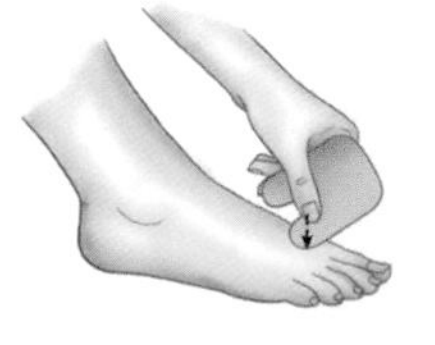

# 從零開始！一試上手的刮痧速成課

「痧」是淤積人體排不出的毒素，
刮痧便是刮去這些致病的萬惡物質，
專為從零開始學刮痧者量身訂制的刮痧入門級知識，
內容包括：刮痧療法簡述、刮痧療法功效、刮痧工具、
刮痧介質、刮痧的宜忌，以及刮痧後的反應，
基礎手法、角度、力道、時間，
讓你幾秒鐘上手的刮痧速學！

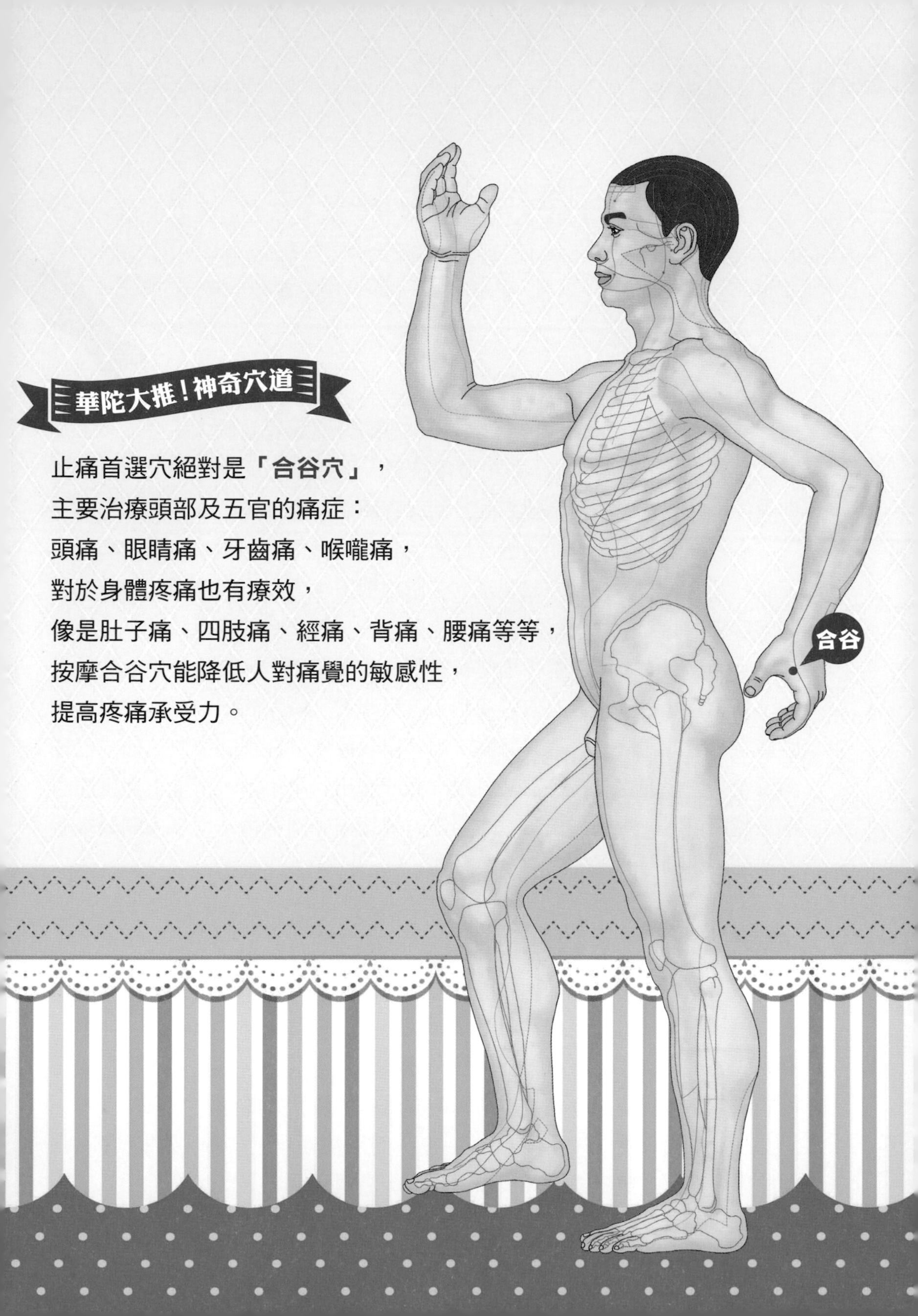
華陀大推！神奇穴道
止痛首選穴絕對是「合谷穴」，
主要治療頭部及五官的痛症：
頭痛、眼睛痛、牙齒痛、喉嚨痛，
對於身體疼痛也有療效，
像是肚子痛、四肢痛、經痛、背痛、腰痛等等，
按摩合谷穴能降低人對痛覺的敏感性，
提高疼痛承受力。
合谷

# 什麼是刮痧療法？

刮痧，是透過刺激人體經絡穴點，來調整氣血，
把身體裡面的邪氣，甚至一些不利於身體的毒物給排除光。

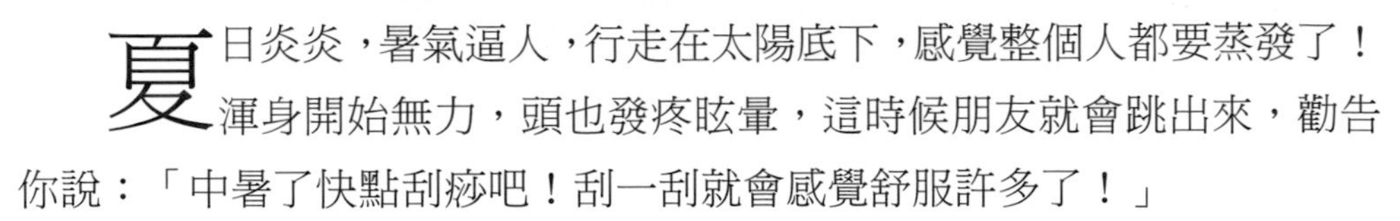

夏日炎炎，暑氣逼人，行走在太陽底下，感覺整個人都要蒸發了！渾身開始無力，頭也發疼眩暈，這時候朋友就會跳出來，勸告你說：「中暑了快點刮痧吧！刮一刮就會感覺舒服許多了！」

小嬰兒剛出生，不能適應外界環境，夜夜啼哭，剛剛生產完的媽媽也沒能好好坐月子，育兒經驗豐富的保母推薦道：「給小朋友刮一刮痧吧，刮出痧來，晚上才會乖乖睡覺！」究竟刮痧是個什麼東西呢？

「刮痧醫療」不僅是中國傳統醫學的重要組成之一，也是民俗療法中的精華項目，基於其具有取材便利、容易學習、操作簡單、無副作用、適應症廣、療效顯著……等等特點，刮痧自我療癒法在民間廣為流傳，已經深深受到大眾的喜愛。特別又見現今醫療費用居高不下，再加上養生觀念越來越彭湃，「無病先預防」的保健方式逐漸受到重視，很多人開始學著運用刮痧來進行健康的居家自我護理。

## 流傳千年的刮痧術

中醫刮痧療法的源頭，可以追溯到舊石器時代；在遠古時期，當人們患上疾病的時候，不經意地用指關節或碎石片在身上刮拭、磨蹭、捶擊，無意間發現竟然能使症狀得到緩解，隨著時間一長，自然就形成了「砭石治病法」，也就是如今神奇「刮痧自療法」的最初始雛形。

刮痧在古代曾經被稱作「刮治」，一直到清朝才正式命名為「刮痧」，而此專有名詞在醫界與民間被頌揚開來，沿用至今。

明朝醫學家張鳳逵認為，致病的毒邪由毛孔或口鼻進入，阻塞了體內脈絡，讓氣血不通順，才會導致林林總總的身體毛病。所以一旦健康出了狀況，就可以運用刮痧器具在經絡穴位上進行刮拭，直到出痧，使得體內的痧毒隨之排出體外，進而達到治癒疾病的目的。

## 「痧」的含義

所謂的「痧」，一方面是指病症，尤其指因為外來邪氣（痧氣）或是體內毒素（痧毒）導致經脈阻塞、氣血凝滯而產生的病症。

根據中醫的「百病皆可發痧」之說，這些病症通常會出現一種「發痧」的現象，即在皮膚表層透出紅色、紫色或黑色的「痧點」或「痧斑」，而且可以經由「放痧」（比如刮痧等等）來治療。

另一方面，在中醫的名詞解釋中，「痧」這個詞，還有其特殊的含義，就是運用刮痧手法刺激人體微血管後，出現的一點一點紅紫色、暗青色，類似「沙子」樣的沙狀斑點；而這是痧毒排出人體外的正常反應，會隨著時間自然地慢慢退掉，直到消失為止。

## 壞「痧」是百病之根源

心臟運送血液到全身，還需要靠千千萬萬條微血管進行調節，而「痧」卻是人體循環過程中產出的瘀血及病理物質，它會阻礙氣血的運行、干擾營養素和代謝物的交流，進一步引發組織器官病變，由此可見，體內累積過多的痧毒，將形成諸多疾病，並且加速人體衰老。

「刮痧，就是把不舒服的各種病症從身體刮出去。」

用刮痧器具直接刮拭經絡穴位，可以使經絡穴位處充血，局部微循環若是在阻塞情況下，便可以得到改善，隨著痧的排出，患者會發現，無論輕病、重病都得到了緩解，部分症狀甚至能夠完全地痊癒，而此種治療法特別對於那些疼痛性的疾病來說，效果最為顯著。

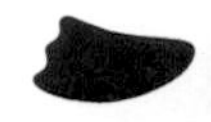

## 刮痧的醫學原理

「刮痧」簡單來說，就是利用邊緣光滑的陶瓷湯匙、大小硬幣或專業刮痧板，塗抹上具有某些療癒作用的刮痧介質，在人體特定部位施以反覆的刮、捏、提、擠、挑……等等動作。

刮痧板向下施壓時，會讓阻塞瘀積的血液從毛細血管的間隙裡滲出，並且停留在皮下組織與肌肉之間，成為深淺不一的紫黑色痧點、痧斑，也就是我們眼睛看見的「出痧」現象。

其實人體的血液與淋巴液極為聰明，就像是清道夫們，對於異物有著辨識與排除的能力，而透過刮痧刮出的「痧」，會被身體視為異物給消滅掉，再透過尿液、汗水、呼吸等代謝作用自然排出體外，隨著刮出的顏色漸漸褪去，這個排除毒素的過程叫做「退痧」。

通過此種良性的刮痧刺激，能達到排解毒素、去邪扶正、舒筋活絡、祛風散寒、清熱除濕、活血化瘀、消腫止痛、調整陰陽、強化體質、增強機體抵抗力……等等優秀的多重醫療功效。

除此之外，若能夠堅持經常性的刮痧保健，讓人體免疫系統時時受到鍛鍊，加快其反應速度，便可提升組織的創傷修復力，週期、規律地清理人體不必要的毒素、廢物，達到維持生理健康的作用。

# 10 分鐘刮痧測健康

埋伏人體內的邪氣與病根，未必明顯得讓你能發覺，
透過刮痧我們可以檢測看看，身體的機能哪裡較弱、欠改善。

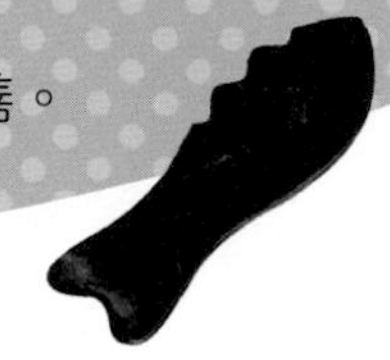

俗語說：「上醫治未病。」要治療「未病」得要先發現它，接下來簡述刮拭面部、手掌、足部、背部、井穴測健康的方法，讓大家知道如何通過刮痧後留下來的痧象以及身體的特殊反應，在 10 分鐘內發現疾病的蛛絲馬跡，並且判斷自身是「健康」還是「亞健康」。

## 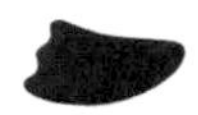 面部刮痧測健康，穿過面子看裡子

面部的皮膚、血脈、肌肉、筋骨都分別受五臟的支配，臉上的形態、皮膚的變化與內臟都有著密切的關聯，無論哪一個臟腑氣血失調，都會在面部留下痕跡；所以，透過刮拭面部，檢查經絡穴位及全息反射區的陽性反應，可以告知我們全身的健康狀況，並發現亞健康。

## 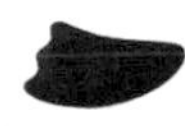 面部常用全息反射區分布

| 人體臟腑 | 面部反射區 |
|---|---|
| 大腦、咽喉 | 額頭部位。 |
| 上肢 | 兩顴上方。 |
| 下肢 | 口唇兩側。 |
| 頭、臉 | 額頭正中點。 |
| 心 | 兩眼角之間的鼻樑處。 |
| 肺 | 兩眉端連線的中點。 |

| 人體臟腑 | 面部反射區 |
| --- | --- |
| 胸 | 內眼角稍上方。 |
| 肝 | 外耳道水平線與鼻中線相交處。 |
| 膽 | 肝區的外側。 |
| 腎 | 頰部，鼻翼水平線與過太陽穴的垂直線相交處。 |
| 膀胱 | 鼻下人中處的鼻下緣部位。 |
| 脾胃 | 鼻頭處為脾的反射區；鼻翼處為胃的反射區。 |
| 腸子 | 水平於肝膽區的顴骨內側位置，反射大腸狀態；而顴骨下方的外側，則反射小腸健康與否。 |
| 生殖系統 | 人中及嘴唇四周部位。 |

## 面部刮痧訣竅

1. 先在面部均勻塗抹刮痧油。
2. 刮拭時角度小於 15 度，用推刮法，從面部中間慢慢向外刮拭。
3. 刮拭速度要緩慢，力度要柔和，避開傷口，不需要出痧。

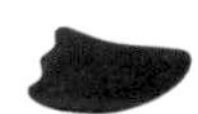

## 面部健康分析報告

**健康：**

刮拭順暢，肌肉彈性好，並沒有出現任何不舒適的感覺。

**亞健康：**

皮膚有澀感、沙礫感→氣血瘀滯時間較短。

氣泡→氣血失調，多為慢性炎症。

肌肉緊張、僵硬→血脈瘀滯嚴重，有功能障礙。

肌肉鬆弛、疲軟→臟腑器官氣血不足，功能減弱。

有結節、疼痛→氣血瘀滯時間較長。

有結節、無疼痛→以前病變留下的痕跡。

## 手掌刮痧測健康，掌握自己的狀態

手與人體內臟、經絡和神經都有著密切聯繫，所以，如果體內有潛在的病理變化時，不論是早期的、發展中的，還是晚期的，都會若隱若現地在手上反映出來，留下不同的印記，從而給我們提供診斷依據。

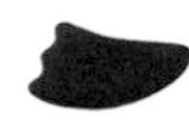

## 手掌常用全息反射區分布

| 人體臟腑 | 手掌反射區 |
| --- | --- |
| 心 | 有三個區，分別位於無名指根部、勞宮穴周圍區域、大魚際。 |
| 肝 | 從拇指掌指橫紋內側端開始，畫一條平行線穿過生命線到達智慧線，在這條線內生命線與智慧線包繞的位置就是肝區。 |
| 脾 | 無名指感情線下，以感情線為中軸，向下畫半圓弧，圓弧內所包圍的面積就是脾一區；脾二區位於生命線上、胰腺區的下方。 |
| 肺 | 肺一區位於中指與無名指根部，是中指與無名指掌指橫紋與感情線之間的區域；肺二區位於大魚際，以拇指掌指橫紋的中點與腕橫紋的中點連線，線外側（魚際橈側）的魚際部分就是此區。 |
| 腎 | 腎區位於生命線尾部，以拇指掌指橫紋為中點，沿皮紋的分布走向連接到生命線，此部位約有小指指甲大小，就是腎區所在的位置。 |
| 胃 | 胃一區位於手掌的虎口部位；胃二區則位於中指與食指下方的智慧線上面，以接觸智慧線畫一小指指甲蓋大小的橢圓形，此橢圓形所包圍起來的區域就是該區。 |
| 膽囊 | 膽囊一區位於食指根部，即食指掌指橫紋與智慧線之間的區域；膽囊二區位於無名指下的智慧線上，以智慧線為中軸，畫一無名指指甲蓋大小的橢圓形，此橢圓形所包圍的區域就是此區。 |
| 膀胱 | 膀胱一區位於小指根部，小指掌指橫紋與感情線之間；膀胱二區位於生命線尾部，腎區的下面，膀胱二區重疊腎區的 1/2。 |

## 手掌刮痧訣竅

1. 手掌皮膚如果較厚，刮拭時可以不塗油。
2. 對皮膚乾燥者進行刮痧時，可以塗少量乳液做為緩衝。
3. 慢慢地用刮痧板凹槽刮拭各個手指，可以從指尖刮向手腕，也可以從手腕刮向指尖；往哪個方向刮，刮痧闆就往哪邊傾斜，然而需注意不要來回刮拭，否則很容易不慎將皮膚刮破。
4. 手掌刮痧所採用的手法，是壓力大、速度慢、刮痧板與皮膚夾角小的推刮法，緩慢刮拭手掌各臟腑器官的全息反射區。
5. 進行手掌刮痧時，方向是從手腕部刮到手掌心。
6. 亦可張開手掌，將工具與手掌心成直角，從手掌正中心的位置，朝著各手指指尖一口氣刮出去，這樣可以刺激掌心穴位。
7. 左右兩手輪流刮痧，以相同方式進行。

## 手掌健康分析報告

**健康：**

手掌皮膚豐潤有光澤，肌肉彈性良好，沒有明顯青筋，手指順直、活動靈活，刮拭的過程中無不適感。

**亞健康：**

心區、中指、小指疼痛或有結節→心臟氣血瘀滯、呈現亞健康。
拇指和肺區疼痛或有結節→肺氣血瘀滯、呈現亞健康。
食指和大腸區疼痛或有結節→大腸氣血瘀滯、呈現亞健康。
無名指和肝區疼痛或有結節→肝氣血瘀滯、呈現亞健康。
掌心疼痛或有結節→胃氣血瘀滯、呈現亞健康。
小指根部和腎區疼痛或有結節→腎氣血瘀滯、呈現亞健康。

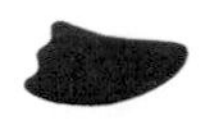

## 足部刮痧測健康，器官的集中反射

足底按摩店在現代都市中到處林立，無論是中式按摩還是泰式按摩，都少不了足底按摩的服務項目，它之所以如此常見，並且如此受到推崇，就是因為人體各臟腑器官在足部都有著相對應的區域，可以反映出相應臟腑器官的生理病理資訊，這就是所謂的「足部反射區」。

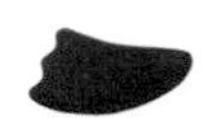

## 足部常用全息反射區分布

| 人體臟腑 | 足部反射區 |
|---|---|
| 腎 | 雙足底第1蹠骨與蹠趾關節之間，所形成「人」字形交叉凹陷處，稍微靠後的這個區域。 |
| 肺、支氣管 | 雙足斜方肌反射區後方，自甲狀腺反射區至肩反射區，從內側到外側呈帶狀的此一區域。 |
| 胃 | 雙足底第 1 蹠趾關節後，第 1 蹠骨體前段約 1 橫指寬度。 |
| 脾 | 左足底第 4、5 蹠骨之間稍微靠後方，心臟反射區後 1 橫指處。 |
| 小腸 | 位於雙足底足弓處，大腸反射區包圍的部分。 |
| 肝 | 右足底第 4、5 蹠骨間，肺反射區的後方重疊區域。 |
| 膽囊 | 右足底第 4、5 蹠骨間，肝反射區深部。 |
| 膀胱 | 雙足內踝前下方，內側足舟骨下方，拇展肌側旁凸出處。 |
| 頸項 | 雙足拇趾趾根的區域。 |
| 頸椎 | 雙足拇趾趾根內側橫紋盡頭處。 |
| 三叉神經 | 雙足拇趾趾腹外側（靠近第 2 趾一側）。左、右側三叉神經反射區分別在右、左足。 |

## 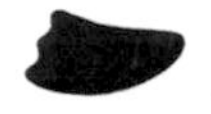 足部刮痧訣竅

1. 足底皮膚較厚，不用塗刮痧油；足背和足內側皮膚較薄，則建議可以塗抹少量乳液，來保護皮膚表層不受損傷。
2. 用推刮法，先依次刮拭足底反射區。
3. 採用推刮法和平面按揉法，刮拭足內側反射區。
4. 接下來用推刮法，對足背部各全息反射區緩慢刮拭。
5. 選擇用垂直按揉法，刮拭足背骨縫處、足趾部的穴區。
6. 倘若選擇花錢做刮痧，請找尋衛生、乾淨、明亮、舒適、安全的腳底按摩場所，並注意是否為領有合格證照的按摩師。
7. 足部為人體較為汙穢之處，容易有細菌躲藏，進行足底刮痧前，勢必要做好腳部的清潔工作，或是先洗完澡再刮痧，以避免在刮痧的過程中，造成不必要的感染與發炎。
8. 按摩力道宜適中，有人認為越痛越好，實則錯誤，按得太痛有可能是組織器官發出警訊，並非越痛越好；高血壓、心臟病等等病患，更要小心太痛可能對病情有不良的影響。

## 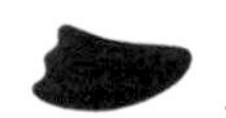 足部健康分析報告

**健康：**

足底的皮膚潤澤，沒有出現乾裂、厚繭等等醜態，刮拭足底各部位的時候，沒有感覺不適，表示健康狀況極為良好。

**亞健康：**

無疼痛，有輕微的沙礫感→輕微亞健康。

疼痛和沙礫感→臟腑器官有不適。

有沙礫感、結節，沒有疼痛→陳舊性病變。

刺痛→血液瘀滯時間較長，症狀已較明顯。

有結節和疼痛→病變時間較長。

## 背部刮痧測健康，負擔過重拖累內臟

背俞穴是臟腑之氣輸注於背腰部的腧穴。五臟六腑各有一個背俞穴，是足太陽膀胱經行於背部兩側的腧穴。

心肺之氣流注於上背部，肝膽、脾胃之氣流注於中背部，腎、膀胱、大腸、小腸之氣流注於腰部、腰骶部。

## 背部常用全息反射區分布

| 人體臟腑 | 背部反射區 |
| --- | --- |
| 心 | 心俞：第 5 胸椎棘突下，旁開 1.5 寸。<br>神堂：第 5 胸椎棘突下，旁開 3 寸。 |
| 腎 | 腎俞：第 2 腰椎棘突下，旁開 1.5 寸。<br>志室：第 2 腰椎棘突下，旁開 3 寸。 |
| 肝 | 肝俞：第 9 胸椎棘突下，旁開 1.5 寸。<br>魂門：第 9 胸椎棘突下，旁開 3 寸。 |
| 膽 | 膽俞：第 10 胸椎棘突下，旁開 1.5 寸。<br>陽綱：第 10 胸椎棘突下，旁開 3 寸。 |
| 脾 | 脾俞：第 11 胸椎棘突下，旁開 1.5 寸。<br>意舍：第 11 胸椎棘突下，旁開 3 寸。 |
| 胃 | 胃俞：第 12 胸椎棘突下，旁開 1.5 寸。<br>胃倉：第 12 胸椎棘突下，旁開 3 寸。 |
| 肺 | 肺俞：第 3 胸椎棘突下，旁開 1.5 寸。<br>魄戶：第 3 胸椎棘突下，旁開 3 寸。 |
| 腸 | 大腸俞：第 4 腰椎棘突下，旁開 1.5 寸。<br>小腸俞：平第 1 骶後孔，骶正中脊旁開 1.5 寸。 |

## 背部刮痧訣竅

1. 刮痧時，刮拭的範圍以俞穴為中心，上下延長 4 ～ 5 寸。
2. 背部刮痧可配合拔罐來進行，可以先刮痧，後拔罐（留罐 5 分鐘）。
3. 背俞穴是足太陽膀胱經行於背部兩側的腧穴。
4. 心肺之氣流注於上背部，肝膽、脾胃之氣流注於中背部，腎、膀胱、大腸、小腸之氣流注於腰部、腰骶部。

## 背部健康分析報告

**健康：**

刮拭背俞穴後，無痧斑，或僅有少量顏色鮮紅、分佈均勻的痧點，沒有出現不舒服的感受；拔罐後，罐內無水霧，皮膚呈淡紅色，為健康狀態。

**亞健康：**

痧斑為密集暗紅、紫紅色，無疼痛→短期氣血瘀滯或身體疲勞。

疼痛，但不嚴重，痧斑無或僅輕度→輕度氣血不足。

痧色晦暗，多而密集，無光澤→機體正氣不足或有陳舊性的疾病。

腧穴處的痧斑為密集的暗紫紅色，有疼痛→氣血瘀滯時間較長。

痧色深且密，腧穴處有結節、刺痛→氣血瘀滯已久，警惕臟腑病變。

無痧，腧穴處有結節、刺痛→亞健康或出現病變，應到醫院檢查。

# 全方位神奇刮痧功效

中國刮痧健康法，是以臟腑經絡學說為理論指導，
綜合中醫非藥物療法之所長，兼具保健與治療的一種自然療法。

從西醫的角度講，「刮痧」是通過刮拭某特定部位，來刺激皮下的毛細血管和神經末梢，使局部毛細血管擴張，血液循環開始加快，並促使中樞神經系統產生興奮，以此來發揮系統的調節功能，從而增強人體抗病能力的系列過程；以上是根據西醫角度統整出來的說法，而底下我們著重從中醫的角度，來談一談刮痧療法的功效。

## 舒筋通絡

肌肉附著點和筋膜、韌帶等等受損傷的軟組織，會發出疼痛信號，通過神經的反射作用，使有關組織處於警覺狀態，肌肉的收縮、緊張、痙攣，是人體警覺狀態的自然保護反應，為的是減少肢體活動，避免疼痛加劇。

此時，若不及時治療，或是治療不夠徹底，損傷組織可形成不同程度的粘連、纖維化，以致不斷地加重疼痛、刺痛和肌肉緊張收縮，繼而又可在周圍組織引起繼發性疼痛病灶，進一步加重惡性病變循環。

透過臨床經驗我們得知，凡有疼痛肌肉必緊張，凡出現肌肉緊張又勢必疼痛；它們為因果關係，而藉由刮痧治療，消除疼痛病灶後，緊繃感消除，肌肉得以鬆弛，疼痛和壓迫症狀減輕，才有利於病情的修復。

## 鎮疼止痛

「痛則不通，通則不痛。」凡是人體出現疼痛，則肌肉多處於緊張的

狀態，緊繃使得血液循環有障礙，疼痛必然跟著加劇。採用刮痧的目的便是為了打斷疼痛與阻塞的惡性循環，促進血液流暢，緩解疼痛。

現代醫學已經證明，當損傷局部經過一定的刮拭或按摩，能夠消散掉血腫，有利血液不通的改善，加速致痛物質的運轉及代謝；此外，刮拭、點按治療，亦可以刺激深部組織的感受器官和神經纖維，抑制痛覺訊號的傳導，進而阻斷緊縮與疼痛的反覆輪迴，解痙止痛。

刮痧療法對於頭痛、神經痛、風濕痛……等等各種痛症，都具有良好的治療效果，此外，刮痧的鎮痛作用，跟一般的鎮痛劑相比，見效的速度更快，作用也更為持久，並且無須擔心人體出現藥物依賴，由此可見，其最大的好處是不會對肝臟、腎臟造成負擔及損傷。

## 活血化瘀

刮拭局部經絡或者相應腧穴，可以順暢肌肉的收縮和舒張，調節組織間的壓力；同時，刮拭的刺激作用，能夠使身體產生熱效應，血得熱則行，血液的運行加快，促進刮拭組織周圍的血液循環速度，血流量一旦增加，就可以改善局部的新陳代謝，起到活血化瘀、祛瘀生新的作用。

腰部僵硬、頸子痠痛、五十肩……皆為辦公室工作者的職業病，藉由刮痧自療法，能解決局部氣血淤滯的情形，活絡血液與筋骨；當心情差或疲勞睏倦時，有些人們會出現胸悶氣短的感覺，這時候也可用刮痧板緩慢由上而下刮拭胸骨，以達到寬胸理氣的作用；此外，打嗝的時候也同樣刮刮這個部位，能使症狀盡早停歇。

不少女性容易出現手腳冰涼症狀，中醫師認為這主要和機體氣血運行不暢有關係；建議先用刮痧板的面刮拭腳掌，等待腳底發熱後，再用刮痧板上的凹槽，從根部到指尖刮拭腳趾各面，每個方向刮 5 ～ 10 次，即可行氣通絡，同理亦可運用在刮拭雙手手掌心，以確保四肢溫暖不冰冷。

## 調節陰陽

刮痧，是一種對於人體陰陽的調節，刮痧治療法的關鍵，就在於根據症狀屬性來調整陰陽的過盛或過衰，使機體達到「陰平陽秘」，並恢復其正常的生理功能，自然而然地達到治癒疾病的目的。

尤其是針對內臟的功能，刮痧有著明顯的調整陰陽平衡之神奇功效，比方說：胃腸蠕動較為亢進者，在其腹部相關經絡上面進行刮痧，便能使得亢進的消化系統受到抑制，而逐漸恢復正常；反之，腸胃蠕動地過度緩慢者，同樣也有穴道能夠促進其蠕動，這便是透過刮痧，讓臟腑陰陽得到平衡、改善和調整臟腑功能的常見例子。

除此之外，刮痧也是醫治失眠的常用辦法；夜間睡不好，原因多見於大腦中樞神經臨時過度緊張，導致初級神經活動的機能受到妨礙的一種疾患，中醫師認為，氣血陰陽失和為本病的次要病機；經過刮痧療法點、線、面結合的醫治特點，可同時安慰體表多個腧穴，振奮陽氣、調零件體的陰陽均衡，醒腦開竅、寧心安神，達到安穩入眠的最終目標。

## 發汗解熱

豔陽高照的酷夏，很多人相繼中暑，頭腦停擺，昏昏沉沉，無法好好思考，出汗不夠多，體內鬱積了排不出體外的悶熱氣息，最嚴重者甚至會導致發燒、腹瀉、食之無味、食不下嚥……等等熱病。

這個時候，如果大口大口吞冰，貪涼的確可換來短暫的暢快感，但是埋下的後遺症卻足以讓你賠去健康，這是相當划不來的一件事。

那麼，一旦中暑了怎麼辦？刮痧是老祖宗最愛用、最簡單、即刻見效的方式，有時甚至連現代醫學都望塵莫及。由於刮痧促使毛孔開泄，毛細血管擴張，血液及淋巴循環加快，皮膚的滲透作用大幅提高，邪氣便從開通處排出，有利於祛除邪氣，使風、寒、濕等病邪排出體外。

## 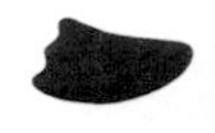 美容排毒

長期處在便秘的情況下，不但會影響腸胃消化，還會讓機體不斷吸收毒素，這將使得其它毛病繁生，體弱多病。利用刮痧勤調理消化系統，不僅可解決便秘的困擾，毒素準時排出，整個人神清氣爽、容光煥發。

將刮痧板對著腹部，由上而下、由左向右刮拭，便可以達到助消化、解便秘的功效；需要各別注意的特例是，如果是患有臟器下垂症狀之人，則應該反過來自下往上刮拭，避免下垂情形更嚴重。

此外，進行面部的刮痧，能夠讓穢濁之氣得到宣洩，改善面色泛黃、面色發黑等等氣色不佳的問題；透過面上刮痧讓血管擴張，促進血液流動，增加組織營養，幫助皮膚細胞生長，順道清除淤積在臉上的有害物質，便能保持面部的紅潤細緻，達成健康與美貌的雙重心願。

特別在進入秋季以後，雖然仍然屬於暖和好天氣，但已經漸漸轉涼，空氣相對乾燥，身體排汗的能力會遠遠不如夏季，各種器官的運轉力也在紛紛減弱中，一旦缺水就會造成氣虛上火、畏寒、燥熱，而身體內分泌失調，臉上也就開始冒出大大小小的痘痘；此時，建議可以根據臉部冒痘的位置，在身體的不同經絡處刮痧，轉瞬間就達到排毒美容的功能。

## 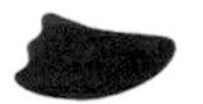 預防保健

所謂的預防保健，包括無病養生、疾病防變兩種，刮痧療法作用部位是體表皮膚，皮膚是機體暴露於外的最表淺部分，直接接觸外界，對外界氣候變化有著適應與防衛的作用；皮膚之所以具備此功能，主要依靠機體內衛氣，衛氣強則保護能力強，外邪不易攻入體表，機體自可安康，健康人常做刮痧可增強衛氣，即使是外邪入侵，出現發寒、發熱、流鼻涕……等症狀，及時刮痧亦可將表邪祛除，阻擋其蔓延至五臟六腑而生大病。

# 刮痧工具大解碼

零成本、低限制！順手翻找家中的常備物品，
半月梳子、小湯匙、大小錢幣……都是自學刮痧的診療工具。

在古早時代，石器、陶器、苧麻、硬幣、銅錢、湯勺、嫩竹板……都曾經充當過刮痧的工具，廣泛地來說，凡是邊緣光滑、質地好、硬度佳，但是並不足以造成皮膚意外損傷的物品，都可作為刮痧專用器具，比方說日常可見的湯匙、瓷碗邊兒、梳子背兒等等，都是能就地取材的道具。然而，如果是打算進行長期刮痧養生，甚至是當作治療用具，那麼購買正規的刮痧板，還是仍然有其必要性。

## 刮痧板有幾種？

如今刮痧一般都用刮痧專門工具來進行，在市面上目前能夠看到各種形狀的刮痧板、集多種功能的刮痧梳，而最為常見的刮痧板主要有蜜蠟製刮痧板、牛角製刮痧板和玉質刮痧板三類。

形狀一般為長方形，邊緣較為光滑，四角較為圓鈍，有的刮痧板分為一厚一薄的兩個長邊，薄的那段適用於人體平坦處，厚的那段則用來進行按摩刮痧。此外，刮痧板的角，則專為人體凹陷部位所設計。

## 選擇刮痧板材質

刮痧板根據材質的不同，分為各種類別，中國傳統醫學認為，蜜蠟、犀牛角或是水牛角最好，玉製品、石製品次之，瓷片亦不錯。

蜜蠟屬於琥珀的一種，質地柔美，色澤溫潤，深受普羅大眾的歡迎，其物理、化學成分，與琥珀沒有區別，僅僅因為「色如蜜，光如蠟」而得

名，蜜蠟味甘性平，可鎮驚、解毒、安神，有助於散瘀止血、行氣活血、疏通經絡而沒有副作用；此外，由於蜜蠟刮板多以人工壓制而成，其表面光滑，安全度高，不怕傷害皮膚。

由於犀牛為世界珍稀動物，所以大多仍然採用水牛角製板為大宗，選用天然水牛角為材料的刮痧板，刮痧板質地堅韌、光滑耐用，其藥性與犀牛角相似，對人體沒有副作用，不僅如此，因為水牛角味辛、味鹹、性寒，辛可發散行氣、活血潤養；鹹可軟堅潤下；寒可清熱解毒；因此，用水牛角質地的刮痧板來刮痧，具有發散行氣、清熱解毒的作用。

而玉為材料製成的刮痧板之所以也是不錯的選擇，是因為中醫認為，玉質具有清音啞、止煩渴、定虛喘、安神明、滋養五臟六腑的功效，是附帶清純之氣的良藥，可避穢濁之病氣。

## 保養刮痧用具

不管是水牛角，天然蜜蠟製，還是玉製品，最好固定專人專板使用，避免交叉感染，刮拭完畢之後，都應該將刮痧板用肥皂水清洗、擦乾。

其中水牛角刮板長時間受潮、浸泡水裡或暴露乾燥空氣中，都會產生裂紋而影響其使用壽命，因此，每次刮痧完畢洗淨後都要立即擦乾，最好放在塑膠袋或皮套內保存；玉質刮痧板則在保存時則首重避免磕碰，否則容易發生龜裂。蜜蠟雖然好保存，亦必須避免高溫收納。

## 認識刮痧介質

刮痧的介質，也就是刮痧時用的潤滑劑，有兩大主要功用，一方面是為了增加潤滑度、減少刮拭阻力，避免刮痧時刮傷皮膚；另一方面，某些特定成分的刮痧潤滑劑，含有一定的藥物治療成分，可以輔助並增強刮痧的療效。此外，由芳香藥物的揮發油、植物油共同提煉，再濃縮而成的專用刮痧油，具有行氣開竅、祛風除濕、止痛的多重優良效用。

明清以前刮痧常用的介質是水、酒、香油、食用油、豬脂或藥汁……等等，現在比較常用的刮痧介質則有以下幾種：

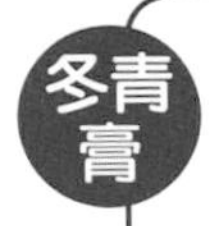


冬綠油（水楊酸甲酯）和凡士林按 1:5 的比例來調成，多被運用於跌打損傷所導致的腫脹、疼痛、陳舊性損傷，以及各種寒性相關病症的刮痧治療中。

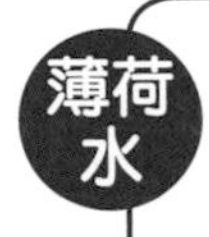


摘取幾片新鮮的薄荷葉，並且用白開水浸泡約一天之後，去渣、取汁，它的汁液，便是刮痧過程可用的薄荷水，通常使用在患部發熱或局部紅腫等等病症上。

**麻油**

從胡麻科植物芝麻種子中榨取的食用植物油，也叫做胡麻油、香油，多用於嬰幼兒，或是久病勞損、年老體弱者的刮痧治療。

**酒**

刮痧時一般選用酒精濃度較高的、以糧食為原料釀制而成的白酒或藥酒，多用於損傷疼痛、手足痙攣、腰痠膝軟等等病症的刮痧治療；另外值得一提的是，對於發熱中的病人，選用酒作為刮痧介質，尚具有降溫的額外功效。

把生雞蛋的其中一端鑽開個小口，將蛋白液體倒出來，通常運用在熱病、手足心熱、煩躁失眠、噯氣吐酸……等病症的刮痧治療。

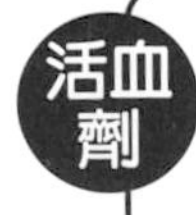


「刮痧活血劑」由當歸、川芎、赤芍、紅花、桃仁、乳香、穿山甲……等等中藥材，經提煉、濃縮調配而成，它具有活血化瘀、增快血液循環、擴張毛細血管的功能，並且可以幫助促進出痧，主要用於痛症的刮痧治療。

扶他林（Voltaren）軟膏是一種較常見的鎮痛抗炎外用軟膏，主要成分為有強效鎮痛、抗炎作用的雙氯芬酸鈉（Diclofenac）。多用於運動性損傷、腰痠背痛、肩周炎、類風濕性關節炎、骨關節炎……等病症的刮痧治療。另外，扶他林軟膏也可以單獨使用，具有抗炎鎮痛的功效。

除了上述常用的刮痧介質之外，日常生活中，還有許多「成品油」，都能作為刮痧用油。然而，請好好熟悉一下這些成品油，特別是藥用成品油，都有各自的藥性及作用，要對它們深入瞭解，並且對症選用，才能夠增強療效。以下是較為常見的成品油：

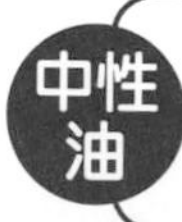


香油、茶油、橄欖油……等。

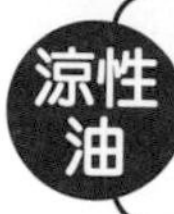


薄荷油、清涼油、萬金油……等。

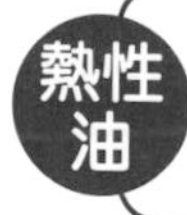


活絡油、紅花油、風濕油……等。

# 常用的刮痧體位

刮痧體位的選擇，應該以患者感到舒適自然，
而醫者能夠正確取穴、施術方便，兩者能持久配合為原則。

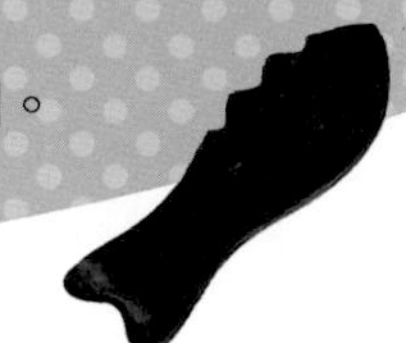

在進行刮痧治療的時候，不僅要掌握一定的方法，體位也是一項重要的因素。刮拭不同的部位，要採取不同的體位姿勢，例如正坐位、仰靠坐位、俯伏坐位、仰臥位、俯臥位、側臥位等，正確的姿勢不僅能使接受刮拭者在接受刮痧治療時比較舒適，而且還能充分暴露刮拭部位，讓刮拭者便於操作，對於增強刮痧療效有所助益。

無論採用以下何種刮痧體位，要記得謹遵最大原則：醫治者可以正確取穴，並且施術方便；而患者則需要感到舒適自然，能夠耐久、配合。

## 仰臥位

具體姿勢：面部朝上平臥，暴露胸部、腹部及上肢內側部。

動作要領：全身放鬆，雙目微閉，呼吸均勻。

適用範圍：刮拭頭部、胸部、腹部和上肢內側及前側、下肢前側及外側等部位或穴位。

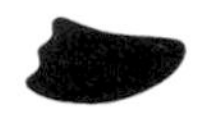

## 俯臥位

具體姿勢：面部朝下平臥，暴露背部、腰骶部和下肢後側。

動作要領：兩臂置於身側，胸腹部放鬆，貼於床面。

適用範圍：刮拭背部、腰骶部和下肢後面以及足底等部位或穴位。

## 側臥位

具體姿勢：面部朝向一側，兩膝微屈，身體側臥。

動作要領：兩前臂置於胸前，兩腿重疊，微屈膝。

適用範圍：刮拭面部、肩胛部、四肢外側等部位或穴位。

## 正坐位

具體姿勢：坐於椅子上，上身端正，肩膀自然放鬆。

動作要領：呼吸均勻，保持放鬆。

適用範圍：刮拭胸部、前肋間、腹部外側等部位或穴位。

## 仰靠坐位

具體姿勢：仰靠在椅子上，暴露下頜緣以下部位。

動作要領：頭向後仰，拱腰收腹。

適用範圍：刮拭頭面部、頸前等部位或穴位。

## 俯伏坐位

具體姿勢：伏坐於椅子上，暴露後背及項部。

動作要領：低頭，腹部放鬆。

適用範圍：刮拭脊柱兩側、頭頸後、肩胛部、背部、腰骶部等部位或穴位。

# 輕鬆定穴好簡單

我們可以骨節作為標誌，或者是以個人指頭的寬度作為基礎，
甚至生活中的一些小動作，都可以作為正確取穴的基準。

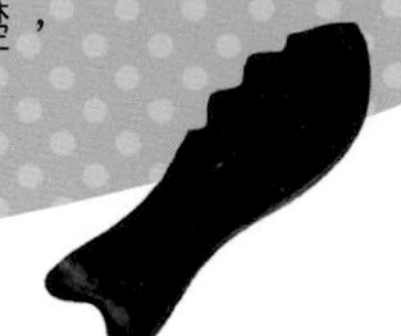

從總體上來說，講到腧穴，我們可以將其分為「十四經穴」、「奇穴」和「阿是穴」三大類。「十四經穴」與經脈的關係相當密切，它可以治療本經以及其所屬臟腑的病症，位於十二經脈和任、督二脈上，簡稱「經穴」，皆有固定的名稱、定位和歸經。

「奇穴」又稱經外奇穴，它有固定的穴名，也有明確的位置，但它們不歸屬於十四經穴，這些腧穴對某些病症具有特殊的治療作用；「阿是穴」又稱壓痛點、不定穴、天應穴……等，其多位於病變部位的周邊，這一類腧穴的特點是既無具體名稱，又無固定位置。

「腧穴」即是穴位，「腧」通「輸」，有傳輸的含義，「穴」即孔隙的意思，所以說，腧穴就是人體經絡氣血輸注於體表的部位。腧穴是刮痧的部位，在臨床上，掌握好腧穴的定位和歸經等基本知識，可以更高效地利用刮痧來治療疾病。

## 骨度分寸法

這是一種以骨節為主要標誌，來測量全身各部位距離長短，並依照其比例折算尺寸，以作為定穴標準的方法。

## 身體度量法

利用病患自己身體的各部位，以及線條，作為簡單的參考度量，也是查找穴道常用的一個絕妙好方法。

## 自然標誌定位法

此法又被稱為「體表解剖標誌定位法」，這是以人體解剖學的各種體表標誌為依據，來確定腧穴位置的一種方法，它又可以分為固定的標誌和活動的標誌兩種。

固定的標誌，是指在人體自然姿勢下可見的標誌，比如眉毛、腳踝、腳趾、趾甲、乳頭、肚臍……等，都是常見的確定穴位的標志。找到這些標誌就可以確定腧穴的位置，比方說：印堂穴在兩眉頭連線的中點；男性膻中穴在兩乳頭連線中點的凹陷處；臍中旁開 2 寸處可定位天樞穴。

8寸
約為兩乳頭的間距
8寸
8寸
約從心窩到肚臍的距離
5寸
5寸
約從肚臍到恥骨上緣的距離

活動的標誌，則是指當人體在做某些活動時，採取某些相應的動作、姿勢才會出現的標誌，例如：在「微張口的時候」，耳屏與下頜關節之間呈現凹陷之處，可採取到聽宮穴。

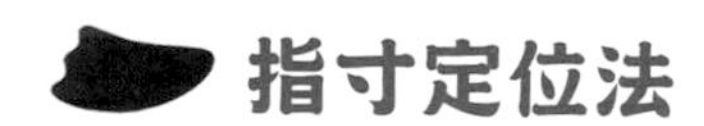

## 指寸定位法

這是一種以被取穴者手指所規定的分寸為標準，來定取穴位的方法，由於選取的手指不同，所規定的分寸亦不同，所以此法又可分為以下幾種：

「中指同身寸法」是以被取穴者的中指中節屈曲時內側兩端紋頭之間的距離作為 1 寸，可用於四肢取穴的直寸和背部取穴的橫寸；「拇指同身寸法」是以被取穴者拇指指骨間關節的寬度作為 1 寸，適用於四肢直寸取穴；「橫指同身寸法」又名「一夫法」，是讓被取穴者將除拇指以外的其餘四指併攏，以中指中節橫紋處為準，四指橫量的寬度作為 3 寸。

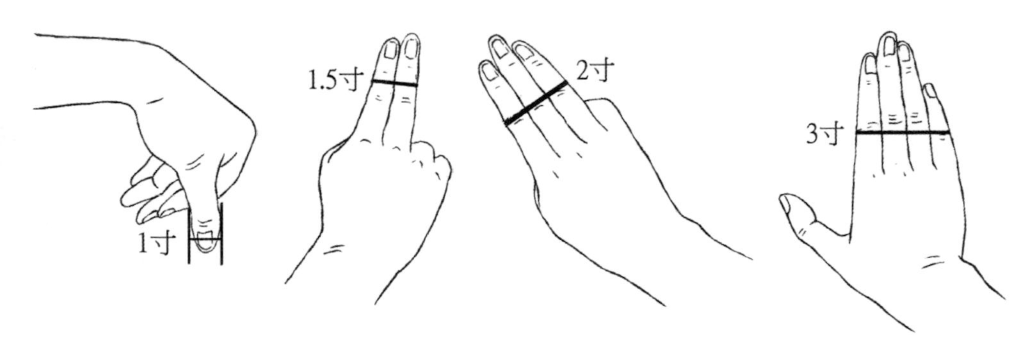


中醫裡有「同身寸」一說，就是用自己的手指，作為量取自身穴位的尺度，最為可靠。人有高矮胖瘦，骨節自然長短不同，雖然兩人同時各測得 1 寸長度，但實際距離卻是不同的。

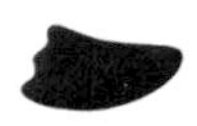

## 徒手找穴法

阿是穴是以壓痛點或其他反應點作為取穴標誌的，可以採用「徒手找穴法」，主要包含底下幾項要領：

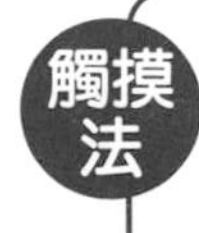


以大拇指指腹或者其他四指指腹去觸摸皮膚，如果感覺到皮膚有粗糙感，或是有針刺般的疼痛，或是彷彿有硬結，就可以以此點位置，作為刮痧的施術部位。

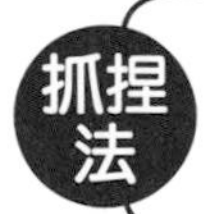


以食指和大拇指輕捏感覺異常的皮膚部位，前後揉一揉，當揉到穴位時，感覺會特別疼痛，而且身體會自然地抽動想逃避。

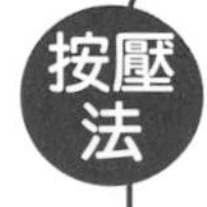


用指腹輕壓皮膚，畫小圈輕輕揉動，對於在抓捏皮膚時感到疼痛的部位建議再次以按壓法確認，如果手指頭碰到有點狀、條狀的硬結，就可確定是穴位的所在位置無誤。

# 刮痧的補瀉原則

人的體質有強弱之分，疾病亦有虛實的差別，
「虛者補之，實者瀉之」就是中醫治療的基本原則之一。

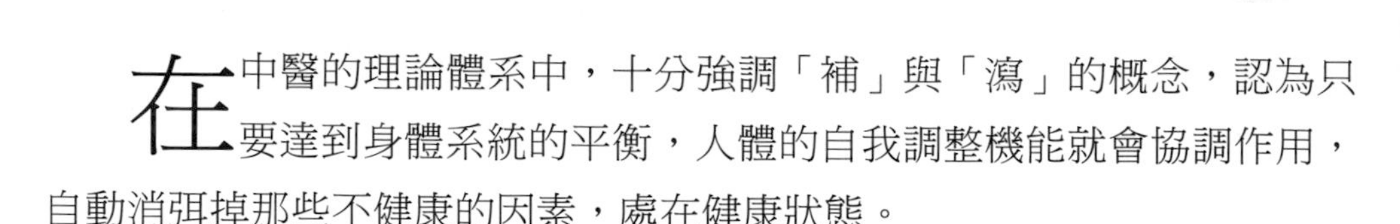

在中醫的理論體系中，十分強調「補」與「瀉」的概念，認為只要達到身體系統的平衡，人體的自我調整機能就會協調作用，自動消弭掉那些不健康的因素，處在健康狀態。

因此，無論是刮痧、針灸、推拿、吃中藥，都圍繞著追求人體平衡這個目的來施以治療，當人體偏向虛弱時，需要通過「補」的方式來糾正偏差，當人體機能亢進時，需要通過「瀉」的手段來減除過盛的傾向。

隨著刮痧的力度、速度、方向、頻率不同，皆會對人體產生補或瀉的作用，如果不注意區分補瀉，進行治病養生時，不僅無法將身體的偏差調節至平衡，反而會將偏差拉大，對體質造成破壞，達到不良效果。

對不同體質與不同病症的患者，要採取不同的刮拭手法，中醫治療的基本法則之一，就是「虛者補之，實者瀉之」，刮痧也要遵循這項法則，具體分為「補法」、「瀉法」和「平補平瀉」三種治療手法。在刮痧治療中，首先要根據「扶正祛邪」或「祛邪存正」的原則，恰當地使用「補法」或「瀉法」，才能充分發揮刮痧的治療作用，收到事半功倍的療效。

## 補法

補法，是指能夠鼓舞人體的正氣、使人體功能恢復旺盛的方法，施行補法時，要順著人體經絡的走向進行刮拭，在臨床上，主要應用於年老體弱、久病或形體消瘦的虛症病患。

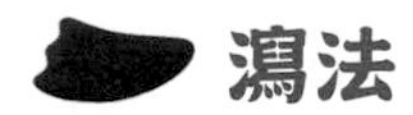

## 瀉法

疏泄病邪，使亢進的功能恢復正常的刮痧手法，則稱為瀉法，主要多應用於新病、急病或身體結實強壯的實症患者。

## 平補平瀉法

平補平瀉法，介於補法和瀉法之間，常用於正常人保健或虛實兼見症的治療，一般分為三種：壓力大而速度慢、壓力小而速度快、壓力中等且速度適中。對虛實不很明顯的病，可採用平補平瀉的適中操作。

## 補法和瀉法快速區別法

根據古今刮痧理論的實踐經驗，朋友們在刮痧時，需要牢記以下幾種規律，就可以很好的掌握刮痧手法的補瀉。

| | 補法 | 瀉法 |
|---|---|---|
| 力度 | 輕 | 重 |
| 速度 | 慢 | 快 |
| 作用 | 興奮 | 抑制 |
| 時間 | 長 | 短 |
| 適應病症 | 久病、重症、虛症 | 新病、急症、實症 |
| 操作方向 | 順經脈循行方向 | 逆經脈循行方向 |
| 輔助療法 | 刮痧後加溫灸 | 刮痧後加拔罐 |

# 人體各部位的刮痧要點

對不同的部位進行刮痧，可達成不同的療效；
然而各部位的刮拭要點不盡相同，好的姿勢才有好的治療作用。

全身刮痧的先後原則，是自上向下刮，先頭部，再背腰部、胸腹部，最後四肢，其中背腰部及胸腹部，可根據病情決定刮拭的先後順序。

人體各部位的具體刮拭順序則為：頭頸部→脊柱→胸部→腹部→四肢和關節；一般先刮陽經、再刮陰經，先刮拭左側、再刮拭右側。

## 頭部

頭部刮痧，可以改善頭部血液循環，疏通全身陽氣，能夠有效預防和治療中風及中風後遺症、頭痛、脫髮、失眠、感冒……等病症。

頭部有頭髮覆蓋著，所以刮拭時一般不塗刮痧潤滑劑，基本上，每個部位刮 30 次左右即可，刮至頭皮有發熱感為宜；可利用刮痧板的薄邊或者是其中一角來刮拭，以增強刮拭的療癒效果。

**刮拭頭兩側**

從頭部兩側的太陽穴開始至風池穴，途中經過的穴道為頭維穴、頷厭穴、懸顱穴、懸厘穴、率穀穴、天沖穴、浮白穴、腦空穴……等。

**刮拭前頭部**

從百會穴一直到前髮際線，沿途經過的治療穴道為前頂穴、囟會穴、上星穴、神庭穴……等。

**刮拭後頭部**

從百會穴一直延伸至後髮際線，經過的特效穴道為後頂穴、腦戶穴、風府穴、啞門穴……等。

### 刮拭全頭部

以人體百會穴為中心點，呈放射狀向全頭的髮際處做刮拭，經過全頭穴位和大腦運動區、語言區、感覺區……等。

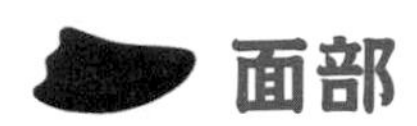

## 面部

刮拭面部有養顏祛斑美容的功效，對眼病、鼻病、耳病、面癱、雀斑、痤瘡等等顏面五官的病症有很好的療效。

臉上如果刮出痧來，會影響到主人的門面美觀，所以進行面部刮痧的時候，手法一定要輕柔，以不出痧為原則，且期間最好挑選使用性質柔和、滲透性能較好的面部刮痧油。

進行臉部的刮拭時，通常用補法，嚴禁重重進行大面積刮拭，而方向應該是由內向外，按肌肉走向去刮拭。

### 刮拭前額部

以前額正中線為基準，向兩側分開，分別由內向外刮拭；經過的穴位包括：魚腰穴、絲竹空穴等等。

### 刮拭兩顴部

刮痧的方向同樣為由內向外刮拭；經過的穴位包括：承泣穴、四白穴、下關穴、聽宮穴、耳門穴等等。

### 刮拭下頷部

以承漿穴為中心位置，由內往外，向面部兩側刮拭；而過程中經過的穴位包括：地倉穴、大迎穴、頰車穴等等。

## 頸肩部

刮拭頸部，具有育陰潛陽、補益正氣、防止風邪侵入人體的作用；刮拭頸前外側部時，用力要輕柔，請勿過重，用刮痧板的一角刮拭，建議刮出痧來；而刮拭頸後部及肩部肌肉處，其力道則可以稍重些；若是刮拭頸部兩側到肩部，可以從風池穴到肩髃穴，一氣呵成，中間不要停頓，一般採用平補平瀉的手法。

**刮拭頸後正中線**

刮拭頸後正中線的時候，一般會從啞門穴刮到大椎穴的位置。

**刮拭頸部兩側到肩部**

倘若是刮拭頸部兩側到肩部，則是從風池穴開始，經過肩井穴、巨骨穴，接著延著肩線刮至肩髃穴。

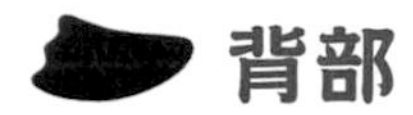

## 背部

進行背部刮痧治療的時候，要按照由上向下的方向，一般先刮後背正中線的督脈，接下來再刮刮兩側的夾脊穴和膀胱經。

刮拭背部正中線時，手法盡量要輕柔，千萬別用力過猛，避免會傷及脊柱，且最好用刮痧板的一角點來按摩棘突之間。

另外，刮拭背部的兩側時，要採用補法或平補平瀉法，用力必須得均勻，刮拭手法亦最好一次完成，中間不要太多停頓。

**刮拭背部正中線**

刮拭背部的時候，通常由背上的正中線開始做刮痧，從大椎穴開始，刮至長強穴的相關位置。

**刮拭背部兩側**

臟腑之氣輸注於人體背腰部的腧穴，稱為「背俞穴」，五臟六腑各有一個對應的背俞穴，各自分佈於背部的「足太陽膀胱經」上，其位置大體上會與相關臟腑之所在的部位相接近。

值得一提的是，刮拭人體背部的夾脊線，以及足太陽膀胱經的循行路線，也就是脊背正中線旁開 0.5 寸、1.5 寸以及 3 寸的那些位置，亦可以間接地防治五臟六腑的相關病症。

## 胸部

胸部主要有心、肺二個臟器，因此，刮拭胸部可防治冠心病、慢性支氣管炎、支氣管哮喘、肺氣腫……等等心肺疾病，另外也能預防和治療乳腺炎、乳腺癌這些婦女乳房相關疾患。

胸部的刮拭方向分為兩種，正中心線是從上向下，胸部兩側則是從內往外，乳頭處禁刮；對胸部進行刮拭時，用力輕柔，宜用平補平瀉法。

**刮拭胸部正中線**

善加運用刮痧板的一角，自上而下來做胸口正中線的刮拭，途中是從天突穴，經膻中穴，向下刮至鳩尾穴。

**刮拭胸部兩側**

刮拭胸部兩側的訣竅是，從胸部的正中線，由內向外刮，用刮痧板整個邊緣沿肋骨走向來刮拭，先刮左側再刮右側；特別注意，刮拭中府穴時，宜用刮痧板的一角從上向下刮拭。

## 腹部

腹部有肝、膽、脾、胃、膀胱、腎、大腸、小腸等臟腑，經常地刮拭腹部，對於治療膽囊炎、慢性肝炎、胃潰瘍、十二指腸潰瘍、嘔吐、胃痛、慢性腎炎、前列腺炎、便秘、泄瀉、月經不調、不孕症……等等與腹腔臟器、生殖臟器有關的病變，皆有顯著的療效。

腹部的刮拭方向，大致是從上往下，然而，在特別的情況底下，例如患有內臟下垂毛病的患者，在刮拭時應採取從下往上的手法，以免加重病情。此外，空腹或飽餐後，並不適合進行腹部的刮痧，屬急性的腹部病症也忌刮痧，不僅如此，神闕穴同樣禁止刮拭。

**刮拭腹部正中線**

進行腹部刮痧時，刮拭肚子上的正中線，先從鳩尾穴、經過中脘穴、關元穴、最後一路刮至曲骨穴。

**刮拭腹部兩側**

患有某些病症的時候，我們會針對腹部兩側進行刮痧治療，一般是從幽門穴，慢慢地刮至日月穴的位置。

## 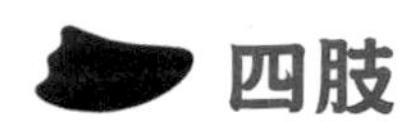 四肢

四肢的刮痧，除了可以治療四肢局部的病症之外，還有治療全身病症的功能；例如：刮拭「手少陰心經」可治療心臟方面的疾病，對「足陽明胃經」進行刮痧，則是有治療消化系統疾病的功能。

在刮拭四肢的時候，遇上關節部位，千萬不可強力重刮；人體如果有下肢靜脈曲張、下肢水腫的現象，建議要由下向上刮拭；另外，皮膚若已經感染、破傷、潰爛、痣瘤……等等，刮拭時都應該避開患處。

除此之外，要特別注意的是，急性骨關節創傷、挫傷，皆不宜進行刮痧療法，但是在康復階段，做保健刮痧，則能夠促進康復。

**刮拭上肢內側**

在刮拭上肢內側的時候，方向最好是由上向下，經過尺澤穴的時候，可以加重刮痧的力道。

**刮拭上肢外側**

同樣地，刮拭人體上脂外側的時候，方向也是由上向下，在肘關節處可稍稍作停頓，或者是分段刮至外關穴的位置。

**刮拭下肢後內側**

在進行下肢刮痧時，刮拭內側的位置，其方向以由上向下為宜，按摩委中穴時，建議可以重刮。

**刮拭下肢前外側**

刮拭下肢前側與外側，方向亦是從上向下，從環跳穴的位置，刮到膝陽關穴，或者是由陽陵泉穴刮到懸鐘穴。

## 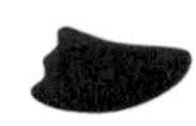 關節

刮拭人體各處關節，主治風濕性關節炎、關節韌帶損傷、肌腱勞損……等關節相關病變；但是施行關節刮痧時，較宜用刮痧板的稜角處做刮拭，且動作應該輕柔。

**肩關節**

重點刮拭肩關節周圍的肩髃穴、肩髎穴、肩前穴、肩貞穴、巨骨穴。

**肘關節**

重點刮拭肘關節附近的曲池穴、少海穴、天井穴、小海穴。

**腕關節**

重點刮拭腕關節周圍的神門穴、大陵穴、太淵穴、陽溪穴、陽池穴、陽穀穴、腕骨穴……等等穴道。

**膝關節**

重點刮拭膝關節周圍的膝眼穴、鶴頂穴、梁丘穴、血海穴、百蟲窩穴、曲泉穴、陰穀穴、膝陽關穴……等等穴道。

**踝關節**

重點刮拭踝關節周圍的太溪穴、商丘穴、中封穴、解溪穴、丘墟穴、昆侖穴……等等穴道。

# 不同病症的刮痧方式

門外漢以為刮痧只有單一手法，辛苦刮了老半天，
又痛又苦無療效，刮痧入門第一課，請好好學習重要的持板方式。

中醫的刮痧保健，越來越受到民間養生人士的吹捧，然而現在社會上有很多江湖術士，根本沒有完善的手藝，也敢掛起刮痧師傅的招牌，替人施以治療，刮痧手法是否正確且適當，會影響到整個人的身體狀況，倘若操作不熟練、手法選擇錯誤，反而會有損健康。

學習刮痧的第一步，首先要懂得如何正確地持板，也就是「握板方法」，否則容易造成手部疲憊，且治療效果不彰。

## 刮痧板怎麼拿？

最精準的握板子方式為：將刮痧板的長邊橫靠在手掌心，而大拇指和其它四根手指頭，則分別放置在刮痧板的兩側位置，輕輕地拿住刮痧板即可，刮痧時，用手掌心的部位向下按壓，並記得要注意不同刮痧手法的角度，一般而言，身體平坦部位和凹陷部位的持板方法有所不同，但無論什麼部位，手指末端離刮痧板接觸皮膚的部位越近越省力，適當的角度運用，不僅是可以減輕刮痧過程的疼痛，亦能增加被刮痧者的身體舒適感。

## 七大刮痧手法

多多練習幾次，熟悉刮痧板的拿握之後，再接著深入認識不同的刮痧手法，根據刮拭的角度、身體適用範圍……等方面，刮痧法可以再細分為「面刮法」、「平刮法」、「角刮法」、「推刮法」、「厲刮法」、「點按法」、「按揉法」等等。

## 面刮法

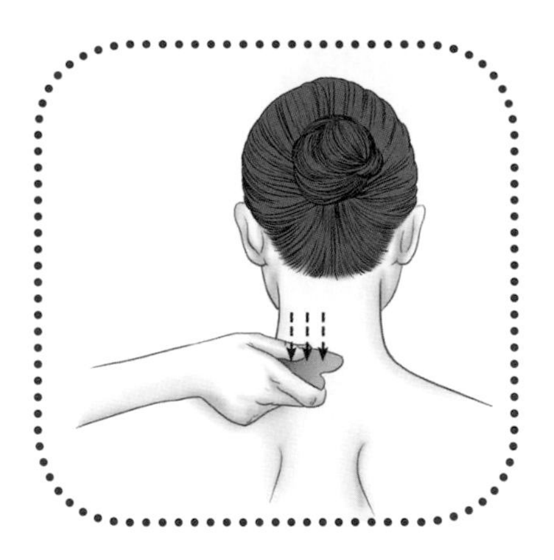

「**面刮法**」是最常派上用場的刮拭手法，適用於身體平坦部位的經絡和穴位。其技巧為：手持刮痧板，向刮拭的方向傾斜 30 ～ 60°，以 45° 最為普遍，依據部位的需要，將刮痧板的 1/2 長邊或全部長邊接觸皮膚，均勻地向同一方向直線刮拭。

## 平刮法

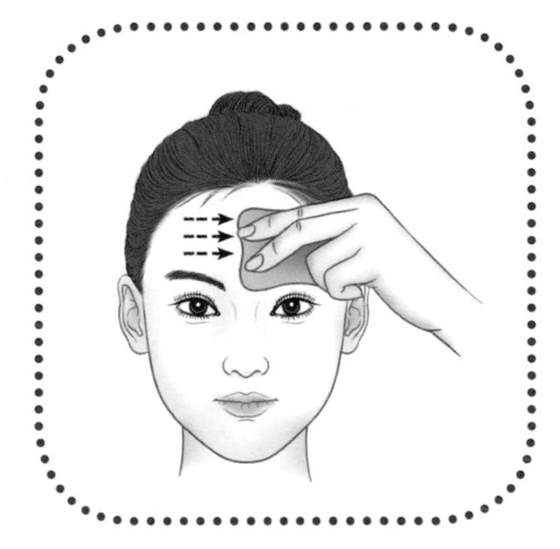

「**平刮法**」是診斷和刮拭疼痛區域的常用方法，手法與面刮法大致上雷同，只是刮痧板向刮拭方向的傾斜，與皮膚之間的角度需小於 15°，由於此法向下的滲透力較為強大，所以刮拭速度最好盡量緩慢些，不宜過度急速、激烈。

## 角刮法

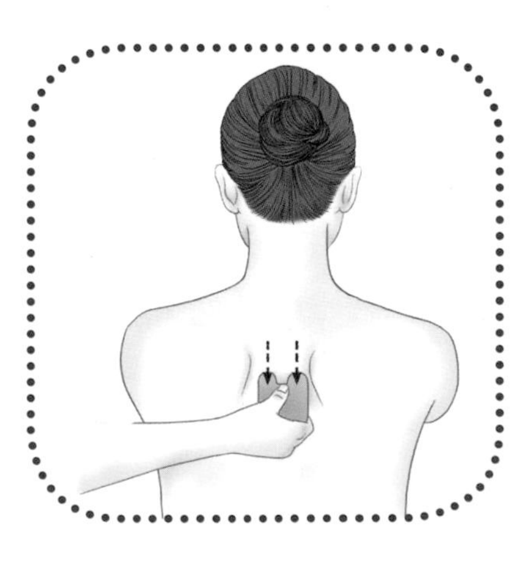

使用刮痧板的一角，在施治部位處，自上而下進行刮拭，即為「**角刮法**」，其適用於肩部、胸部等等部位或穴位的刮治。此法刮痧板與皮膚呈現 45° 角，因為角刮法相較之下更方便施力，因此刮拭時要特別注意，需避免用力過猛而傷害肌膚。

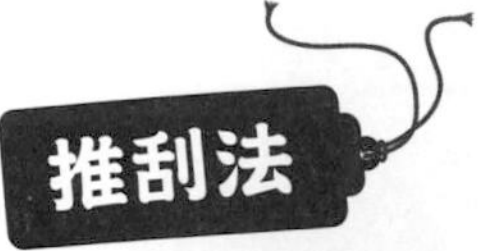


操作手法與面刮法差不了多少的**「推刮法」**，刮痧板一樣必須向刮拭的方向稍稍傾斜，而板子與人體皮膚之間的夾角，角度需小於 45°，其施加的壓力大於平刮法，而刮痧的速度相較起平刮法來，也會再更緩慢一些些。

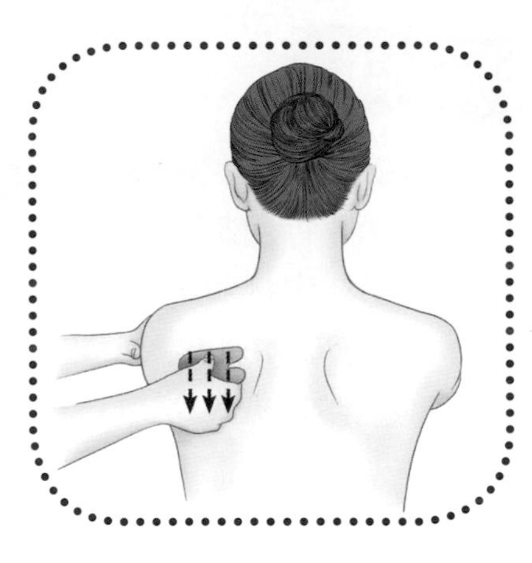

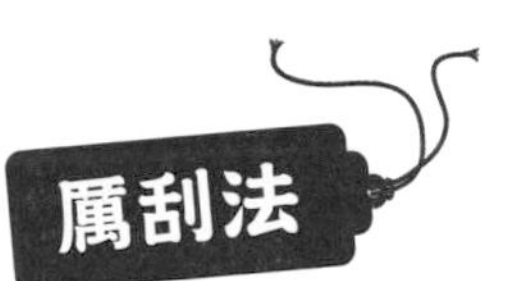


主要運用於頭部穴位刮拭的**「厲刮法」**，刮痧時刮板的一角與刮拭部位垂直，而刮痧板始終不離開皮膚，並且適當施以一定的壓力，在約莫 1 寸距離的皮膚上，做短間隔的前後摩擦或左右刮拭。

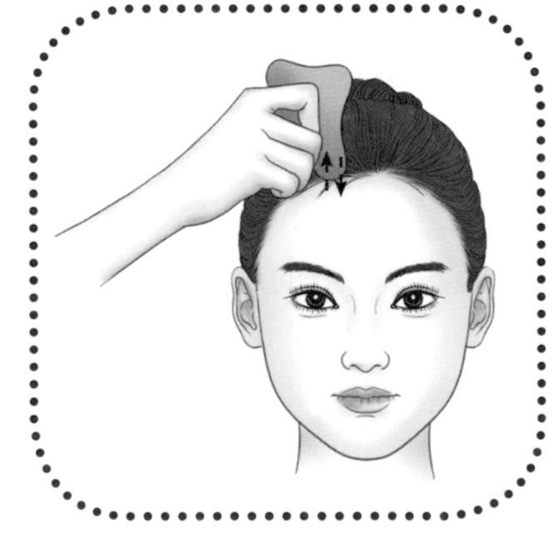

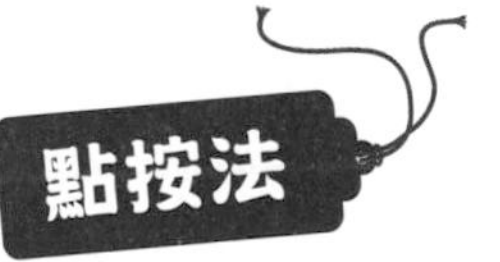


採用**「點按法」**來刮痧時，板角垂直，向下點壓，片刻後快速抬起，使肌肉復原，由輕轉為重，一邊逐漸加力，一邊重複點按，要求手法連貫自如。適用無骨骼軟組織處和骨骼縫隙、凹陷部位，刺激性較強，具有鎮痛止痛、解除痙攣的作用。

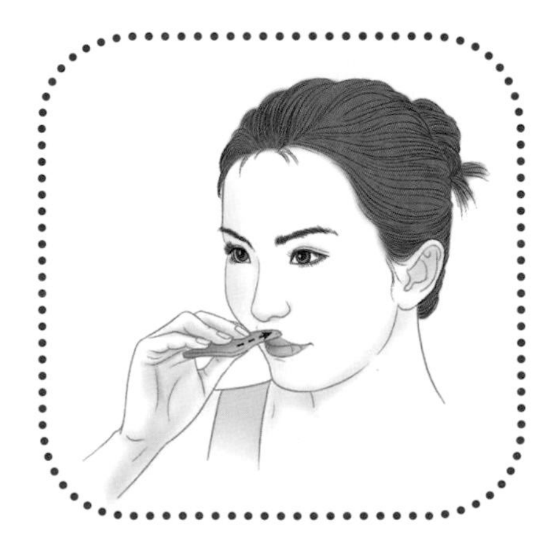

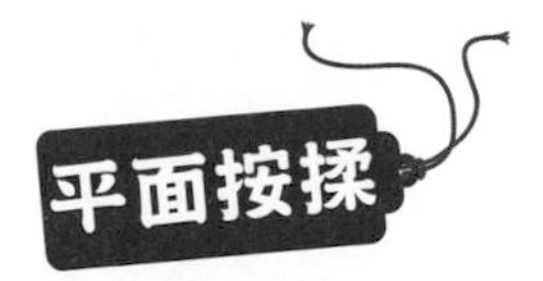


**「平面按揉法」**是指用刮痧板的一角，以小於 20° 的角度按壓在穴位上，做柔和緩慢的旋轉，按揉壓力應當滲透到皮下組織或肌肉。這種刮痧法常用於手足部、後頸部、背腰部穴位或疼痛敏感點的刮拭。

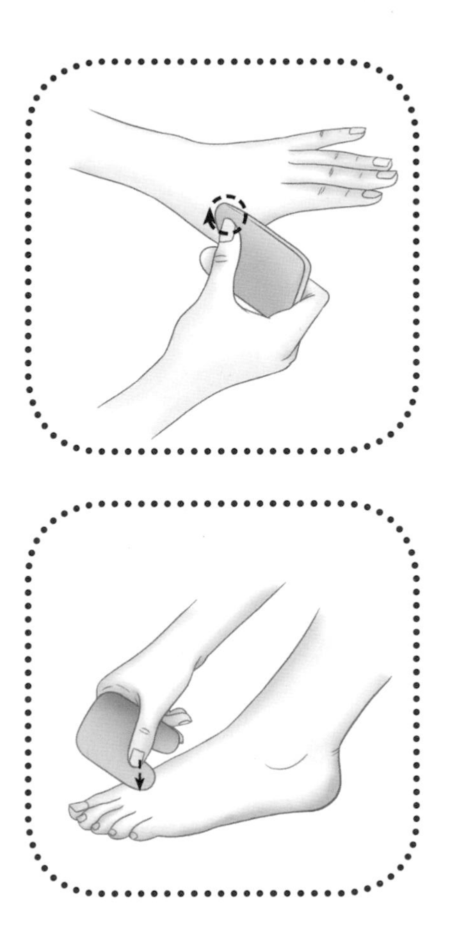

**「垂直按揉法」**是一種將刮痧板的邊緣垂直按壓在穴區上，做柔和的慢速按揉的刮痧手法。這樣子的按揉方式，通常多半適用於骨縫部穴位的按摩，以及第二掌骨橈側的刮痧。

# 正常的刮痧反應

刮痧後出現的身體反應、生理反應，因人而異，
並不是每個人都是刮到「瘀青」才有效果，切忌暴力使用刮痧片唷。

刮痧後，局部皮膚會出現「痧象」，身體也會伴隨著出現一些特殊反應。對於這些「痧象」和反應，我們要懂得區別對待，當遇到不正常的反應時，才知道該如何進行及時處理和補救。

## 刮痧反應的進程

刮痧過後，刮拭部位會出現不同顏色、形態的痧點，顏色有鮮紅色、暗紅色、紫色以及黑色，其形態有斑塊狀、水皰樣、包塊狀或結節，皆可視為正常的刮痧治療生理反應。

**刮痧當日**

約莫在刮痧後半小時，皮膚表面的痧會逐漸融合，並呈現出一整片的痧斑，深部的痧逐漸消失；而大概在 12 小時之後，痧的顏色漸漸轉變，成為青紫色或者是青黑色。

**刮痧後一週**

接下來，估計在 5 ～ 7 天過去以後，痧點會慢慢消退完畢，其中胸背部、上肢部、顏色較淺的痧會特別容易消退，腹部、下肢部、顏色較深的痧，則屬於較不容易褪掉的部分。

## 異常的刮痧反應

對於出現疲勞、痧象兩天後仍未消退，甚至當場暈刮等現象則應積極防治，這些都是刮痧的不良反應，以下分別介紹它們的解決之道：

### 疲勞

異常反應：刮痧 24 小時內，出現短時間的人體疲勞，全身處在低熱狀態。

發生原因：體質本身虛弱、刮痧時間過長、刮拭力度過重。

處理方式：適度休息即可恢復正常。

預防方式：不用採取特別的預防措施，但平時注意增強體質為佳。

### 腫脹

異常反應：刮痧治療結束後，刮拭部位的皮膚出現腫脹、灼熱等等不適的感覺，且超過 2 天後還沒有辦法消退。

發生原因：刮拭時間太長、力度太重。

處理方式：建議在刮痧 24 小時後，進行局部熱敷。

預防方式：適當縮短刮拭時間，並且減小刮拭力度。

### 暈刮

異常反應：進行刮痧以後，若開始頭暈目眩、臉色蒼白、心慌冒汗、四肢發冷、噁心想吐，甚至出現血壓下降、神志昏迷，這種異常的情況，就是所謂的「暈刮」。

發生原因：患者情緒緊張，或者是在空腹、過度疲勞……等情況下進行刮痧，亦可能是刮痧時間太長、力度超重，刮拭面積範圍太大。

處理方式：務必立即停止刮痧治療，並且給予患者溫開水或糖水，讓患者平躺休息一會兒，同時運用刮痧板一角點按百會穴、水溝穴、內關穴、足三裡穴、湧泉穴等等舒緩穴位。

預防方式：刮痧開始之前，先讓自己放輕鬆，活動筋骨、喝杯熱茶、聽聽音樂，消除緊繃的心情，並且注意不要在空肚子、熬夜、過度疲勞等等不良狀態下進行刮痧。

# 刮痧族群的宜與忌

孕婦刮痧需要特別小心翼翼，哪些穴道禁刮不可不知；
除次之外，還有什麼族群的人，對刮痧應該敬而遠之呢？

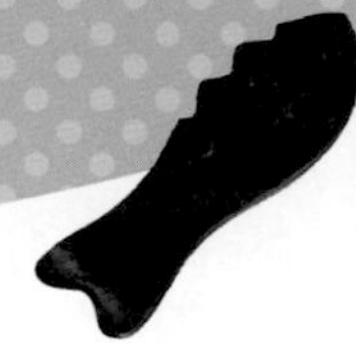

中醫的刮痧療法，其治療範圍非常廣泛，不少身體毛病都能夠對症緩解，但是刮痧也不是萬能的，有些病症完全不宜進行刮痧，若強行刮痧，不僅對治療毫無幫助，可能還會引發其它不舒服。

## 列出刮痧適應症

要幫家人或替自己進行刮痧治療時，首先對照看看下列的適應症，確認病症是否有在其中，即可放心治療；而如果身體的毛病被歸列在禁刮的病症裡，千萬別堅持刮痧，否則唯恐傷身，建議還是向醫師洽詢之後，再給予適當的治療措施。

**內科病症**

感冒、發熱、咳嗽、嘔吐、腹瀉、中暑、支氣管炎、肺部感染、哮喘、肺心病、心腦血管疾病、中風後遺症、漏尿症、胃炎、腸炎、便秘、腹瀉、高血壓、眩暈、糖尿病、膽囊炎、肝炎、水腫、消化性潰瘍、腎炎、神經性頭痛、血管性頭痛、三叉神經痛、坐骨神經痛、膽絞痛、胃腸痙攣、失眠、多夢、神經症……等病症。

**外科病症**

坐骨神經痛、肩周炎、落枕、頸椎痛、扭傷、慢性腰痛、風濕性關節炎、類風濕性關節炎、骨質增生、痔瘡、皮膚搔癢、蕁麻疹、毛囊炎、痤瘡、濕疹……等病症。

**五官科病症**

鼻腔炎、鼻竇炎、咽喉腫痛、結膜炎、視力減退、弱視、青少年假性近視、耳鳴……等病症。

**婦科病症**

痛經、閉經、月經不調、乳腺增生、乳腺炎、缺乳……等病症，可透過長期刮痧來改善；陰道炎、子宮頸炎、盆腔炎則能用刮痧輔助調理。

**兒科病症**

營養不良、食慾不振、生長發育遲緩、小兒感冒、小兒發熱、小兒腹瀉、小兒遺尿……等病症。

**保健目的**

預防疾病、病後恢復、強身健體、減肥、美容、瘦身……等。

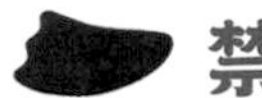

## 禁刮病症

要特別注意的是，白血病、血小板減少、嚴重貧血、皮膚高度過敏、破傷風、狂犬病、心腦血管病急性期、肝腎功能不全……等等，都是不宜刮痧的特殊病症，此外，還有以下各種禁刮情況，請刮痧者謹慎避免。

**禁刮部位**

眼睛、耳孔、鼻孔、舌、口唇、乳頭、前後二陰、肚臍等部位不適宜進行任何刮痧；皮膚破損、皮膚潰瘍、未癒合的傷口、韌帶及肌腱急性損傷……等等，這些部位亦為不可刮痧的人體區域；此外，孕婦的腹部和腰部，懷孕婦女及經期婦女的三陰交穴、合穀穴、足三裡穴等等穴位，肝硬化腹水者的腹部，都是必須竭力避免刮痧的地方。

**禁刮人群＆情況**

久病年老的人、極度虛弱的人、過度消瘦的人、囟門未閉的嬰孩等；醉酒、過饑、過飽、過渴、過度疲勞……等等特殊狀態，建議別刮痧。

# 刮痧初學者 Q & A

刮痧入門，不免一頭霧水，深怕錯了方式、錯了療效，
本篇網羅了最常見的刮痧問題集，一次報給你正確解答。

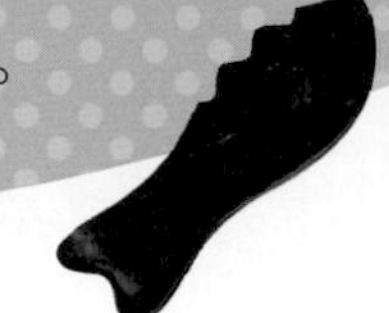

日頭赤炎炎，一個不小心就怕中暑、頭暈、休克，對付這些熱病，很多民眾首知的解決之道，就是「刮痧」。

但刮痧其實是種兩面刃，運用得當，不僅能夠替你省去不少醫藥費，還可以強化你的體魄，反之，若是採用了錯誤的手法、方向、力道，都有可能造成損耗，甚至引發皮膚炎、破皮、感染。

在成為刮痧達人之前，有些迷思你必須先破解不可，同時，這些迷思也是刮痧初學者最常發出疑問的問題：

## Q：刮痧，一定要刮到見痧才表示有效嗎？

人體一旦出痧，就能讓邪氣排出體外，以改善氣血的平衡，尤其對付感冒或熱中暑、肌肉痠痛十分有效，這種類型的刮痧，就建議要刮出痧來，倘若無法刮出痧點，則可能代表著疾病由其它的原因造成。

不僅如此，刮痧力道的輕與重，還需要先視被刮痧者的身體狀況去判斷，跟著調整力氣的大小，身體虛弱者，就不宜重重刮拭，此類病患最好是輕微地刮一刮，透出痧點來便足夠，適可而止。

除此之外，如果刮痧的穴道部位在臉上，並且僅僅作為美容保健用，則完全沒有刮出紅點的必要性，輕輕刮拭，主要以促進血液的循環、消除面部的浮腫現象為目的即可，時間也不需太長。

## Q：出痧的顏色越黑，表示治療效果越佳？

這是刮痧最常見的一大迷思，大部分的人都以為刮痧非得要刮得又黑又紫，最好就像是出車禍、被家暴一樣，效果才會是上上等，即便是刮痧過程疼痛難忍，也會咬緊牙根忍耐著，努力地硬撐過去，卻殊不知「刮痧結果越黑越有效」只是個荒謬的錯誤觀點。

刮痧時，感到疼痛，代表氣血運行不順暢，通常越是不健康的部位，其疼痛程度相對越高；出痧的顏色深、紅、紫，更暗示症狀嚴重，也就是因為如此，才會有「色深表示效果強」的誤會。

事實上，刮痧的部位以「出痧即可」為原則，只要已經泛出微微紅色或淡淡紫紅色，就差不多可以停止了。

刮痧在中醫上屬於洩法，若是刮拭程度太過，甚至會造成特別疲倦的感覺，有的患者還會昏睡上幾天；而且如果一昧地追求深黑色、深紫色或疼痛感，一不小心刮破皮膚，反而造成細菌感染，著實划不來。

有中醫師透露，一個人會不會出痧，其實與個人體質也有密切關係；有的人只要輕輕刮幾下就出現瘀斑，而有的人如何刮也刮不出痧來。人人先天體質不同，紅紫瘀斑的呈現情形也大有不同，如果刮痧力道掌握不當，最後刮出來的紅腫，很可能只是微血管破裂或傷及皮下組織了。

此外，如果體質屬於平常不容易出痧的病人，應該多多服用某一些能補氣、補血或補陽氣的食物，例如：四物湯、八珍湯、補中益氣湯、四君子湯……等等藥膳，來增進氣血的循環。

## Q：刮痧時，有哪些需要特別注意的事項？

除了正確的刮痧手法、適度的刮痧力道，刮痧結束之後，另外有一些小小的注意要點、輔助措施，也對於治療效果有一定的影響力：

1. 刮痧之後，如果身體有出汗，必須馬上擦乾，並且避免吹到風，注意保暖工作不要著涼，若病人能夠再休息片刻（15 ～ 20 分）則更佳。
2. 身體刮出痧，建議加加減減替自己補充一點溫開水、淡鹽水、熱薑湯……等等用來暖活身子的飲品，切忌吞吃冰水，避免阻礙體內邪氣排出與新陳代謝的運行，枉費刮痧促血循的療效。
3. 同理，出痧之後，2 小時以內也絕對忌諱沖洗冷水澡。
4. 進行刮痧之後 2 ～ 3 天內，通常患處會出現疼、痛、搔癢感、蟲爬感、發冷感、發熱感，或是出現凹凸不平的起疹變化，皆屬於正常現象。
5. 刮痧隔日起，要注意飲食的調理，禁食生冷、油膩、重口味的食物，否則此類的食材恐怕會間接阻擋邪氣的外出。
6. 如果治療了數次之後，明明使用正確刮痧方式，病情沒有減輕，甚至是加重，那麼建議改去醫院做進一步檢查，並轉換其它治療方式。

## Q：刮痧頻率該如何拿捏？天天刮痧好嗎？

倘若是以治療病症為目標的刮痧，中醫師建議並不應該每天都進行，除了初次刮痧時間不宜過長外，手法亦不宜過重，與第二次刮痧的間隔，一般來說，至少應該抓個 3 ～ 6 天的時間為佳。

更精確的刮痧間隔時間，與被刮拭者的體質大有關係，視刮痧之後的恢復狀況而定，例如：局部皮膚的顏色狀態、疲勞的復原、疼痛感的消退程度，通常以皮膚上痧點褪去為標準，等待不殘留任何痧斑再進行下一次的刮痧，可防止過度刮痧使表皮損傷，減弱療效。

每一次刮痧的時間，大約維持在 20 ～ 30 分鐘之內，各個部位則大約刮拭 3 ～ 5 分鐘，如果處在身體較虛弱的情形之下，或者是刮拭速度較急促的時候，應該要相對地縮短刮拭的時間；反之，受刮者自我感覺較為強健，或刮痧速度緩慢，皆可以適度延長刮痧時間。

而如果僅只是屬於「美容刮痧」，用意在於使得經絡暢通，促進血液循環，增加代謝，所以每天刮痧是沒有問題的，甚至可以早、晚各刮一次，做為日常生活中的保養好習慣，無論是臉部美容刮痧或身體瘦身刮痧，皆以不出痧為原則，緩緩、輕輕地刮。

## Q：想治療的部位太多，一次刮完全身穴位？

中醫師建議，進行刮痧治療以「治療一種病症」為原則。

因為，刮痧的過程中，皮膚表面的毛孔會張開，如果過度刮痧，容易無意間疏洩太多陽氣，一般來說，每次刮痧挑選最多兩個部位進行刮痧即可，以避免陽氣過於宣洩反而壞事，達不到補益效果。

## Q：刮痧時，該如何保養我的皮膚不受傷？

進行刮痧之前，可以搭配適量的刮痧油、按摩精油、潤膚霜、瘦身乳液……等等緩衝介質一起刮，減少刮痧板對皮膚的摩擦損傷。

若刮痧的部位在臉部，請務必將臉上的妝卸乾淨，面部清潔做完整，再進行刮痧，否則若是毛孔張開後，吸收了那些骯髒的殘妝、污垢，恐怕會對皮膚造成感染，引發發炎症狀；擁有敏感膚質的主人，建議刮完臉部之後，敷上含有蘆薈、薰衣草等等天然植物成分的鎮定保養品，保護較為脆弱的臉部肌膚，避免其後續紅腫或者是發癢。

## Q：刮痧主要專攻哪些病？熱病皆可醫治嗎？

以大方向來做區分，刮痧治療法對於改善「功能性病症」特別有效，例如局部痠痛、身體無力、中暑暈眩、頭痛煩躁、發熱胸悶、呼吸不順、氣血不暢……等，可謂是立即見效。

然而，刮痧對於心臟病、肝病、腎病、胃病、子宮病……等等「器官性病症」，效果就比較受到侷限，較適合另外做為一種輔助療法。

一般來說，處理中暑這類因為天氣變化、身體調節失敗造成的不適熱症，刮痧往往能夠發揮不錯的治療效果，因為藉由刮拭讓人體毛孔張開、排出濕氣，可以讓體溫下降，散熱後身體也會自然恢復平衡。

不過，醫生也提醒，熱痙攣、熱衰竭……等等緊急情況，事態危及，則不宜再採取刮痧治療，應立即送醫救治才是。

此外，並不僅僅是熱病，一旦受了風寒，刮痧同樣也可解，因為刮痧並非只有宣洩熱邪這項功能，它其實也具有溫經的效果，刮完痧之後熱敷，會更有效地逼出積聚在人體內的寒氣。

## 身體不適，該如何評斷為中暑呢？

每到酷熱難當的季節，太陽曬多就渾身不舒服，尤其是在戶外高溫下作業者更容易中招，醫生提醒，造成現代人體質容易反覆中暑的源頭，往往是因為體質虛，高溫又導致流汗過多、需要散熱，都會增加心肺負擔；為了消除暑熱，狂吃冰品、大量攝食寒性瓜果，又反而讓體內散熱更不順暢，節外生枝地導致頭痛、全身痠痛，並且造成心肺氣陰兩虛，一旦發生中暑現象，應該快快利用刮痧來調理，才能避免後續其它不適症。

中暑有什麼症狀？如何判斷自己是否已經中暑了？需注意的是，中暑跟感冒有著類似的症頭，例如：頭暈、發熱、冒冷汗……等等，刮痧前，應先釐清問題的根源，才知道如何採取相對應的措施。

中醫師教大家，要評斷中暑與否，首先用大拇指、食指兩根指頭，在雙眼之間的印堂，施力捏一捏，若是很快地浮現出紅紅的一條線，就表示身體有中暑現象，這時候刮痧就有效果。反之則可能只是感冒的前兆，並非中暑，亦可以透過刮拭某些穴位來緩解。

由於刮痧有助於宣洩人體內的熱氣，因此常被做為中暑時的首選解決之道，但假如真正中暑的原因沒法徹底解決，還是無法阻止其再發生，則建議找中醫師做進一步諮詢和體質調理，才能避免反覆中暑。

## 愛美人士強力標榜刮痧瘦身法，當真有效？

經過臨床實證與民眾親身經歷，刮痧減肥的確有它神奇的效果在。

刮痧瘦身法，尤其能夠達到其它減肥方式很難做到的「局部減肥」，它針對特定部位，達到活血化瘀、疏通經絡、行氣止痛、清熱解毒、調和陰陽……等等諸多保健作用，進而替你在意的部位消脂塑型。

一般認為，刮痧治療單純性肥胖者的效果最為顯著，且比起體質造成的肥胖症，又以食慾過剩者的救治效果最好。

所謂單純性肥胖，指的是不伴隨神經、內分泌形態及功能變化，但伴有代謝調節過程障礙，這一類肥胖在臨床上較為常見；繼發性肥胖則是指由於神經、內分泌及代謝疾病，或遺傳、藥物等因素引起的肥胖症；而刮痧減肥主要是針對單純性肥胖而言，較容易發揮功用。

在認識中醫刮痧減肥的時候，首先要將減體重和減脂肪區分開來，很多人認為減肥就是減重，其實不完全是如此。刮痧減肥著重於減脂肪，一個人的體重如果在正常範圍之內，做刮痧治療的時候體重變化就不大，只是針對局部一些脂肪進行結構的重新改造，改善外觀上看起來的體型。

除此之外，刮痧減肥的速度是因人而異的，視每個人的體質以及對刮痧減肥方法的接受能力而定，如果你的體重原本超過正常範圍較多，那麼減起來的速度可能就會快一些，能在短時間內看到不同的差異；而如果體重只是超出正常範圍少許，那麼減肥的速度就有可能慢一些。

刮痧減肥的同時，記得加強體育鍛煉，並注意合理飲食，少吃高脂、高糖、高熱量的食物，蔬菜水果不可少；不宜急於求成而選擇節食減重，盲目拒絕攝取任何食物，或者是急劇限制飲食量，嚴重者會造成缺水、失水、電解質紊亂、酮中毒，甚至心肌梗塞、形成腦血栓。

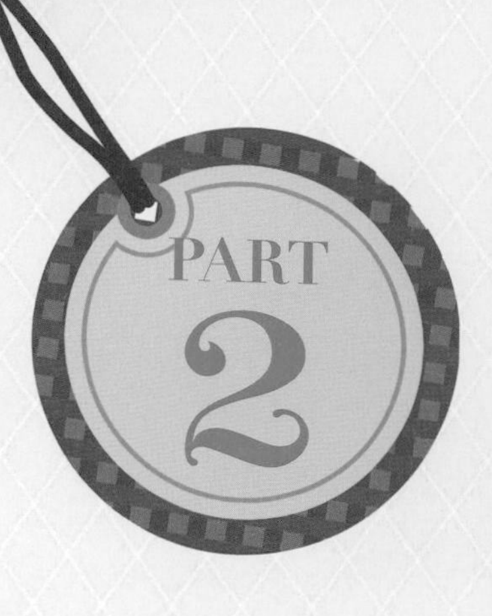


# 體質分類！對症下手的7種刮痧術

氣虛、陽虛、陰虛、血虛，你是哪一虛？
氣鬱、血瘀、痰濕，該如何分類？
七大帶病之身，七種治病方式，每個人都有自身的實際需求，
有的想安心養神，有的要益氣養肺，有的為調理脾胃，
有的需壯腰強腎，有的想平肝理氣，
刮痧也要「因人而異」，對症刮刮的強大神奇功效，
從古到今屢試不爽的先人智慧！

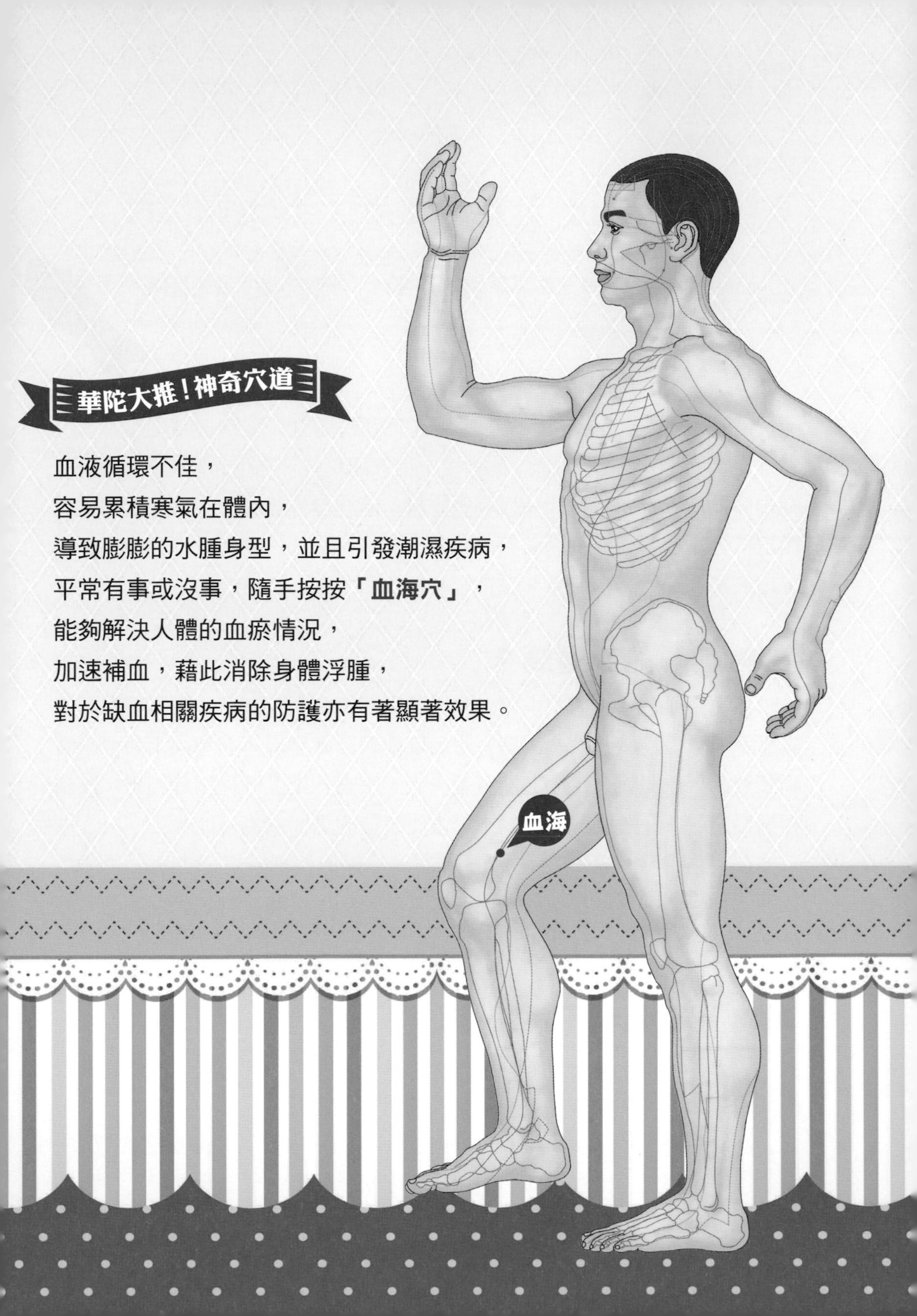


## 華陀大推！神奇穴道

血液循環不佳，
容易累積寒氣在體內，
導致膨膨的水腫身型，並且引發潮濕疾病，
平常有事或沒事，隨手按按**「血海穴」**，
能夠解決人體的血瘀情況，
加速補血，藉此消除身體浮腫，
對於缺血相關疾病的防護亦有著顯著效果。

# 刮痧前，體質類型判斷法

體質源於先天父母之精，又受到後天調養影響而成，
是一個人的秉賦；中醫養生講究辨證，而體質辨識是養生基礎。

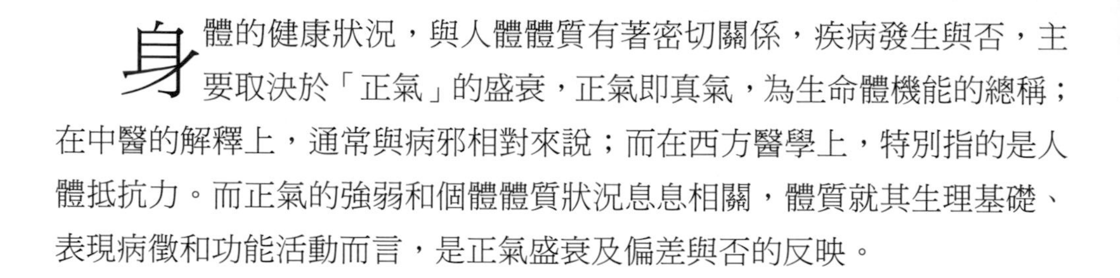

身體的健康狀況，與人體體質有著密切關係，疾病發生與否，主要取決於「正氣」的盛衰，正氣即真氣，為生命體機能的總稱；在中醫的解釋上，通常與病邪相對來說；而在西方醫學上，特別指的是人體抵抗力。而正氣的強弱和個體體質狀況息息相關，體質就其生理基礎、表現病徵和功能活動而言，是正氣盛衰及偏差與否的反映。

## 體質能改變嗎？

體質是否為一種與生俱來、無法轉換的宿命呢？其實，體質特點源自先天遺傳，但是後天飲食調養、生活環境與社會環境等多種因素都會影響到體質的形成和變化，因為體質是先後天因素長期共同作用的結果，既是相對穩定的，又是動態可變的，這就使體質的調節成為可能。

在正常生理情況下，針對各種體質及早採取相應措施，如刮痧、推拿、按摩穴道……等，糾正或改善某些體質的偏頗，以減少體質對疾病的易感性，可以預防疾病或延緩發病。

## 認識七種不良體質

想保持健康，首先要從瞭解自身體質特點開始，唯有明白了自己屬於哪種體質之後，保健強身才能有的放矢、事半功倍。

為使中醫「體質分類」更加科學化、規範化，替體質相關疾病的防治、養生保健、健康管理提供有力的依據，國家中醫藥管理局發佈了《中醫體

質分類與判定標準》，這是國家頒發的第一部指導和規範中醫體質研究及應用的文件，其誕生是中醫歷史上的一項創舉，對體質分類、造福大眾有極其重要的意義。

《中醫體質分類與判定標準》將人體體質分為九種體質，即平和體質、氣虛體質、陽虛體質、陰虛體質、血虛體質、氣鬱體質、血瘀體質、痰濕體質、特稟體質。需要注意的是，很少有人是單純屬於一種體質，多數人皆是多種體質的混合體。

## 中醫的體質分類

「平和體質」就是先天稟賦良好，後天調養適當，體態適中，面色紅潤，精力充沛，身體強健壯實的一種體質狀態。

「特稟體質」又稱為特稟型生理缺陷，是指由於遺傳因素和先天因素所造成的特殊狀態的體質。主要包括過敏體質、遺傳病體質等。

而本章主要分析的是另外七種不健全的偏頗體質，即「平和體質」、「氣虛體質」、「陽虛體質」、「陰虛體質」、「血虛體質」、「氣鬱體質」、「血瘀體質」、「痰濕體質」。

**氣虛** 由於一身之氣的不足，擁有此種體質的主人，通常特別容易處在氣息低弱、臟腑功能低下的狀態中。

**陽虛** 如果屬於陽虛體質，因為陽氣不足，身體不夠溫煦，以形體虛寒、四肢發冷等等現象為其主要的特徵。

**陰虛** 陰虛起因於口水、精血等等陰液虧少，身體上會出現乾燥少津、陰虛內熱等等症狀，為此種人的常見徵象。

**血虛** 若是血量不足、營養功能減退，就會呈現出偏向血虛的體質，而通常以缺少血氣為人體的主要表現。

**氣鬱** 屬於氣鬱體質之人情緒不暢、氣機鬱滯，久了甚至會對性格造成影響，引發內向不穩定、敏感多疑等特質。

**血瘀** 基於體內的血液運行不順暢，或是瘀積的血塊阻礙體液的流通，體質容易呈現瘀塞的不良狀態。

**痰濕** 身體的排濕功能不佳，造成水液內停，而痰濕凝聚，此種體質的人們，經常發生黏滯重濁的現象。

## 常見體質的診斷與調養

| 體質 | 形體 | 性格 | 表現 | 易患疾病 | 養生要點 |
|---|---|---|---|---|---|
| 氣虛 | 肌肉鬆垮 | 內向<br>膽小<br>不愛冒險 | 身體浮腫<br>氣短懶言<br>咳喘無力<br>心悸不安<br>精神疲憊 | 拉肚子<br>頻尿<br>性功能障礙<br>不孕<br>陽痿 | 日常生活中注意身體保暖，同時增強抗病及康復力；要避免讓自己過度勞累，不宜過度憂愁、哀傷。 |
| 陽虛 | 白胖鬆弛 | 沉靜<br>內向 | 耐夏不耐冬<br>毛髮易落<br>易出汗<br>畏寒喜暖<br>手足冰冷<br>精神不振<br>倦怠無力 | 水腫<br>哮喘<br>心律失常<br>性功能低下 | 曬太陽，多在陽光下進行戶外鍛鍊，防止出汗過多；最好特別留意腰以下部位的照護，防止陽氣外泄。 |

| 體質 | 形體 | 性格 | 表現 | 易患疾病 | 養生要點 |
| --- | --- | --- | --- | --- | --- |
| **陰虛** | 體形瘦長 | 性情急躁<br>活潑好動<br>外向 | 耐冬不耐夏<br>鼻腔乾燥<br>唇紅微乾<br>皮膚偏乾<br>易生皺紋 | 三叉神經痛<br>慢性咽炎<br>習慣性便秘<br>肺結核 | 飲食以清淡為主，對性生活必須有節制；盡可能地避免熬夜的情況發生，保持充足的睡眠，以養陰氣。 |
| **血虛** | 瘦弱不壯 | 內向<br>膽小<br>不善交際 | 脫髮<br>面色蒼白<br>指甲淡白<br>手足發麻<br>心悸失眠<br>頭暈目眩<br>眼睛乾澀 | 貧血<br>習慣性便秘<br>不孕症<br>功能性子宮出血 | 攝取高鐵、高蛋白和高維生素飲食，建議常用補血類食物，例如：菠菜、花生、紅肉、海參等等。 |
| **氣鬱** | 消瘦或是微胖 | 性格不穩<br>情志不暢<br>憂鬱脆弱<br>敏感多疑 | 急躁易怒<br>鬱鬱寡歡<br>胸悶不舒<br>咽喉痰多<br>乳房脹痛<br>食慾減退 | 失眠<br>抑鬱症<br>焦慮症<br>健忘症 | 情緒管理為最主要的養生目標，保持心境舒暢，積極與樂觀，拓展社交圈，培養廣泛的興趣和愛好。 |
| **血瘀** | 瘦人居多 | 煩躁<br>抑鬱 | 皮膚偏暗<br>色素沉澱<br>頭髮脫落<br>肌膚乾燥<br>刺痛感 | 冠心病<br>腦血管疾病<br>神經性頭痛<br>靜脈曲張<br>黃褐斑<br>閉經 | 養成積極性格，不可過於安逸，早睡早起多鍛鍊，以加強氣血運行；常吃黑大豆、油菜、蘑菇等等。 |
| **痰濕** | 腹部肥軟 | 性格溫和<br>穩重謙遜<br>和藹<br>善於忍耐 | 臉部油脂多<br>多汗且黏<br>面色暗沉<br>眼瞼浮腫<br>容易困倦<br>小便微濁 | 高血壓<br>糖尿病<br>肥胖症<br>高脂血症<br>痛風<br>冠心病<br>腦血管疾病 | 勤減重，長期堅持散步、慢跑、游泳等等體育運動，穿透氣、吸汗的衣物；注意別在潮濕環境居住。 |

## 搶救體質大作戰

瞭解自己的體質才等於掌握了健康美麗的關鍵鑰匙。同樣是吹冷氣，有人覺得不夠涼，有人卻馬上感冒；同樣是吃火鍋，有人暢快享受，有人卻臉上長痘痘；這都是因為人與人之間存在著體質差異。

綜觀了前面分析的各種體質特徵，少部份的人是其中的一種體質，大部份的人卻綜合了多種體質的症狀，人的體質通常並不是單一的，大多數可能都是複合體質，例如氣虛質、氣鬱質會一起存在，因此養生要統籌兼顧，不同體質，採取不同的養生法。

中醫精華中的精髓，就是辨體識病、治療、養生，也就是把握病人的體質，而後在此基礎上分析疾病、開出處方、識人養生、因人診療，除此之外，不僅是中醫，以體質為核心發展出來的個性化診療和個人化養生保健，也已經是 21 世紀全球醫學的重要趨勢。

現代人都想追求生活品質，但總覺得受限於工作的壓力，還有大小雜事，就是很難掌握理想中的步調，當健康狀態下滑、情緒跟著不安定，甚至會影響到人際交往、家庭氣氛；以中醫的觀點來說，一個人要是體質差，就輸在起跑點，再怎樣也無法將不好的生活品質給改善。

好在體質會隨時隨地跟著環境調整，因此它並非是不可變動的東西，想要擁有絕佳的「平和體質」嗎？實際上人人都有機會，而最根本的辦法，則必須從生活起居努力起。

飲食與運動，是影響體質生成的最重大因素，注意飲食調配、維持良好作息、經常運動排毒，才能提升身體素質，往理想的健康生活邁進。

# 陽虛人：刮刮「腎俞」去冰寒

【刮拭手法】面刮 / 按揉　【重度】★★★★☆

陽虛體質的人，陽氣不足，不能溫煦身體，是一種以「肢體寒冷」等虛寒現象為特徵的體質形態；擁有這類體質的人們，臟腑的功能通常較為低下，新陳代謝亦趨向緩慢。

## 陽虛體質的成因

會造成陽虛體質，與氣虛者相同，通常也起因於先天不足、後天失養，年紀較大的孕婦，或是早產、孩子出生後未能照顧好，都容易形成陽虛體質。另外，年老者也會因為陽氣衰竭而轉為陽虛體質。

## 陽虛體質的外顯性格

沉靜、內向、不多話。

## 陽虛體質的常見特徵

1. 畏寒怕冷、手足不暖，耐夏不耐冬。
2. 目光幽暗、嘴唇色淡、舌頭上有齒痕。
3. 精神委靡、倦怠無力、臉色發白、睡眠時間偏多。
4. 大便稀、小便多，毛髮特別容易掉落，身體常冒汗。
5. 容易出現水腫、哮喘、感冒、胃腸疾病、心律失常、性功能低下、甲狀腺功能減退……等等毛病。

# 陽虛人

**刮刮要點** 大椎、心俞、至陽、腎俞、命門，從上向下刮拭，用補法。

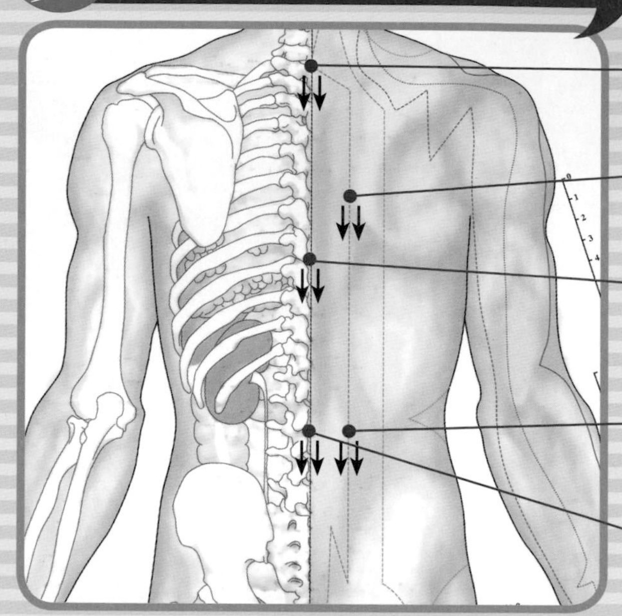

**大椎**▶在頸背部，第 7 頸椎棘突下凹陷中。

**心俞**▶在背部，第 5 胸椎棘突下，旁開 1.5 寸。

**至陽**▶位於背部，後正中線上，第 8 胸椎棘突下凹陷中。

**腎俞**▶腰部，第 2 腰椎棘突下，旁開 1.5 寸。

**命門**▶在腰部，後背的正中線上，第 2 腰椎棘突下，肚臍正後方。

**刮刮要點** 刮痧膻中的時候，用力適中、輕柔即可。

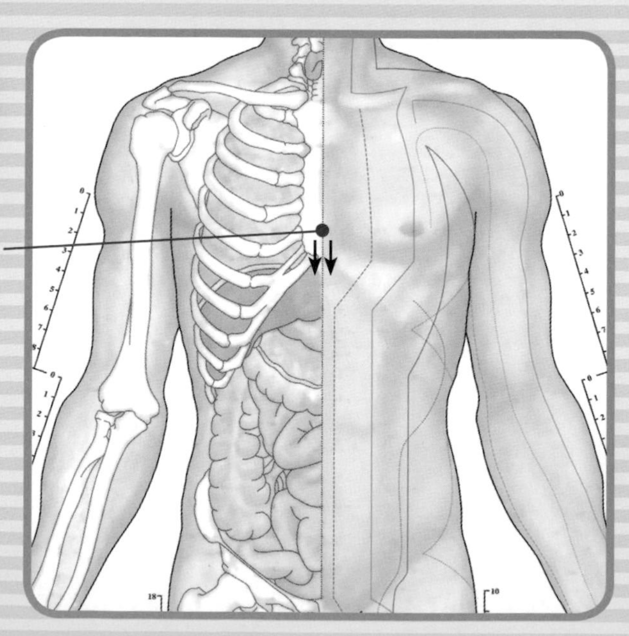

**膻中**▶在胸部，前正中線上，兩乳頭連線之中間點的位置。

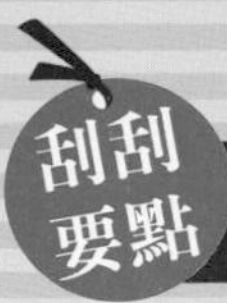


大鐘、公孫、太白關節處不宜重刮。

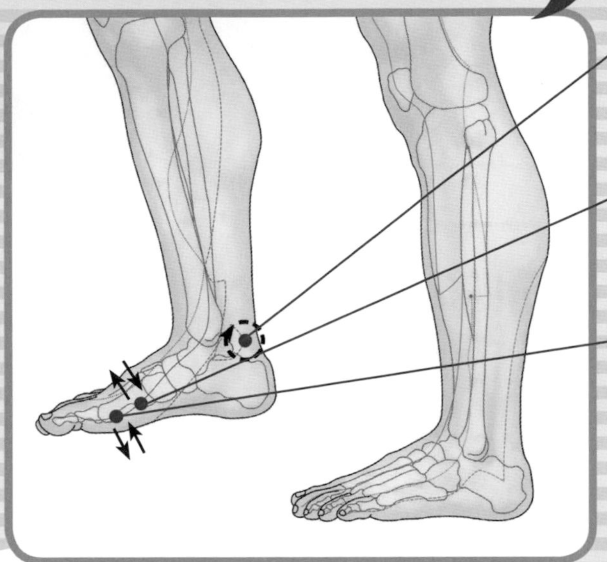


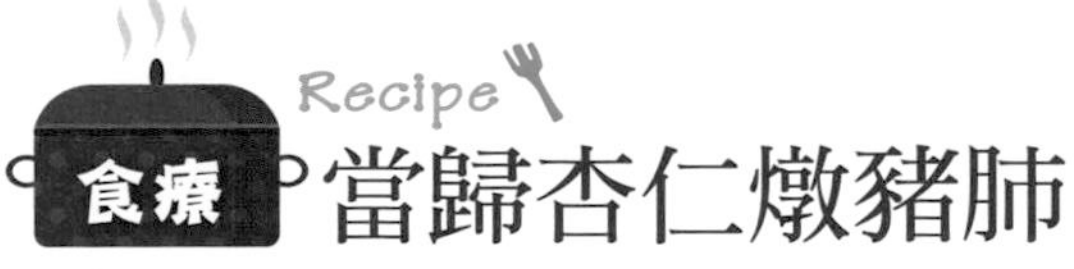


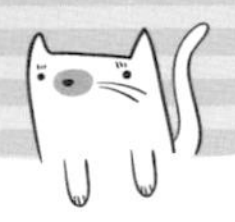

## 食療 當歸杏仁燉豬肺

準備好15克杏仁、15克當歸、250克豬肺之後，首先將豬肺洗淨、切片，在沸水中汆燙後撈起，與杏仁、當歸同放入沙鍋，加入適量清水煮成湯、調味即可；每日吃一碗，可連續食用數日。

## 日常保健

- 身體平時的保暖工作要做好。
- 最好定期外出踏青、曬太陽。
- 年老及體弱之人，夏季盡量不要在外頭露宿，少對著電風扇直接吹風，亦不要在樹蔭下陰涼處停留過久，必免著涼。
- 可以多吃具有壯陽作用的食品，例如：羊肉、鹿肉、雞肉……等。

# 陰虛人：刮刮「心俞」滅滅火

【刮拭手法】平刮 / 平面按揉　【重度】★★★★★

陰虛體質是由於人體內液體、精血……等等「陰液」虧少所造成，表現為機體水分不足、降溫功能不佳，所以通常會以「乾燥」、「缺水」、「唾液少」、「內悶熱」為此種類型人主要的體質狀態。

## 陰虛體質的成因

先天體質的不健全為常見成因，例如：雙親體弱的時候意外受孕，或者母親已經為高齡產婦、早產……等。此外，後天縱欲過度、積勞陰虧，也是造就陰虛體質的元兇之一。

## 陰虛體質的外顯性格

性情急躁、活潑好動、外向人格。

## 陰虛體質的常見特徵

1. 手腳發燙、胸口發熱、面色潮紅，睡眠差，耐冬不耐夏。
2. 容易口乾舌燥、鼻腔乾燥、唇紅微裂，皮膚偏乾，易生皺紋。
3. 大便乾硬、小便短澀。
4. 兩眼乾澀、視物眼花、眩暈耳鳴。
5. 容易患上口瘡、慢性咽炎、習慣性便秘、肺結核、支氣管擴張、甲狀腺功能亢進、系統性紅斑狼瘡。

# 陰虛人

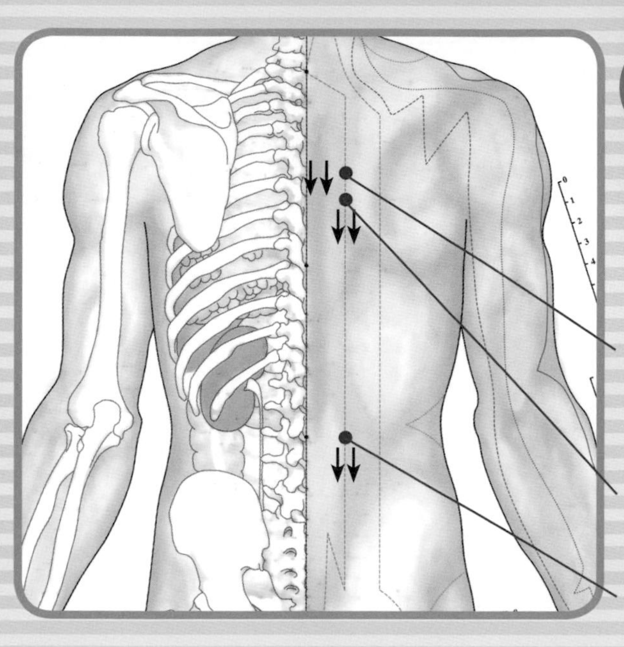

刮刮要點 厥陰俞、心俞、腎俞等穴位從上向下刮拭，並且使用補法。

**厥陰俞**▶在背部，第4胸椎棘突下，旁開1.5寸的位置。

**心俞**▶在背部，第5胸椎棘突下，旁開1.5寸。

**腎俞**▶在腰部，第2腰椎棘突下，旁開1.5寸。

刮刮要點 列缺、太淵、內關等等關節部位，不宜重刮。

**列缺**▶在橈骨莖突上方，腕橫紋上1.5寸，為肱橈肌與拇長展肌腱之間的位置。

**內關**▶在前臂掌側正中，腕橫紋上2寸，橈側腕屈肌腱同掌長肌腱之間。

**太淵**▶在腕掌側橫紋橈側，橈動脈搏動處。

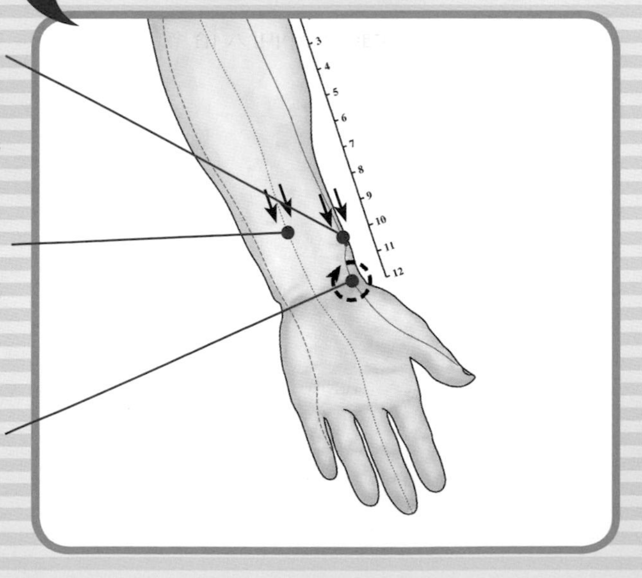

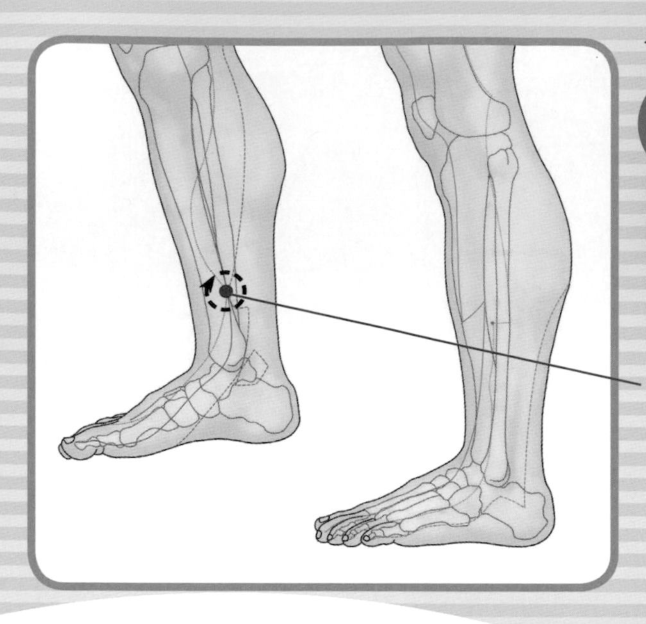


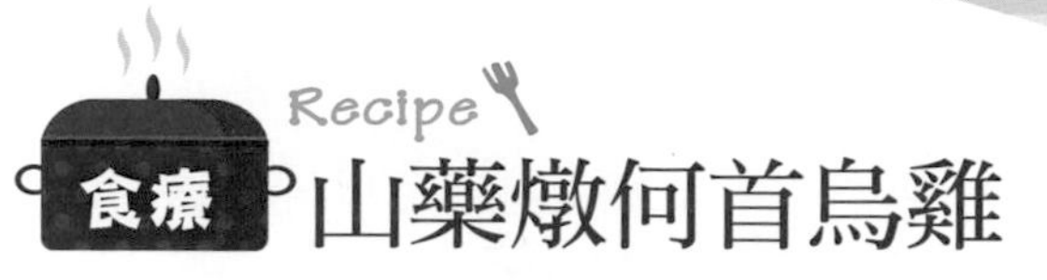
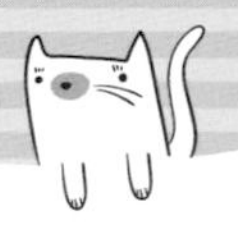

## 食療 山藥燉何首烏雞

取150克的新鮮山藥、120克的何首烏雞肉、料理酒、花生油、蔥、薑、五香粉、鹽巴。何首烏雞塊用大火燒至變色，再放山藥塊、薑、蔥同炒，加入清湯、五香粉、料理酒小火煨煮，最後鹽巴調味。

## 日常保健

- 在炎熱的夏季應注意避暑、滋陰、降虛火、調補肝腎、鎮靜安神。。
- 飲食宜清淡，遠離辛辣、油油膩膩、吃了上火的食品，並適量吃水果。
- 應適當節制性生活，重質不重量，切勿縱慾過度。
- 陰虛人應避免大補，要補也只可以選擇溫補。
- 中醫說靜能生水，適合較靜態的運動，達到以陰制火的目的。

# 血虛人：刮刮「大椎」有血氣

【刮拭手法】角刮 / 按揉　【重度】★★★★★

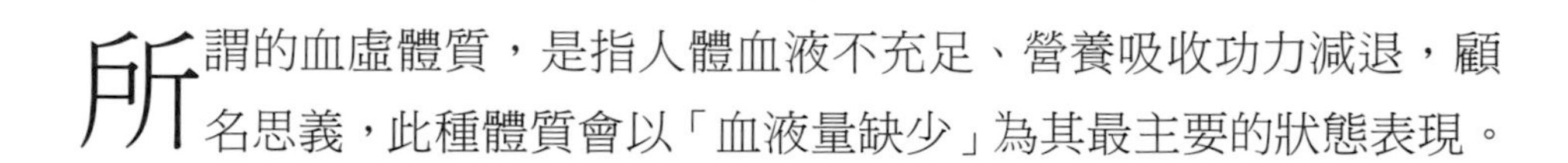
所謂的血虛體質，是指人體血液不充足、營養吸收功力減退，顧名思義，此種體質會以「血液量缺少」為其最主要的狀態表現。

## 血虛體質的成因

除了先天性缺血的體質之外，如果過著不規律的生活作息，比方說不當減肥、少吃早餐、過度節食、熬夜晚睡……等等，都容易導致血虛體質。

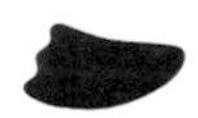
## 血虛體質的外顯性格

內向、膽小、不善交際。

## 血虛體質的常見特徵

1. 手足發麻、頭暈目眩、心悸失眠、健忘、注意力不集中。
2. 面色缺乏光澤、唇色蒼白、指甲顏色淡白。
3. 脫髮或毛髮易斷、眼睛乾澀。
4. 便秘，女性月經顏色偏淡且量少。
5. 不耐冬也不耐夏；容易貧血、習慣性便秘、功能性子宮出血。

# 血虛人

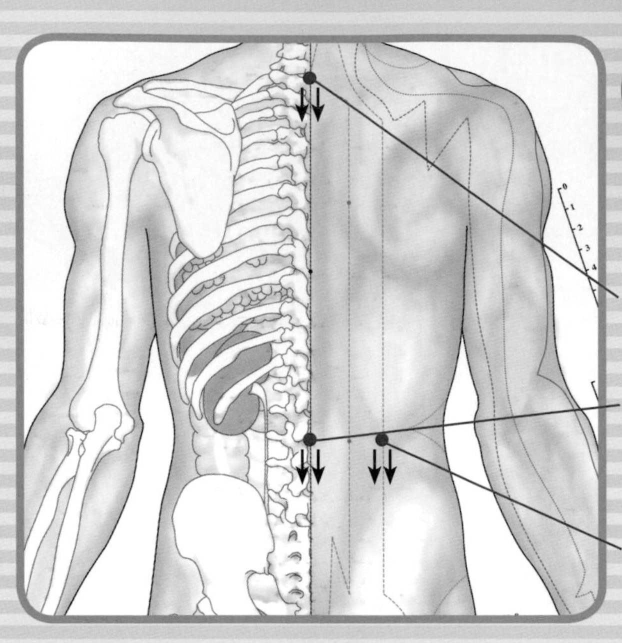

**刮刮要點** 大椎、命門、志室，從上向下刮拭，用補法。

**大椎**▶在頸背部，第 7 頸椎棘突下凹陷中。

**命門**▶在腰部，後正中線上，第 2 腰椎棘突下，肚臍正後方處。

**志室**▶在腰部，第 2 腰椎棘突下，旁開 3 寸。

**刮刮要點** 進行胸前膻中穴位的刮痧，用力無須過重，輕柔適度即可。

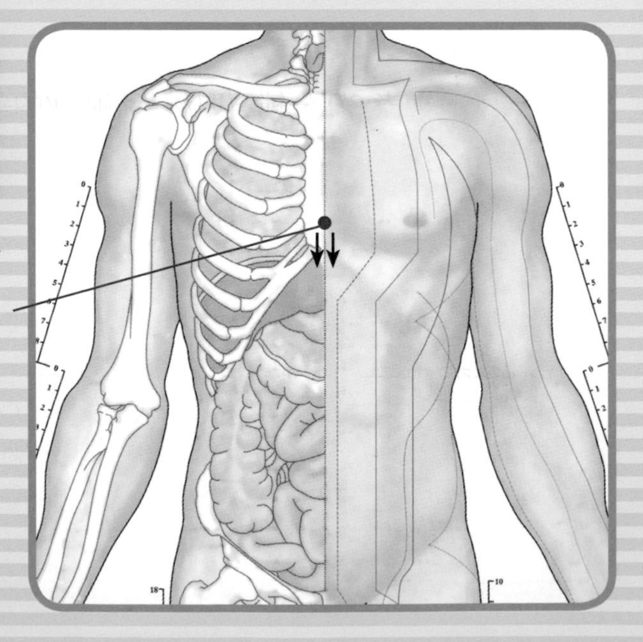

**膻中**▶此一穴位為人體任脈上的主要穴道，位在胸部，前正中線上，兩乳頭平行連線之中點。

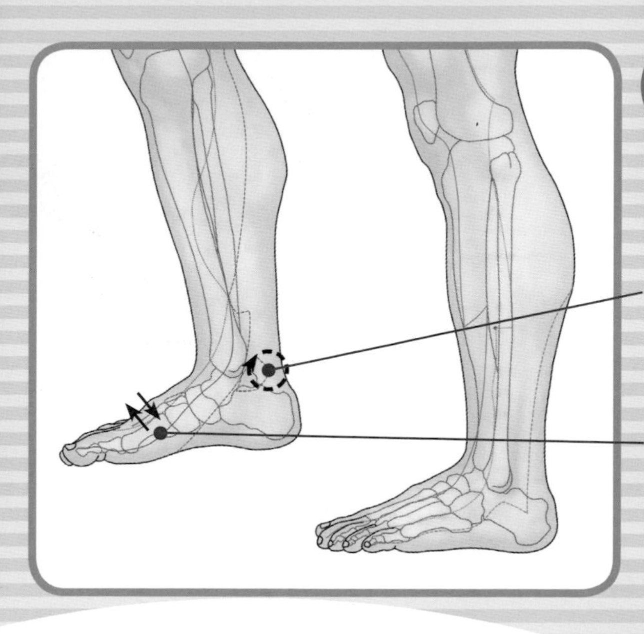

刮刮要點

大鐘穴、公孫穴等關節部位，不宜大力刮拭。

**大鐘**▶在足內側，內踝後下方，跟腱附著部的內側前方凹陷。

**公孫**▶足內側第 1 蹠骨基底部的前下方，第 1 蹠趾關節後 1 寸處。

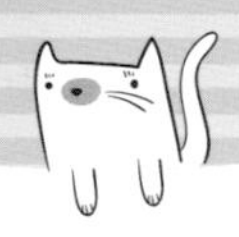

## 熟地補血湯

將熟地黃 15 克、當歸 12 克、白芍藥 10 克、雞血藤 15 克綜合藥材清洗乾淨之後，放入清水，浸泡約 2 小時，煎煮 40 分鐘後取汁；往藥渣內繼續加水，煎煮 30 分鐘再取汁。將兩次的藥汁混合，早、晚服用。

## 日常保健

- 適合血虛體質人的保健運動有太極拳、氣功等等。
- 常吃菠菜、花生、蓮藕、黑木耳、雞肉、豬肉、羊肉、海參等等可以補血養血的食物；水果則建議選食桑椹、葡萄、紅棗、桂圓。
- 久視容易傷血，所以學生族、上班族、電視族必須特別注意眼睛的保養與休息，防止過度用眼而不慎耗傷了身體的氣血。

# 氣鬱人：刮刮「肝俞」解鬱悶

【刮拭手法】面刮 / 平面按揉　【重度】★★★☆☆

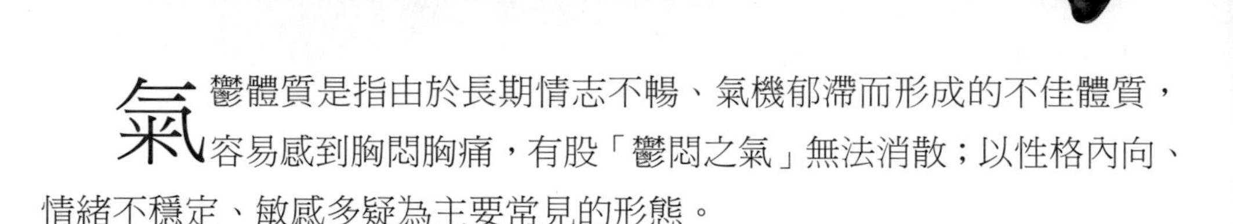

氣鬱體質是指由於長期情志不暢、氣機郁滯而形成的不佳體質，容易感到胸悶胸痛，有股「鬱悶之氣」無法消散；以性格內向、情緒不穩定、敏感多疑為主要常見的形態。

## 氣鬱體質的成因

血虛體質部分為先天遺傳，有部分則為後天的精神刺激、情志不遂，長期未能盡情發洩、憂慮鬱悶所致，最後造成了肝氣鬱結之症。

## 氣鬱體質的外顯性格

憂鬱脆弱、敏感多疑、情緒不穩定。

## 氣鬱體質的常見特徵

1. 臉色泛黃，舌頭生苔，咽部有異物感。
2. 性情焦慮急躁，容易激動發怒、鬱鬱寡歡。
3. 乳房脹痛，胸部脹滿，偶而竄出疼痛感。
4. 睡眠品質差，驚悸、健忘、精神分裂。
5. 食慾減退，痰多、大便乾硬。

## 氣鬱人

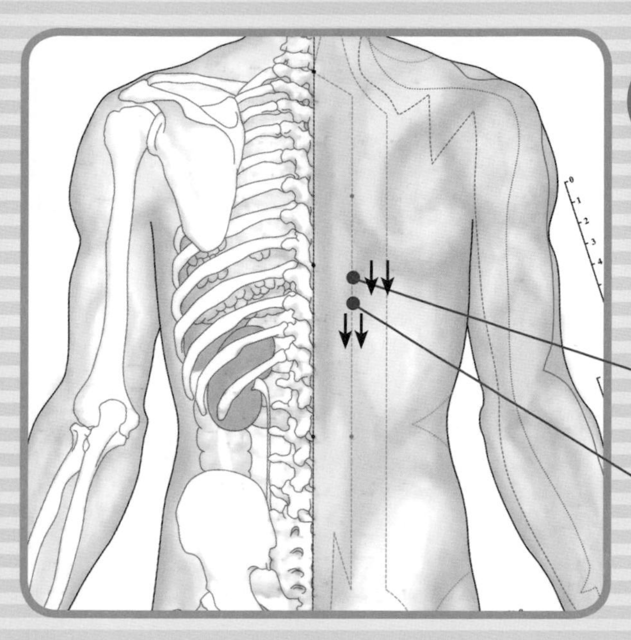

刮刮要點 肝俞、膽俞，從上向下刮拭，宜一氣呵成，中間不要停頓。

**肝俞** ▶ 在背部，第 9 胸椎棘突下，旁開 1.5 寸。

**膽俞** ▶ 在背部，第 10 胸椎棘突下，旁開 1.5 寸。

刮刮要點 膻中、期門、章門，從上向下，從內向外刮拭。

**膻中** ▶ 在胸部，前方正中線上，兩乳頭平行連線之中點。

**期門** ▶ 在胸部，乳頭直下，第 6 肋間隙，前方正中線旁開 4 寸。

**章門** ▶ 在側腹部，第 11 肋游離端的下方處。

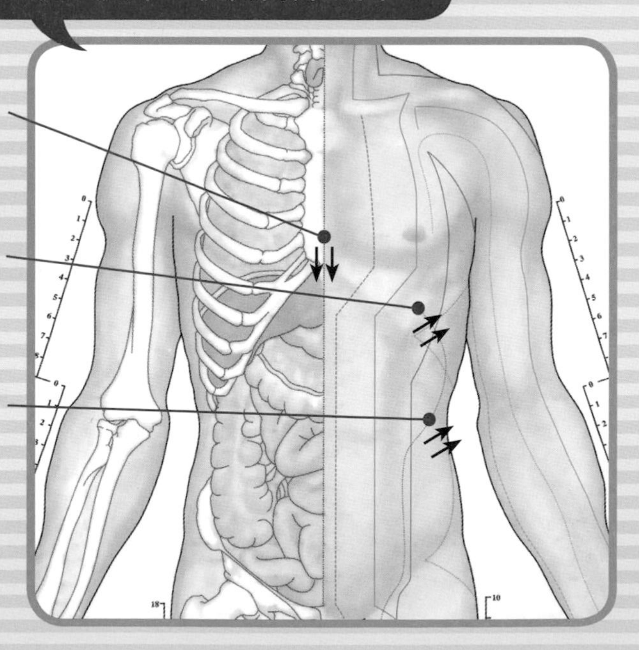

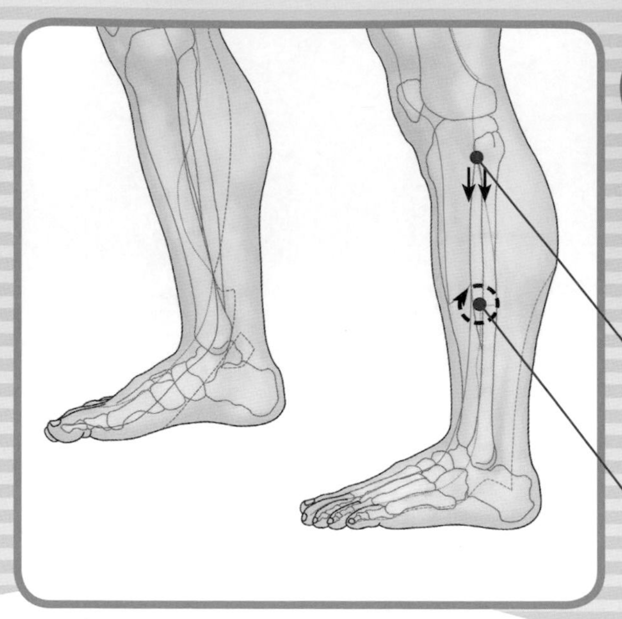


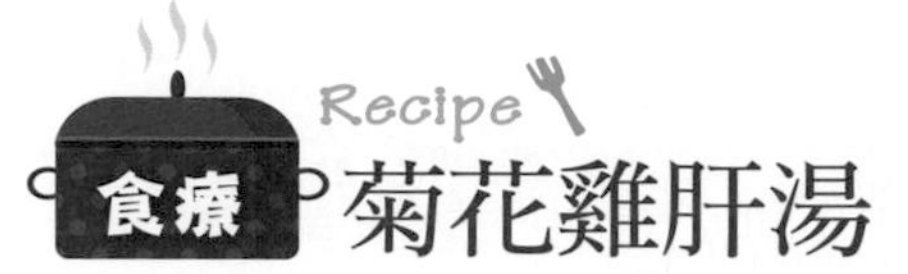
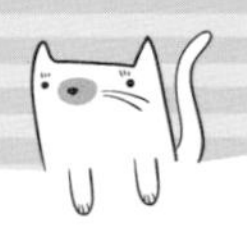

## 食療 Recipe 菊花雞肝湯

將菊花 10 克、茉莉 24 朵洗乾淨，15 克的白木耳撕小片，100 克雞肝切薄片之後，將水燒沸，先放料理酒、薑汁、鹽巴，隨即丟進白木耳及雞肝燒沸，去掉浮沫，等雞肝熟後，調味，最後放入菊花、茉莉花。

## 日常保健

- ◉ 應該主動尋求快樂，培養開朗、豁達的性格，多看喜劇，或是富有鼓勵、心靈成長意義的影劇，少看悲劇、苦劇；同樣性質的輕快音樂也有幫助。
- ◉ 偶而可以小酌一點酒，但是切記請勿過量，並多吃柳丁、蕎麥、韭菜、茴香、大蒜……等等能行氣的食物。
- ◉ 睡前避免喝茶、咖啡，避免影響睡眠，造成精神壓力。

# 血瘀人：刮刮「天宗」助循環

【刮拭手法】平刮 / 平面按揉　【重度】★★★★★

血瘀體質之所以稱為血瘀，便是指體內血液運行不暢、瘀血內阻，而表現出的一系列以「血流不暢」為主要外在徵象的體質狀態。

## 血瘀體質的成因

血瘀體質有可能是來自先天稟賦，也可能是後天損傷所致，而倘若是長時間處在憂鬱氣滯的狀態下，常常會形成此種體質。

## 血瘀體質的外顯性格

不安、抑鬱、煩躁、難以停滯。

## 血瘀體質的常見特徵

1. 皮膚偏暗、色素沉著，容易出現瘀斑。
2. 身體易患疼痛毛病，脫落的頭髮根數多。
3. 口唇發紫、眼眶發黑、鼻子暗滯。
4. 女性痛經、閉經，或經血中出現凝結血塊；或月經紫黑、血崩。
5. 頭、胸、腋下、小腹或四肢……等處有刺痛感。
6. 不耐風邪、寒邪，易患冠心病、腦血管疾病。

# 血瘀人

**刮刮要點** 天宗穴、心俞穴、膈俞穴、肝俞穴、膽俞穴從上向下刮拭手法，一氣呵成，中間不要停頓。

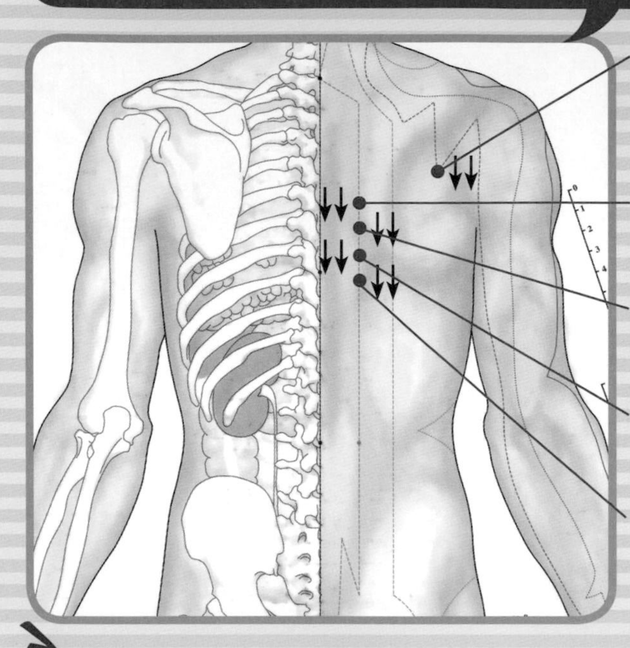

**天宗**▶在肩胛部，岡下窩中央的凹陷處，並且與第 4 胸椎相平。

**心俞**▶在背部，第 5 胸椎棘突下，旁開 1.5 寸。

**膈俞**▶在背部，第 7 胸椎棘突下，旁開 1.5 寸。

**肝俞**▶在背部，第 9 胸椎棘突下，旁開 1.5 寸。

**膽俞**▶在背部，第 10 胸椎棘突下，旁開 1.5 寸。

**刮刮要點** 進行胸前中庭處的刮痧，手法盡可能輕柔，且須避開乳頭處。

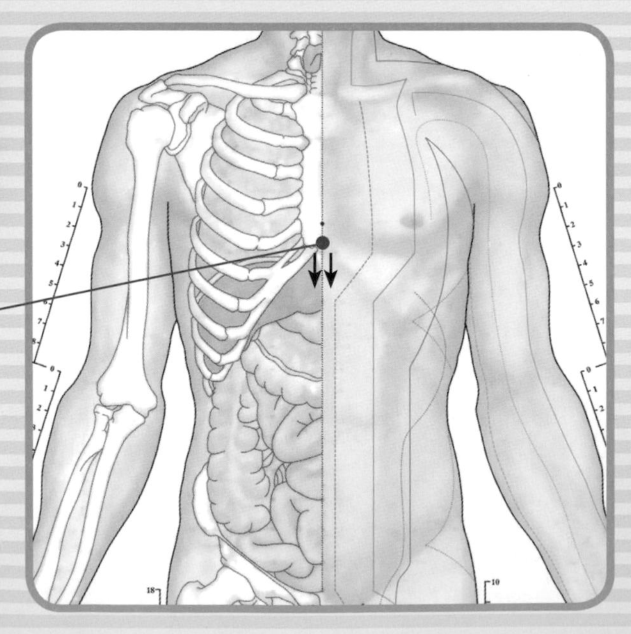

**中庭**▶此穴在胸部查找，位於前正中線上，平行第 5 肋間隙，即胸劍結合部。

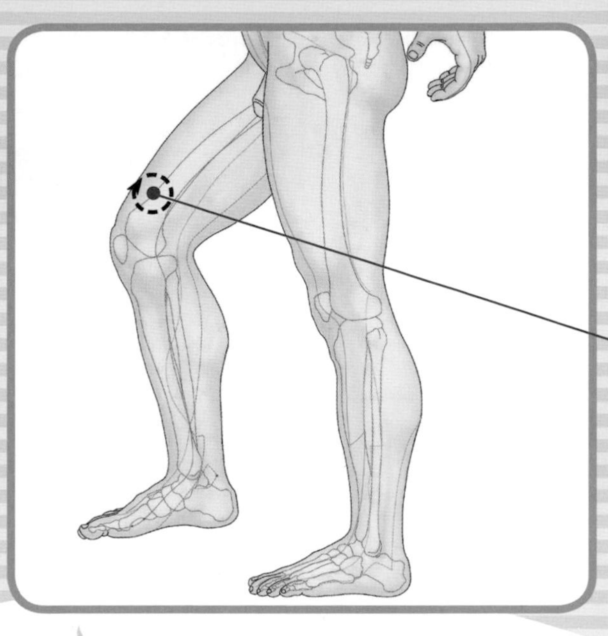

刮刮要點

刮拭血海穴的過程中，遇到關節處須繞過，不宜大力地刮。

**血海**▶在大腿內側，髕底內側端上 2 寸，股四頭肌內側頭的隆起處。

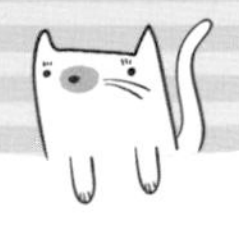

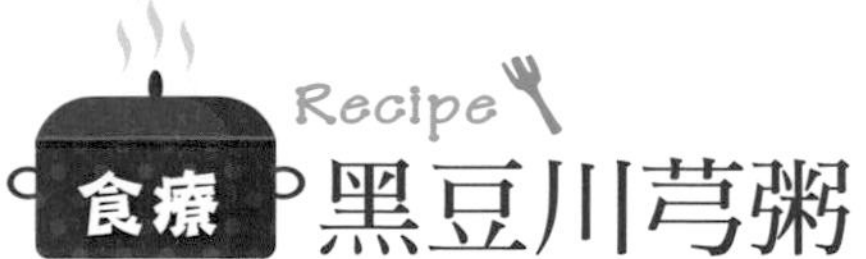

## 食療 黑豆川芎粥

量取川芎 10 克、黑豆 25 克、粳米 50 克；首先用紗布將川芎包裹起來，和黑豆、粳米一起煮熟之後，再加入適量紅糖調味，即可食用。

### 日常保健

- 可打打太極拳、練練「八段錦瑜珈」，或是經常拉拉筋、按按摩，以上這些都是有益於心臟機能的健良活動。
- 常吃有活血祛瘀效用的食物，例如：核桃仁、油菜、慈姑、黑豆……等；酒可少量飲用；醋要多吃；適當喝山楂粥、花生粥。
- 凡是寒涼、酸澀、收斂、油膩的食物均應忌食，如烏梅、苦瓜、李子、青梅、楊梅、石榴、酸棗、檸檬等，以免酸澀收引，加劇血瘀不散。

# 痰濕人：刮刮「脾俞」排毒素

【刮拭手法】面刮 / 垂直按揉　【重度】★★★★★

痰濕體質是指由於水分內停導致痰濕凝聚，出現的以「黏滯重濁」為主要特徵的體質狀態，表現為人體內的代謝廢物較容易堆積起來，不能及時地排出體外，以致毒素殘留。

## 痰濕體質的成因

先天遺傳，或後天飲食習慣過於油膩不健康所導致。

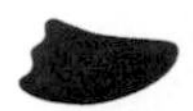

## 痰濕體質的外顯性格

性格溫和、穩重謙遜、和藹、善於忍耐。

## 痰濕體質的常見特徵

1. 面部皮膚油脂較多，多汗且黏，胸悶，痰多。
2. 舌體胖大、舌苔白膩，眼瞼浮腫、容易困倦。
3. 身形肥胖笨重不靈活，大便不實、小便微渾。
4. 對梅雨季節及潮濕環境適應能力差，易患濕疹。
5. 此外，容易患有高血壓、糖尿病、肥胖症、高脂血症、痛風。

# 痰濕人

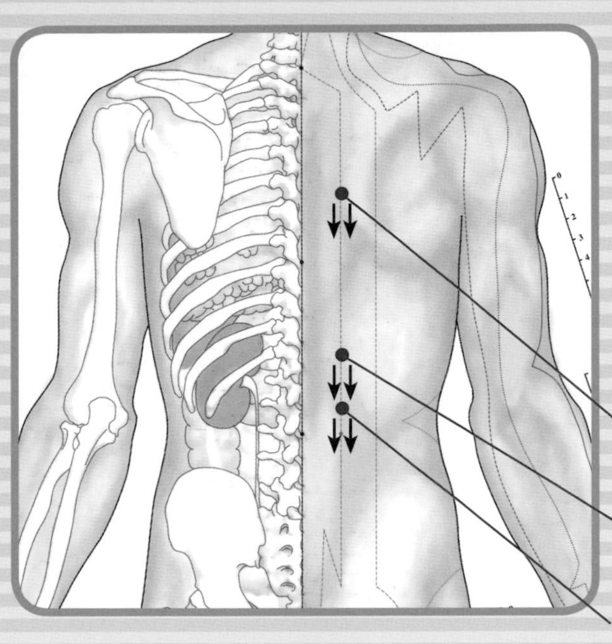

**刮刮要點** 肺俞、脾俞、三焦俞，從上向下刮拭，一氣呵成，中間不需要停頓無妨。

**肺俞**▶在背部，第 3 胸椎棘突下，旁開 1.5 寸。

**脾俞**▶在背部，第 11 胸椎棘突下，旁開 1.5 寸。

**三焦俞**▶位在腰部，第 1 腰椎棘突下，旁開 1.5 寸的位置上。

**刮刮要點** 刮痧時，刮拭公孫穴以及其附近的關節處，皆不宜施力過猛。

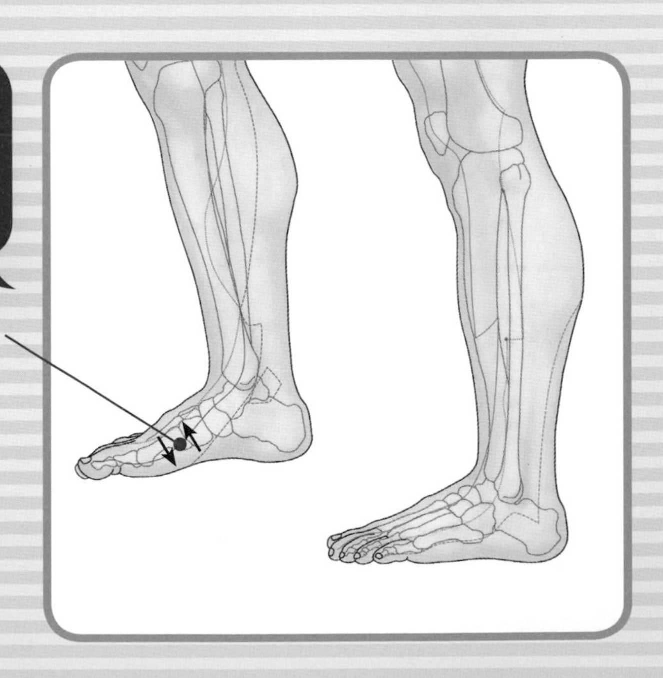

**公孫**▶在足內側第 1 蹠骨基底部前下方，第 1 蹠趾關節後大約 1 寸的位置。

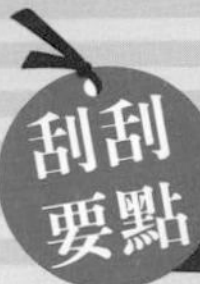

刮刮要點 中府、上脘、石門、關元，用力宜輕柔，空腹或飽餐後禁刮。

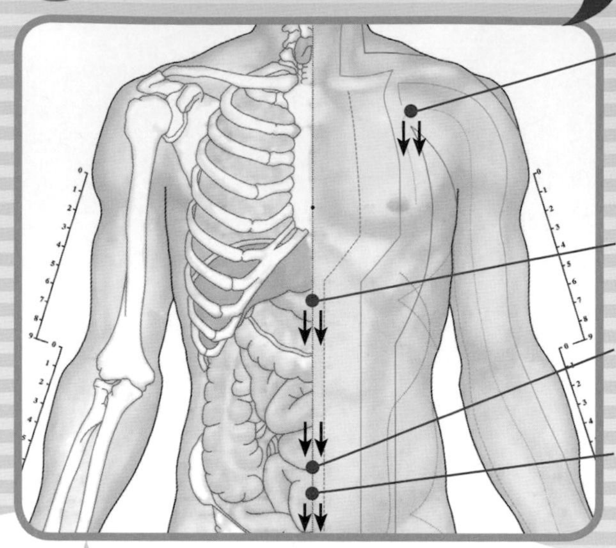

**中府**▶在胸前壁的外上方，雲門穴下 1 寸，前正中線旁開 6 寸，平第 1 肋間隙處。

**上脘**▶在上腹部，前正中線上，臍中上 5 寸。

**石門**▶在下腹部，前正中線上，臍中下 2 寸。

**關元**▶在下腹部，前正中線上，臍下 3 寸。

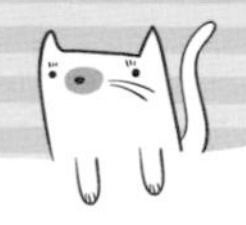

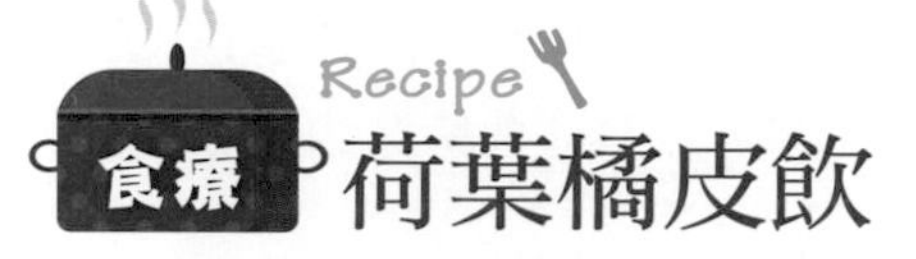


## 荷葉橘皮飲

使用 20 克鮮荷葉，15 克橘皮，10 克蒲黃粉，將鮮荷葉、橘皮洗淨後入沙鍋，加適量清水，大火煮沸後，再用小火煮 15 分鐘，調進蒲黃粉攪拌均勻，再用小火煮沸，即可食用，最好早、晚各服一次。

## 日常保健

- 不宜長久居住在潮濕的住所，亦不宜在濕漉漉的環境中久待。
- 盡量少攝取油膩食物、甜食，酒類也不宜多飲，三餐勿吃過飽。
- 建議長期從事快走、慢跑、游泳、武術等等體育鍛煉。
- 早餐是改善痰濕體質、減肥的第一步；而消夜是絕對禁吃的，陽氣在夜晚潛藏，需要得到充足休息，在晚上不應該被調動來消化食物，否則會傷及陽氣，促生痰濕體質。

# 氣虛人：刮刮「肺俞」補元氣

【刮拭手法】推刮／按揉　【重度】★★★★★

氣與血，還有津液，是構成人體、維持生命活動的最基本物質，而其中負責主導角色的是「氣」；而所謂氣虛者，其症狀便是「氣不足」，經常會感到疲勞、倦怠、發冷，甚至造成免疫力低下，所以容易罹患感冒，而且拖延著長時間難以痊癒。

## 氣虛體質的成因

先天不足，後天失養，例如：孕婦體弱或早產，都可能導致出生後的嬰兒形成氣虛體質，如果再加上餵養不當，或者偏食、厭食，亦或是病後氣虧、年老氣弱……等，也都會造成人體的氣虛。

## 氣虛體質的外顯性格

內向、膽小、守舊、情緒起伏、多愁善感、害怕不穩定。

## 氣虛體質的常見特徵

1. 身體浮腫、身材偏胖、中氣不足、聲音無力、氣喘吁吁。
2. 畏寒汗多、臉色慘白、寡言、心悸、精神易疲勞。
3. 食量少、肚子易脹氣、大便稀、脫肛。
4. 腰痠痛、膝蓋軟、排尿頻繁。
5. 性功能障礙；男子早洩、女子白帶異常多。

# 氣虛人

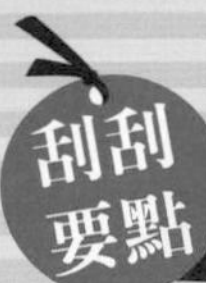

**刮刮要點** 肺俞、脾俞、胃俞、腎俞、志室，從上向下刮拭，用補法。

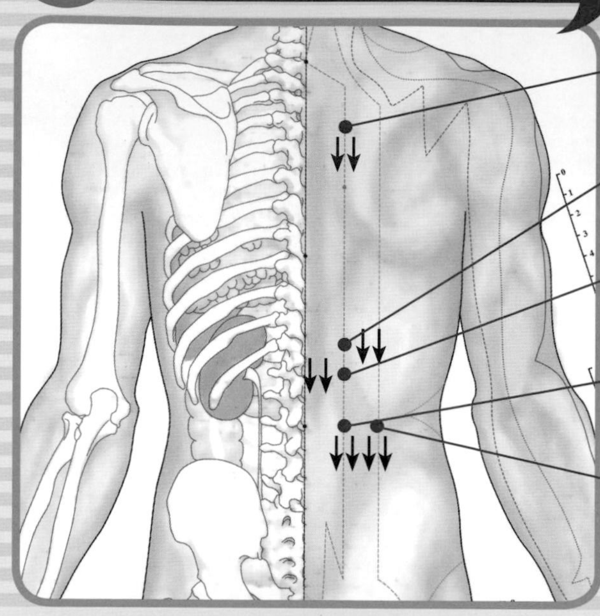

**肺俞**▶在背部，第 3 胸椎棘突下，旁開 1 寸。

**脾俞**▶在背部，第 11 胸椎棘突下，旁開 1.5 寸。

**胃俞**▶在背部，第 12 胸椎棘突下，旁開 1.5 寸。

**腎俞**▶在腰部，第 2 腰椎棘突下，旁開 1.5 寸。

**志室**▶在腰部，第 2 腰椎棘突下，旁開 3 寸。

**刮刮要點** 膻中、中庭用力要輕柔，並從上向下刮拭。

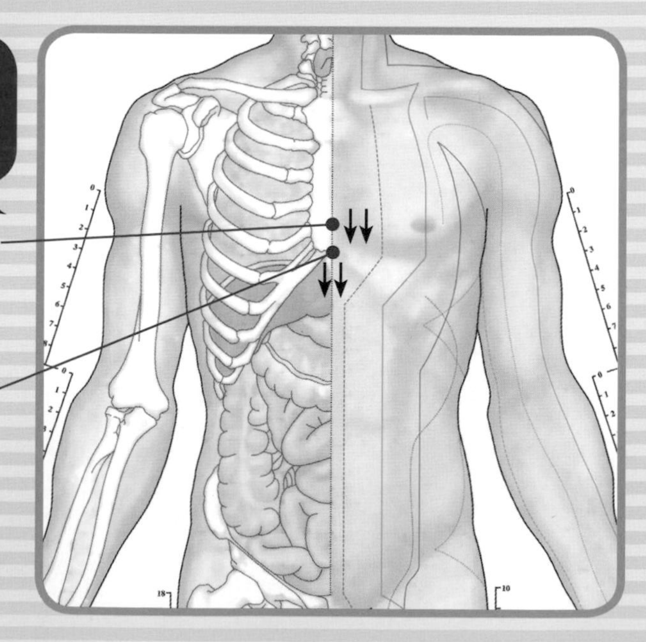

**膻中**▶在胸部，前正中線上，兩乳頭連線之中點處。

**中庭**▶在胸部，前正中線上，平第 5 肋間，即胸劍結合部。

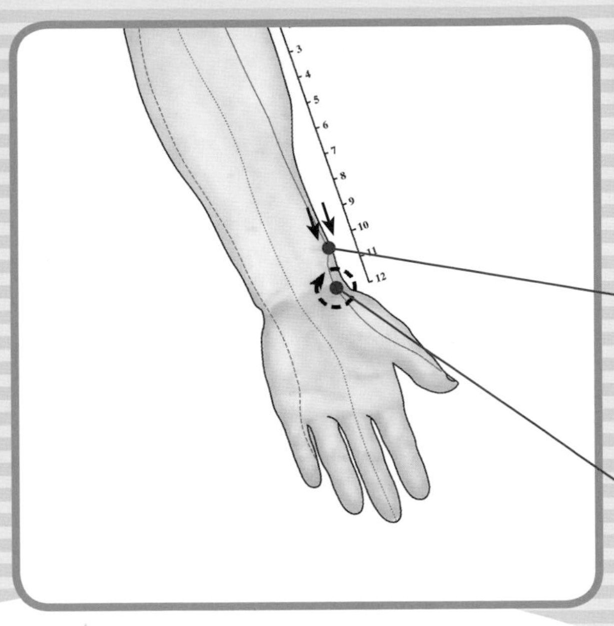

**刮刮要點**

列缺穴、太淵穴的關節部位，不可強力重刮。

**列缺**▶在橈骨莖突上方，腕橫紋上1.5寸，位在肱橈肌與拇長展肌腱之間的位置。

**太淵**▶在腕掌側橫紋橈側，橈動脈的搏動處。

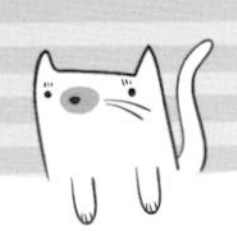

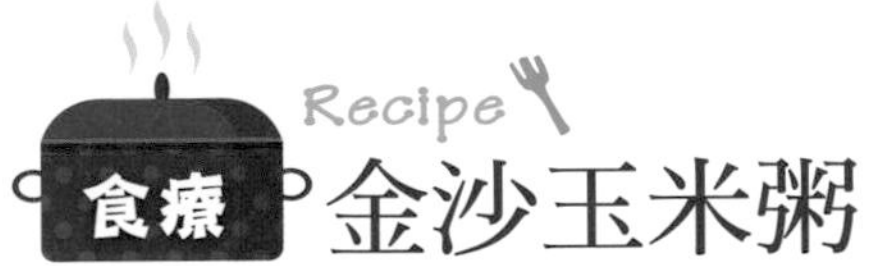


## 金沙玉米粥

量取玉米粒 80 克、糯米 40 克、紅糖 40 克，將玉米粒和糯米先用清水浸泡 2 小時，放入鍋中，加入適量的水，用大火煮沸後，再用小火煮至軟熟，最後放入紅糖，再煮大約 5 分鐘即可食用。

### 日常保健

- 氣虛者務必要做好日常生活的保暖，不要讓自己過度勞累。
- 脾、胃、肺、腎皆應該「溫補」，食用可溫暖身體的食材。
- 適合常吃的食物有：粳米、糯米、小米、黃米、大麥、山藥、馬鈴薯、紅棗、黑棗、胡蘿蔔、香菇、豆腐、雞肉、鵝肉、牛肉、青魚、鰱魚。
- 根據自己的體能程度，可選用一些傳統的健身功法，如：太極拳、太極劍、保健氣功等等，用以固腎氣、壯筋骨。

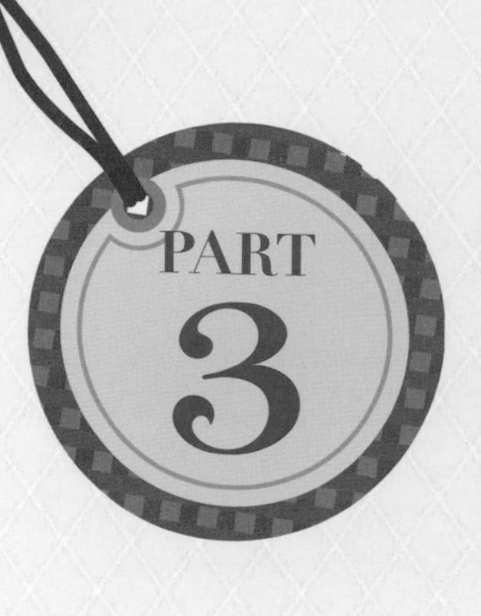


# 輕輕刮一刮！頭部、面部的「刮痧調理」

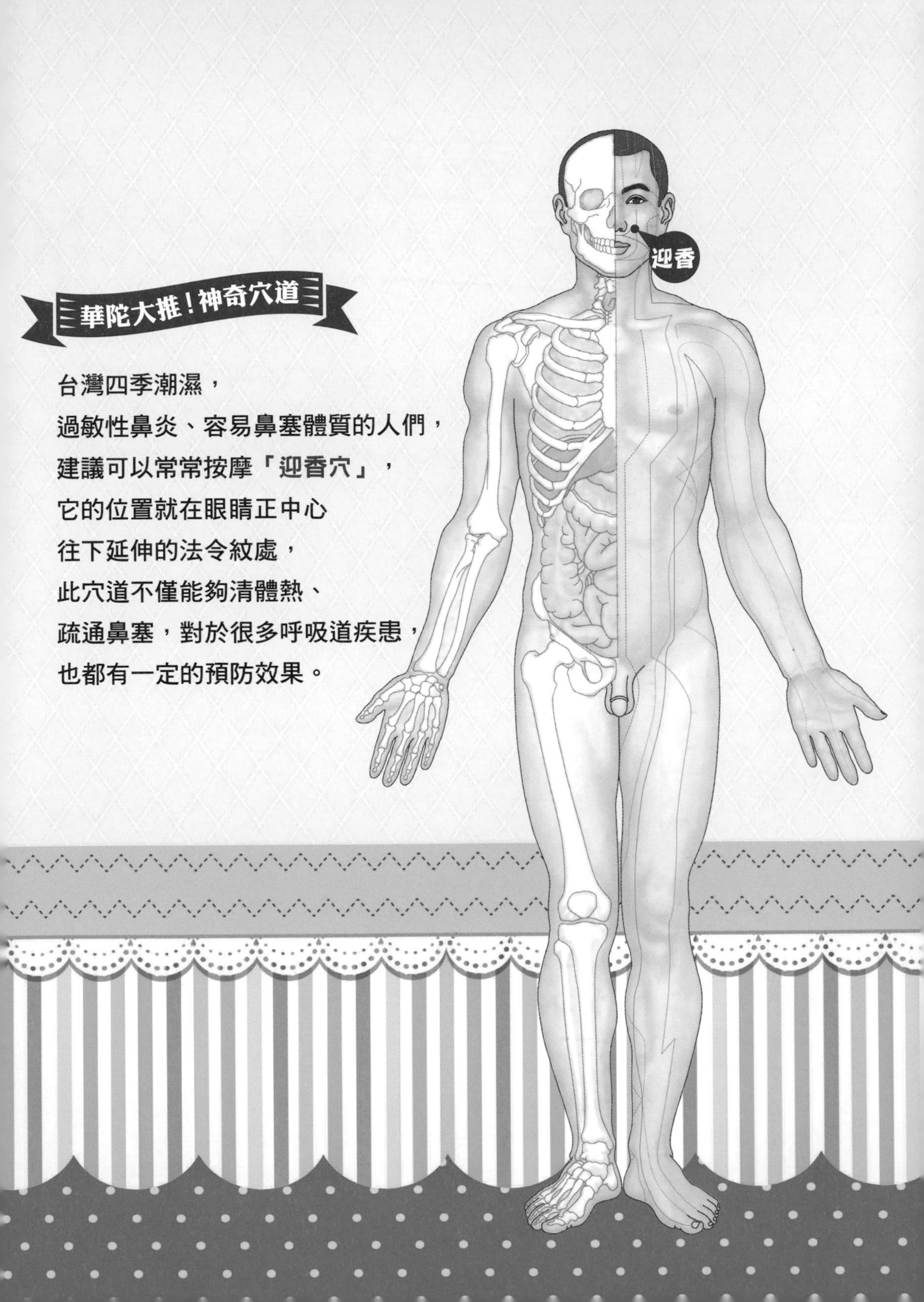
迎香
華陀大推！神奇穴道
台灣四季潮濕，
過敏性鼻炎、容易鼻塞體質的人們，
建議可以常常按摩「迎香穴」，
它的位置就在眼睛正中心
往下延伸的法令紋處，
此穴道不僅能夠清體熱、
疏通鼻塞，對於很多呼吸道疾患，
也都有一定的預防效果。

# 禿頭

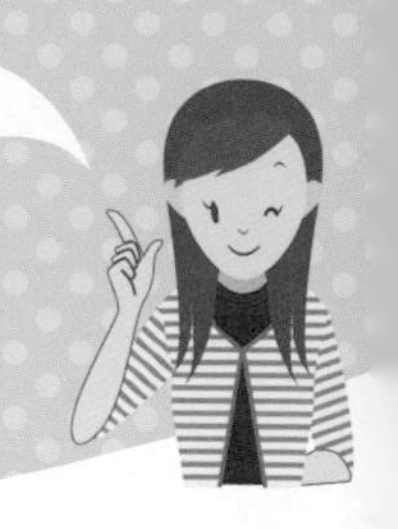

【刮拭手法】面刮 / 平面按揉　【重度】★★★★★

禿頭是一種驟然發生的脫髮性毛髮病，又分為局部性圓形班禿（俗稱鬼剃頭），或是整顆頭脫毛落髮的全禿現象；本病病程緩慢，有時候會自行緩解，但是也有可能會反復地再三發作，它與**內分泌失調**、壓力突然加大有著一定的關係。

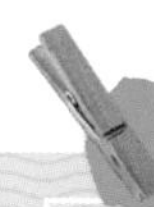

## 健康診斷書

1. 突然出現脫髮，其數目及大小不定，脫髮處的頭皮及其他部位頭髮並無異常。不同禿頭病患的脫髮形式及速度有差異，大多數病程緩慢。
2. 範圍大者可致整顆頭頭髮脫落，甚至會進一步出現眉毛、腋毛、陰毛、鬍鬚等毛髮也完全脫落的全禿狀況。
3. 頂上、額頭、髮前緣……尤其是額部兩側髮際線逐漸向後退，前額看起來變高，兩鬢角特別明顯，開始向上、向後延伸。
4. 女性禿頭較為少見，一般是從頭頂部位開始脫落，頭髮柔細並失去光澤，頭皮變薄、發癢、有灼熱感，很難再長出新頭髮。

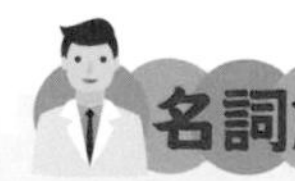

## 名詞解釋

**內分泌失調** 緊張狀態和情緒改變反射到神經系統，會造成激素分泌的紊亂，即通常所說的內分泌失調，是現代人常見的文明病之一，細究之下，長期熬夜、營養不良、過度減肥、壓力太大，都可能是造成失調的原因。

# 禿頭

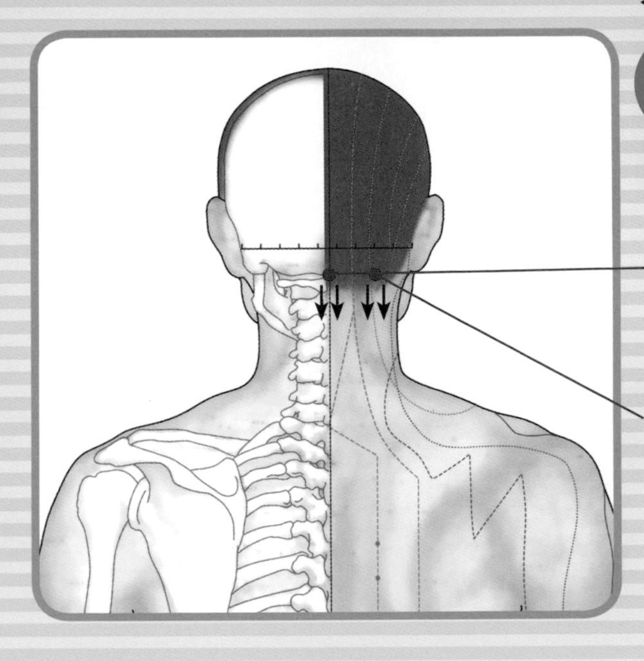

刮刮要點

風府、風池，可用刮痧板的薄邊或一角刮拭。

**風府**▶在項部，後髮際正中直上1寸，枕外隆突直下凹陷中。

**風池**▶在頸項後部，枕骨之下，與風府相平行，位於胸鎖乳突肌與斜方肌上端之間的凹陷處。

刮刮要點

肝俞、脾俞，刮痧時的方向為從上向下刮拭。

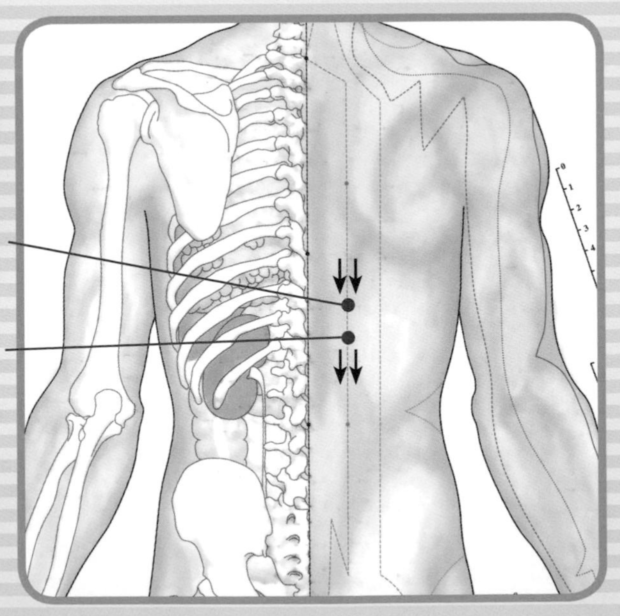

**肝俞**▶在背部，第9胸椎棘突下，旁開1.5寸。

**脾俞**▶在背部，第11胸椎棘突下，旁開1.5寸。

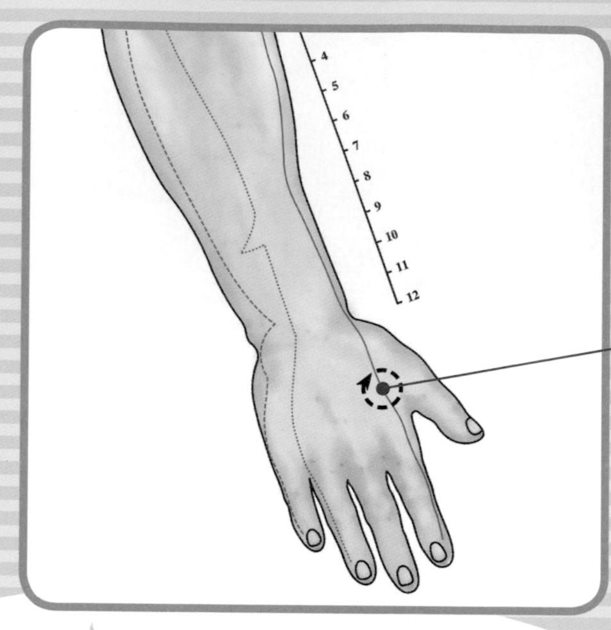


**刮刮要點** 刮痧過程中，刮拭合谷會經過關節處，此時不宜過度大力刮。

**合谷**▶本穴道位在手背上，第1、2掌骨之間，約第2掌骨橈側的中點處。

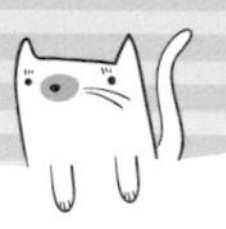

## 食療 枸杞黑芝麻粥

將粳米100克洗乾淨、浸泡之後，與枸杞10克、黑芝麻30克共同熬煮成粥品，早上、晚上各食用一碗的份量。

## 日常保健

- ◉ 避免使用鹼性洗髮劑，應選用對頭皮和頭髮無刺激性的酸性產品。
- ◉ 節制飲酒，特別是燙熱的白酒會使頭皮產生熱氣和濕氣，引起脫髮。
- ◉ 燙髮會破壞毛髮組織、損傷頭皮，因此要避免燙髮次數過多。
- ◉ 空調的暖濕風和冷風，都可成為脫髮和白髮的原因，空氣過於乾燥或濕度過大對保護頭髮都不利，因此空調的溫度要特別注意。
- ◉ 不宜長時間戴帽子、安全帽，會使頭髮長時間不透氣，容易悶壞。

# 頭痛暈眩

【刮拭手法】推刮 / 平面按揉　【重度】★★★★★

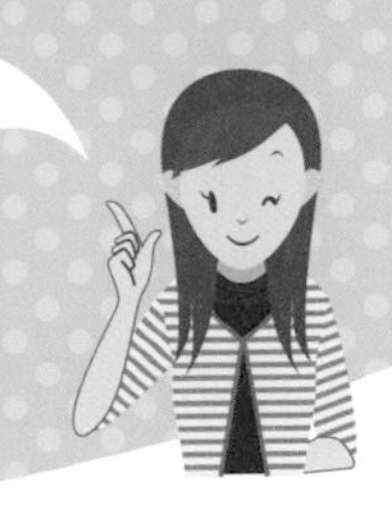

當人體血壓過高，靜息狀態下動脈收縮壓和舒張壓增高，容易造成頭痛與暈眩感，並且伴隨著脂肪和糖代謝紊亂以及心、腦、腎和視網膜等器官的疾病。其發病原因尚不明確，但通常認為與遺傳因素、飲食習慣（例如：攝取過量**飽和脂肪酸**）有關。

## 健康診斷書

1. 頭痛分為多種，造成頭痛的原因形形色色，引起頭痛的導火線，可能是內在生理因素（例如：血壓突然升高、月經時內分泌的變化），也可能為外在環境因素（例如：壓力太大、缺乏睡眠）。
2. 血壓引起的頭痛，症狀複雜，常見的有暈眩、頭脹、耳鳴、心悸、四肢發麻、頸項僵硬、煩躁、失眠等。
3. 血壓在 140 / 90 毫米汞柱以上。
4. 若既往有高血壓病史，目前正在使用降壓藥，血壓雖然低於 140/90 毫米汞柱，亦應診斷為「高血壓性頭痛」。

## 名詞解釋

**飽和脂肪酸** 不含雙鍵的脂肪酸，就稱為飽和脂肪酸，而在一般膳食中，飽和脂肪酸多存在於動物脂肪及乳脂中，這些食物同時也富含膽固醇。各項報告一再證實，只有飽和脂肪，才是增加壞的膽固醇的禍首。

# 頭痛暈眩

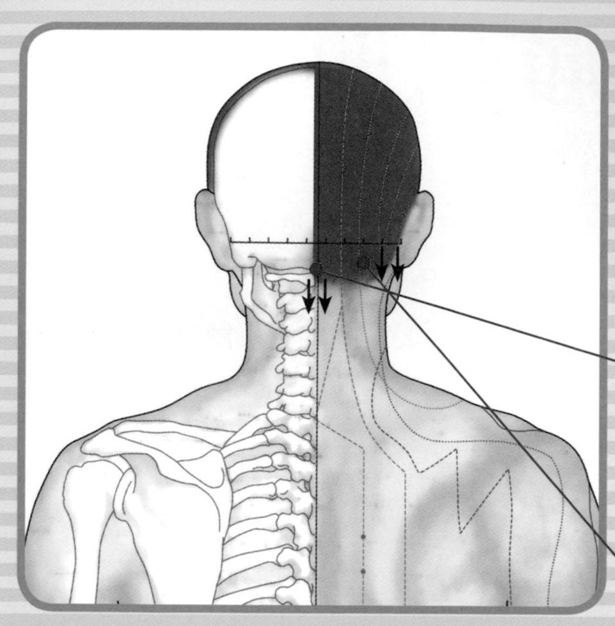

刮刮要點

風府穴以及風池穴，皆可用刮痧板的薄邊或一角刮拭，以頭皮有發熱感為宜。

**風府**▶在項部，後髮際正中直上 1 寸，枕外隆凸直下，兩側斜方肌之間的凹陷處。

**風池**▶在項部，枕骨下，與風府相平，胸鎖乳突肌與斜方肌上端之間的凹陷處。

刮刮要點

心俞、肝俞、腎俞，從上向下刮拭，一氣呵成，中間不要停頓。

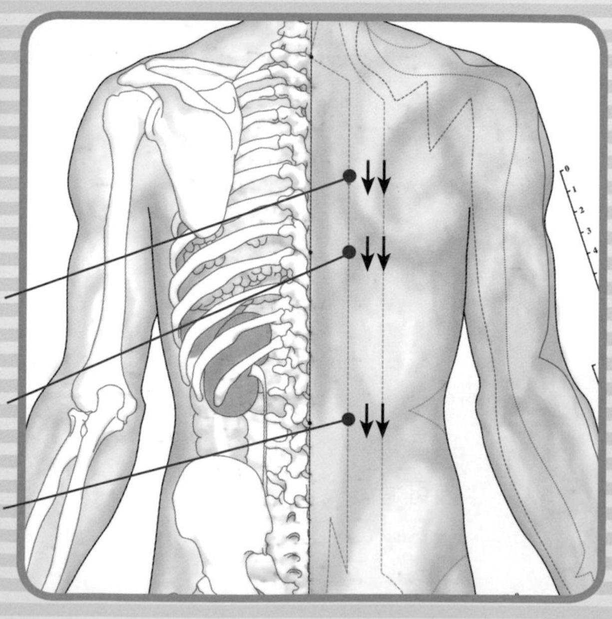

**心俞**▶在背部，第 5 胸椎棘突下，旁開 1.5 寸。

**肝俞**▶在背部，第 9 胸椎棘突下，旁開 1.5 寸。

**腎俞**▶在腰部，第 2 腰椎棘突下，旁開 1.5 寸。

**刮刮要點** 足三里穴、三陰交穴、太沖穴，刮痧時，如皮膚已經受傷或者是受到感染，應該特別避開患處。

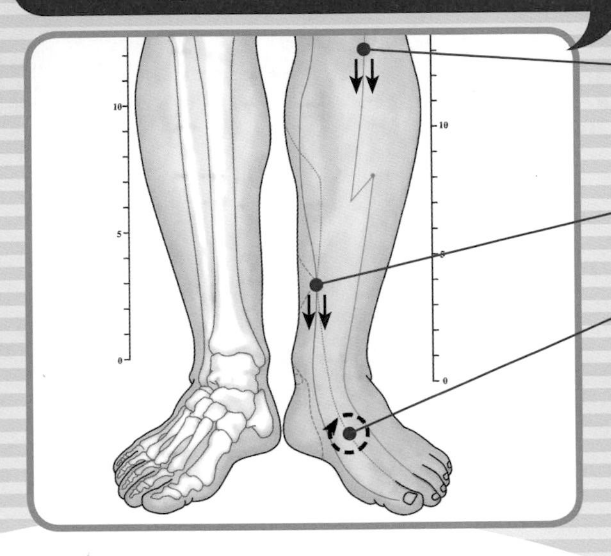

**足三里**▶在外膝眼下 3 寸，距脛骨前緣 1 橫指（中指）處。

**三陰交**▶足內踝尖上 3 寸，脛骨內側緣後方。

**太沖**▶本穴道在足背部，第 1、2 蹠骨結合部前方的凹陷之處。

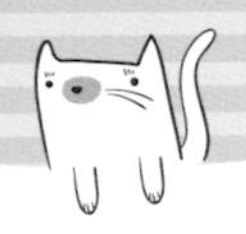

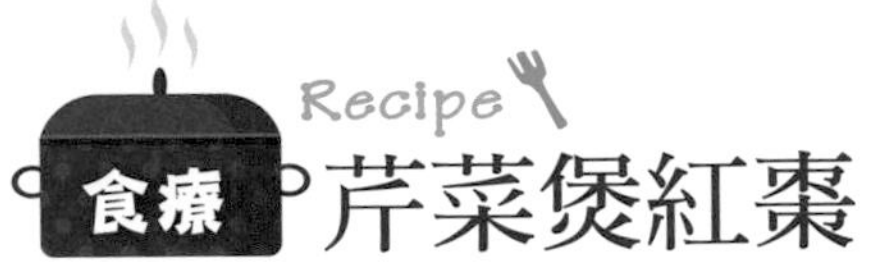


## 芹菜煲紅棗

取芹菜大約 300 克、紅棗大約 75 克，煲煮成湯之後，再分成幾次來服用；倘若買不到新鮮的芹菜，那麼便用乾燥芹菜 200 克與適量的紅棗泡成茶來飲用，亦具有一定療效。

## 日常保健

◉ 低鹽飲食：飲食宜清淡，每天食鹽量以 5 克為宜，而假設攝入其他含鈉佐料（如：醬油）較多時，應相對減少食鹽攝入量。

◉ 低脂飲食：飲食中應控制膽固醇、飽和脂肪酸的量，主要是控制動物性脂肪、糖類及總熱量的攝入；並進食一定量的優質蛋白。

◉ 中老年人可適度地食用一些調節血壓、降低血脂、無毒、無副作用的保健食品；並且經常運動、戒煙限酒、保持心情愉快。

# 神經衰弱

【刮拭手法】面刮 / 平面按揉　【重度】★★★★★

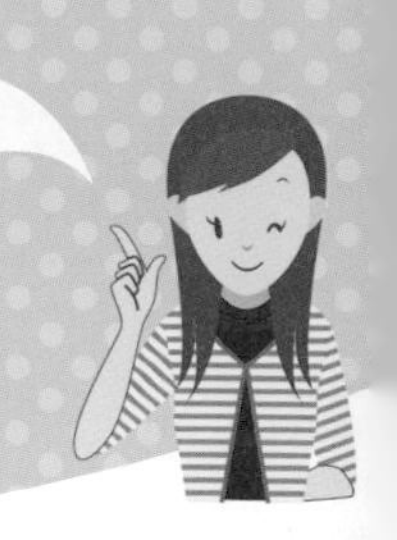

神經衰弱，多見於青年人和中年人，外顯症狀主要有頭痛、頭暈、睡眠品質差勁、記憶力減退、疲憊無力、**神經官能症**……等等；病因尚不明確，通常認為是由於神經過度緊張之後，神經活動短期或長期處於相對疲乏的一種生病狀態。

## 健康診斷書

1. 神經系統症狀：如頭痛、頭暈、腦漲、耳鳴、眼花、記憶力減退、思想分散不能集中、容易激動、發脾氣、工作或學習提不起精神、整夜睡不著、白天就疲勞、腰背酸痛、腳軟無力……為各種軀體不適感所苦。
2. 系統症狀：如心悸、氣急、胸痛、出汗……等，稱為心血管神經症。
3. 消化系統症狀：如胃口不好、胃部脹痛、嘔吐、胸悶、腹瀉和便秘。
4. 抑鬱症狀：情緒持續低落，伴有焦慮、軀體不適感、睡眠障礙，無明顯器質性疾病或精神病症狀，生活不受嚴重影響，稱抑鬱性神經症。

## 名詞解釋

**神經官能症** 是精神障礙的總稱，包括神經衰弱、強迫症、焦慮症、恐怖症、軀體形式障礙……等等症狀，患者會深感痛苦，並且妨礙心理功能或社會功能，但卻沒有任何可證實的器質性病理基礎。

# 神經衰弱

刮刮要點 百會、風池、天柱，可用刮痧板的薄邊或一角刮拭，發熱即可。

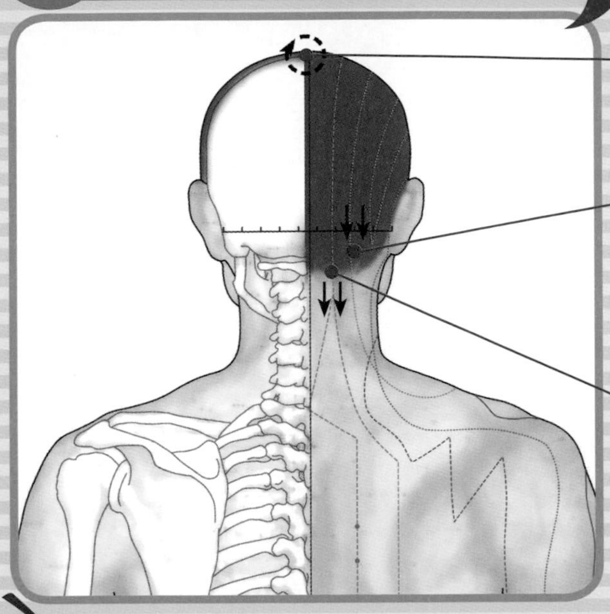

**百會**▶在頭部，前髮際正中直上 5 寸，或兩耳尖連線中點處。

**風池**▶在項部，枕骨下，與風府相平，胸鎖乳突肌與斜方肌上端之間的凹陷處。

**天柱**▶在項部，斜方肌外緣的後髮際凹陷處。

刮刮要點 進行心俞、膽俞、脾俞、腎俞的刮痧治療，由上向下刮拭，一次完成，中間盡可能地別停下來。

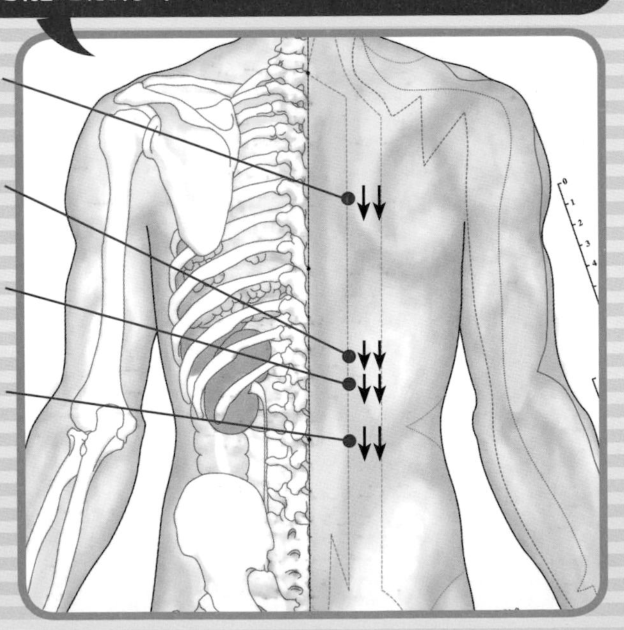

**心俞**▶在背部，第 5 胸椎棘突下，旁開 1.5 寸。

**膽俞**▶在背部，第 10 胸椎棘突下，旁開 1.5 寸。

**脾俞**▶在背部，第 11 胸椎棘突下，旁開 1.5 寸。

**腎俞**▶在腰部，第 2 腰椎棘突下，旁開 1.5 寸。

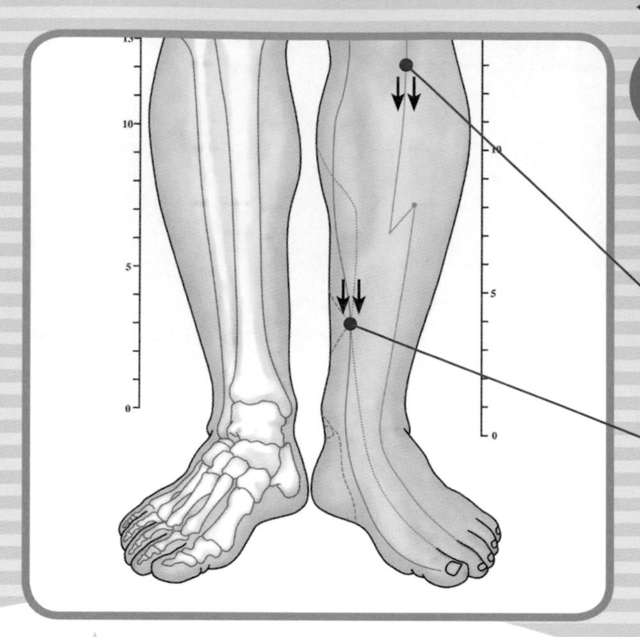

刮刮要點

足三里、三陰交，關節的部位並不宜重刮。

**足三里**▶外膝眼下3寸，距脛骨前緣1橫指（中指）。

**三陰交**▶位在小腿內側，足內踝尖上3寸的位置，脛骨內側緣的後方。

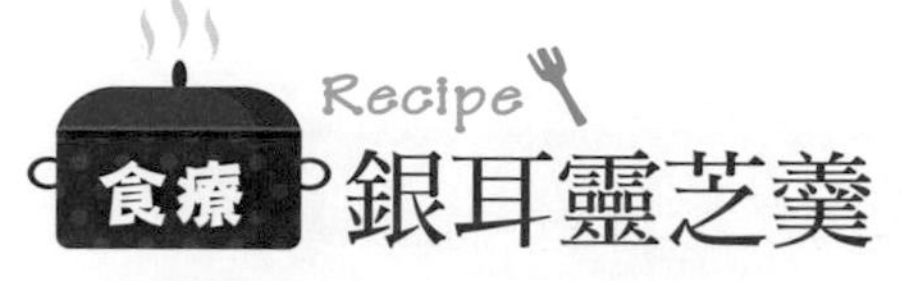


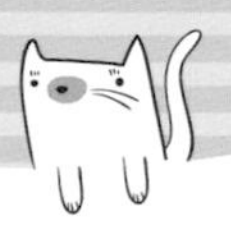

## 食療 銀耳靈芝羹

取銀耳6克、靈芝6克、冰糖15克，分別泡發、洗淨，用小火燉2～3小時，湯呈現出稠狀時，撈出靈芝，加入冰糖調味，每日服三次。

## 日常保健

- ◎ 練習提高自己的心理素質，同時增強機體的自我防衛能力。
- ◎ 保持良好的情緒，避免長期處於悲觀失望、消極厭世、愁悶憂慮等情緒中。
- ◎ 注意睡眠品質、調整睡眠時間、按時上床睡覺。
- ◎ 加強體育的鍛煉，多多運動。
- ◎ 對於工作過於繁忙，或學生負擔過重，以及生活壓力很大的人，都有必要自我調節，合理安排好事業、學業和生活時間，有張有弛，勞逸結合。

# 遠視眼

【刮拭手法】厲刮 / 平面按揉　【重度】★★★★★

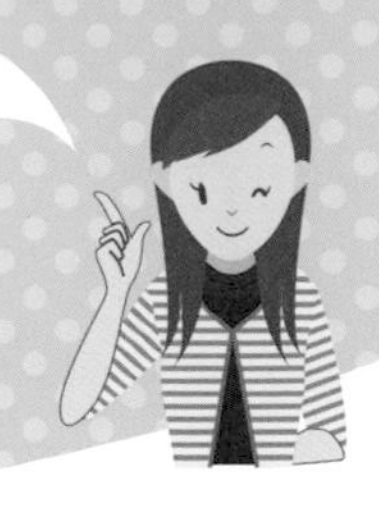

處在休息狀態的眼，使平行光在**視網膜**的後面形成焦點，稱為遠視眼。此時，眼的光學焦點在視網膜之後，因此在視網膜上所形成的像就模糊不清。要利用調節力量把視網膜後面的焦點移到視網膜上，才能看清近處物體，因此遠視眼經常處在調節狀態，容易發生眼疲勞。

## 健康診斷書

1. 視力檢查：遠近視力均不同程度減退，易產生調節性視疲勞及內斜視。
2. 眼底檢查：中度遠視眼和高度遠視眼，在眼底鏡下的視乳頭會較小，顏色亦較紅，邊緣則較模糊。
3. 裂隙燈檢查：遠視眼的眼球較小，前房比較淺。
4. 眼壓檢查：40 歲以上的患者，特別需要測量眼壓，原因就是由於遠視眼的前房淺，容易引起眼壓高，進而導致青光眼。
5. 遠視眼病人的主觀感覺是，看遠物模糊，看近物更模糊。

## 名詞解釋

**視網膜** 居於眼球壁的內層，是一層透明的薄膜，視網膜由色素上皮層和視網膜感覺層組成，兩層間在病理情況下可分開，稱為視網膜剝離，不治療將導致失明，國內此一致盲病症發生率很高，可能與近視人口過多有關。

# 遠視眼

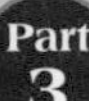

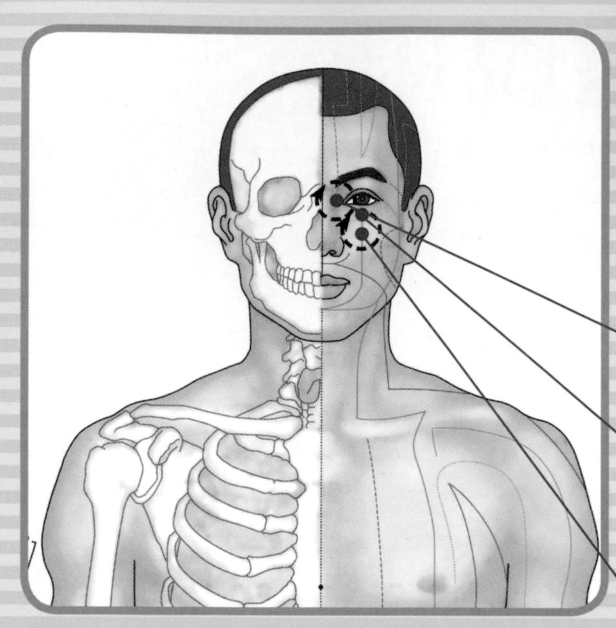

**刮刮要點** 刮拭睛明、承泣、四白等穴用力宜輕柔，以不出痧爲原則。

**睛明**▶在面部，距內眼角上方 0.1 寸的凹陷處。

**承泣**▶位置在面部，瞳孔直下之處，眼球與眼眶的下緣之間。

**四白**▶在面部，雙眼平視時，瞳孔正中央直下大約 2 公分處。

**刮刮要點** 刮拭頭頂上方的百會穴道時，不需刮出痧來，請勿用力過猛。

**百會**▶百會穴就位在頭部，前髮際正中直上 5 寸，或兩耳尖連線中點處。

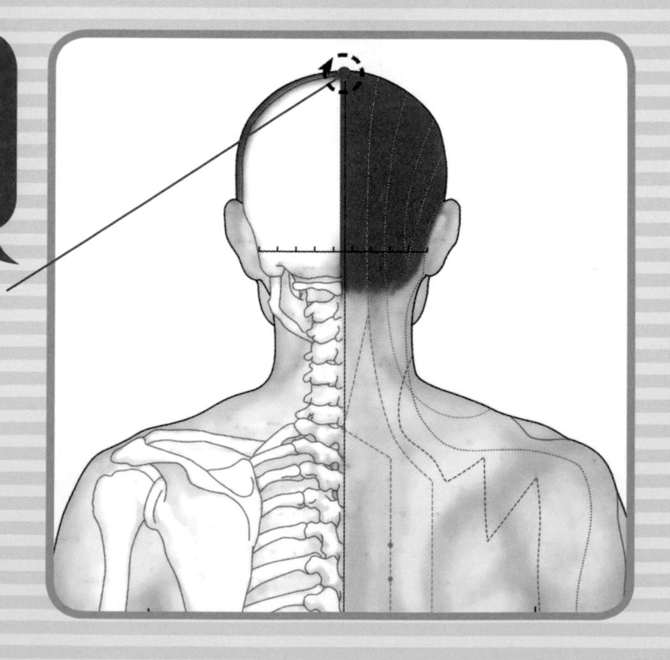

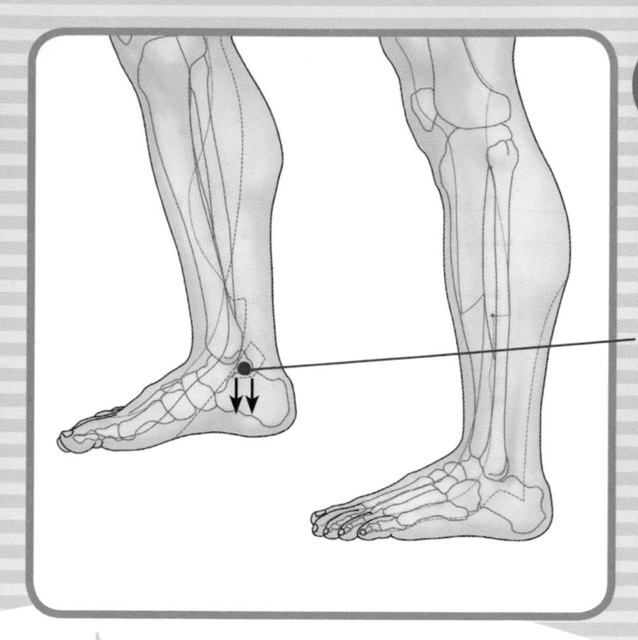

刮刮要點

刮痧時，刮過照海附近的關節處，則力道放輕，不宜重刮。

照海▶照海穴位在足內側，內踝尖正下方的凹陷之處。

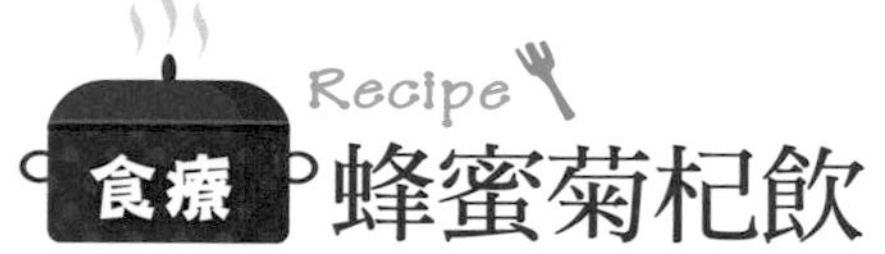

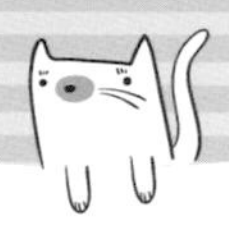

## 食療 蜂蜜菊杞飲

準備枸杞子 10 克、黃菊花 10 克、桑椹子 10 克、紅棗 10 個、蜂蜜 2 湯匙，將枸杞子、黃菊花、桑椹子、紅棗等一齊放入鍋內，加水煎，煮沸 30 分鐘後加適量蜂蜜，飲用時可以吃紅棗、枸杞。

## 日常保健

◉ 多吃富含維生素 A、維生素 C 的蔬菜與水果食材。

◉ 在室外活動時戴太陽眼鏡，避免過量紫外線直接照射眼球。

◉ 每天飲用足夠的水分，才可以間接防止眼睛乾澀。

◉ 從事危險工作的時候，例如：目視強光、敲擊金屬物體、使用腐蝕性化學品……等等情形，一定要小心保護好眼睛。

◉ 定期進行常規性眼科檢查，才能及時發覺相關病灶。

# 近視眼

**【刮拭手法】**厲刮 / 平面按揉　**【重度】**★★★★★

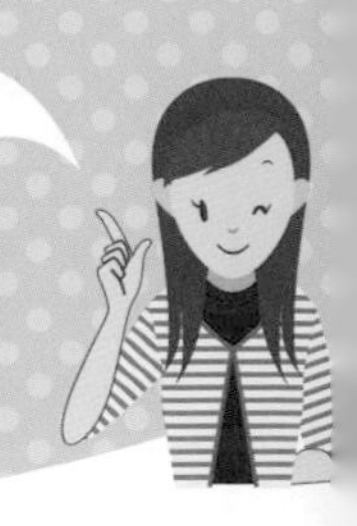

患者外眼無異常，遠處事物看不清楚，移近後則可看清，中醫稱之為「能近怯遠症」。因為經常眯著眼睛看東西，會使眼外肌、睫狀肌過度緊張，容易造成眼瞼沉重，眼球酸脹，眼眶疼痛，繼而視物模糊，出現雙影，嚴重的還可出現頭昏、頭痛、噁心。

## 健康診斷書

1. 按照近視的程度可分為：輕度、中度、高度三種近視眼。
2. 300 度以內者，稱為輕度近視眼。
3. 300~600 度者為中度近視眼。
4. 600 度以上者為高度近視眼，又稱病理性近視眼。
5. 按照**屈光**成分可分為：軸性近視眼，成因是眼球前後軸過度發展；或者是彎曲度性近視眼，成因則是由於角膜或晶體表面彎曲度過強；屈光率性近視眼，成因是屈光間質屈光率過高。

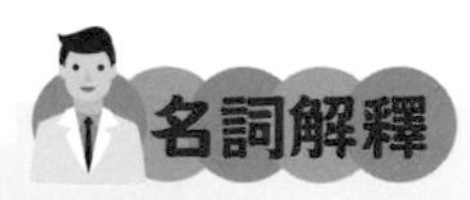


**屈光**　光線由一種介質進入另一種不同折射率的介質時，會發生前進方向的改變，簡單的說，光線穿透眼睛集中在視網膜上，即稱為「屈光」。近視、亂視和老花眼皆屬於屈光不正，症狀是視力模糊、眼睛不適及容易疲勞。

# 近視眼

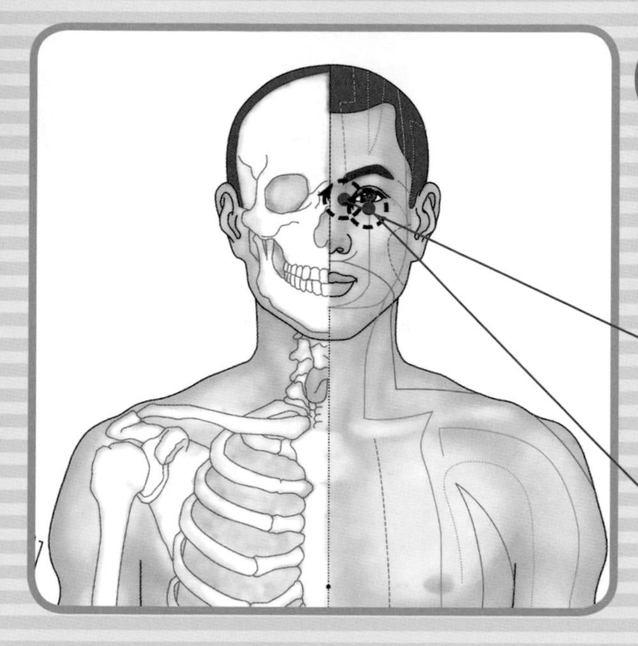

刮刮要點　睛明穴、承泣穴輕輕刮拭即可，泛紅為原則，不宜刮出痧象。

**睛明**▶位在面部，距離內眼角上方約 0.1 寸的凹陷之處。

**承泣**▶位在面部，瞳孔的直下處，眼球與眼眶的下緣之間。

刮刮要點　風池、翳明，用力宜輕柔，請勿刮出痧斑來。

**風池**▶在項部，枕骨下，與風府相平，胸鎖乳突肌與斜方肌上端之間的凹陷處。

**翳明**▶位置在耳垂後方，乳突與下頜角之間的凹陷之處。

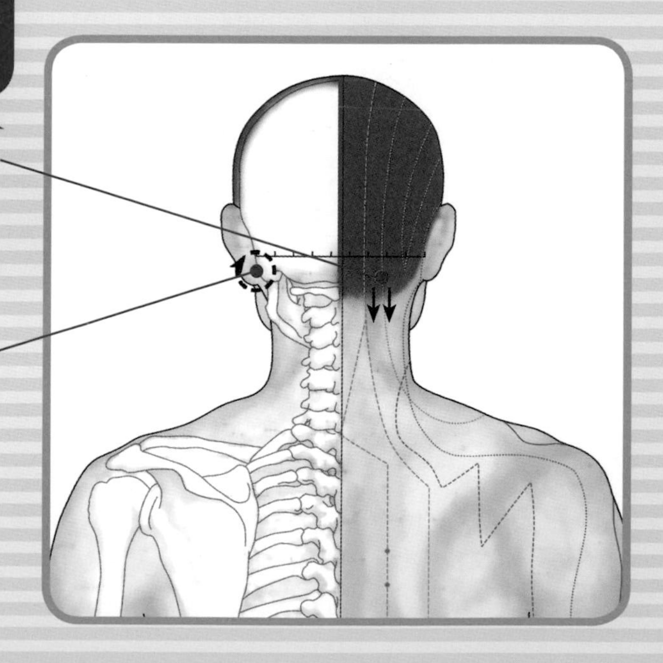

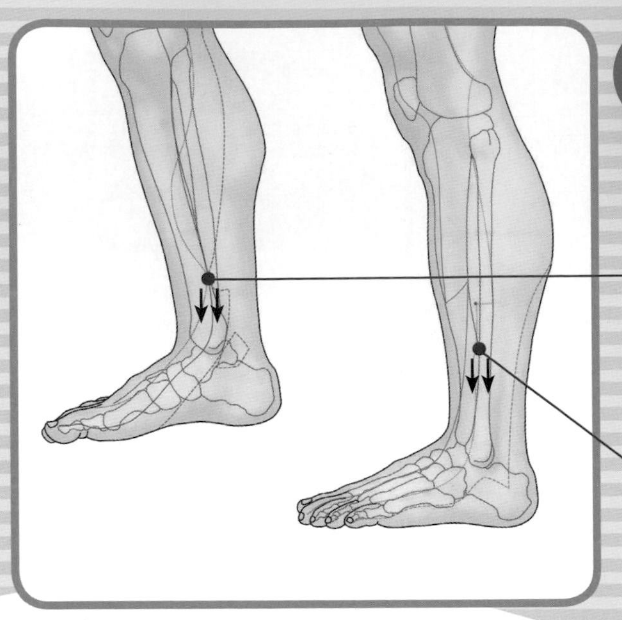

刮刮要點 刮拭三陰交穴、光明穴，關節處皆不宜重刮。

**三陰交**▶此穴位在小腿內側，足內踝尖上約3寸，脛骨內側緣後方。

**光明**▶在小腿的外側，外踝尖上方約5寸，腓骨的前緣處。

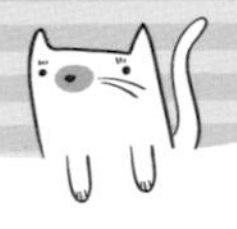

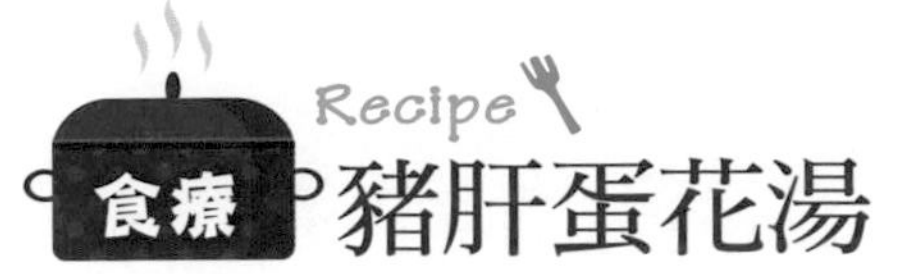


## 豬肝蛋花湯

量取150克豬肝，將豬肝洗淨、切片，入鍋內加油炒熟，灑上一點料理酒，加水煮沸，打一顆雞蛋，最後以鹽巴調味之後，熱熱地喝上一碗。

## 日常保健

- ◎ 兒童和青少年的發育時期，營養要合理，不可偏食，並保證每日有足夠的睡眠，小學生不低於10小時，中學生不低於9小時。
- ◎ 學習工作時要保證有充足的光線，光線最好從左側方向來。
- ◎ 不要在光線不足的地點、耀眼的陽光下、強烈燈光照射下看書或寫字。
- ◎ 不要長時間使用眼睛，每學習50分鐘後，應當休息10分鐘，最好走去戶外活動，望望遠處風景，消除眼部的疲勞。

# 鼻子過敏

**【刮拭手法】** 厲刮 / 角刮 / 平面按揉　**【重度】** ★★★★★

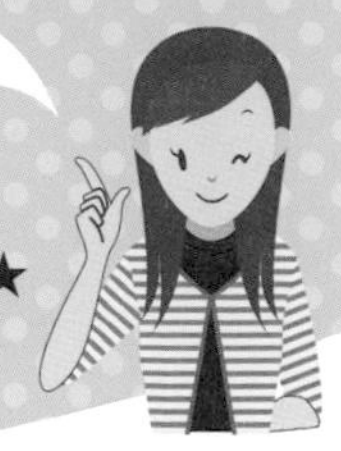

鼻子過敏，也就是過敏性**鼻炎**，是鼻腔黏膜和黏膜下層的慢性炎症。比較早期的鼻炎常表現為鼻黏膜的慢性充血腫脹，後期也會發展為鼻黏膜和鼻甲骨的增生肥厚。此外，居住環境骯髒、內分泌失調、缺乏維生素、煙酒過度……等都可能導致鼻子過敏的發生。

## 健康診斷書

1. 鼻塞，可呈現交替性，即左側臥時左鼻腔阻塞，右側臥時右鼻腔阻塞。
2. 鼻涕多，呈黏液性、黏液膿性或膿性，嗅覺減退，頭漲頭昏，咽部不適。
3. 檢查鼻腔發現鼻黏膜彌漫性充血，鼻甲腫脹，黏膜表面或僅於鼻腔底部有分泌物積聚，而中鼻道及嗅溝沒有膿液；這是與鼻竇炎的區別所在。
4. 鼻子過敏若不盡早處理，會因為長期流鼻涕、鼻塞，而造成鼻腔黏膜腫脹、鼻甲肥大，鼻腔因此過窄而影響到呼吸，情況嚴重者長大成人之後可能還要透過手術切除，不可輕忽。

## 名詞解釋

**鼻炎** 是鼻腔中的一些區域受到刺激而產生之炎症，起因於鼻粘膜受病毒、病菌感染，或刺激物的作用下受損，典型病徵表現為流鼻涕、鼻塞，同時還會影響咽喉和眼睛，造成睡眠品質、聽力、學習力的低下。

# 鼻子過敏

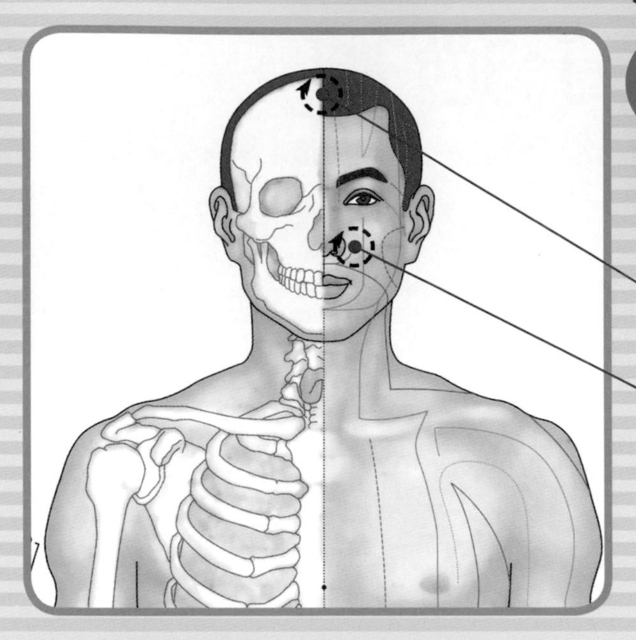

刮刮要點

刮上星、迎香，施力必須輕柔，不出痧爲準則。

**上星**▶在頭頂部，前髮際正中直上1寸。

**迎香**▶此穴道位在面部，鼻翼旁開約1公釐的皺紋中即是。

刮刮要點

要注意一下風門穴的刮拭方向，爲由上至下。

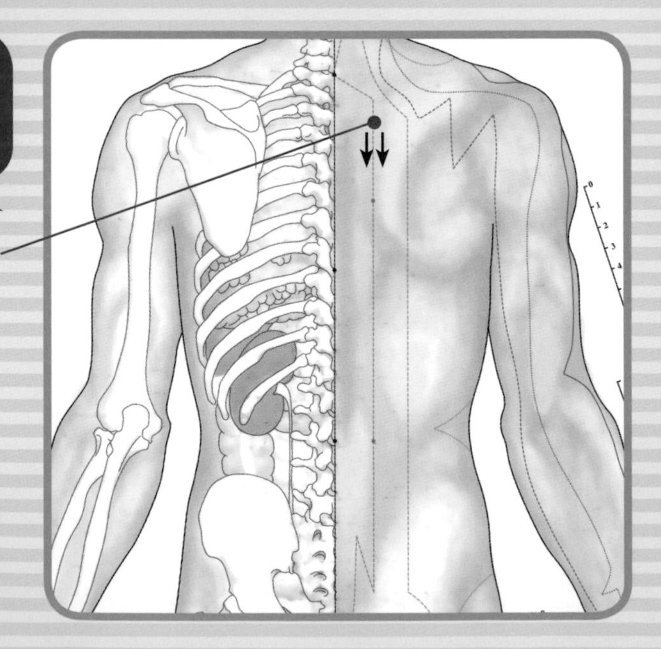

**風門**▶此穴在背部，第2胸椎棘突下，旁開約1.5寸之處。

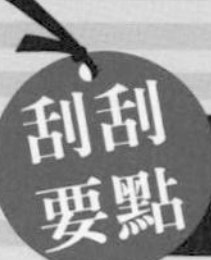

刮刮要點　曲池穴、手三里穴、合谷穴，關節處不適合重刮。

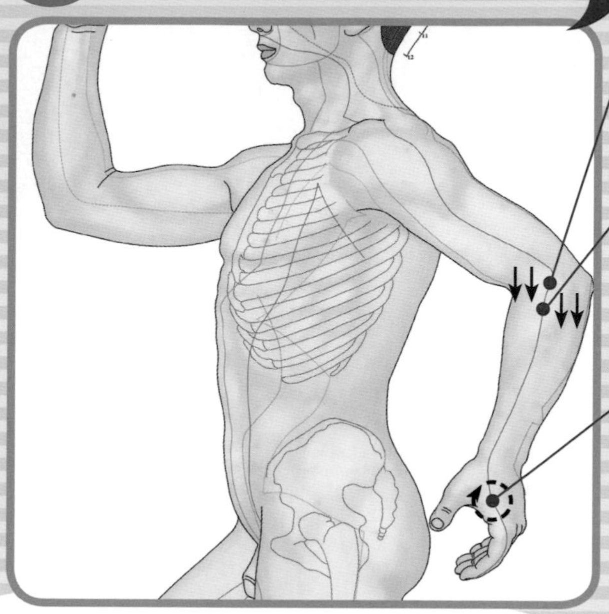

**曲池**▶屈肘成直角，位在肘橫紋外側端與肱骨外上髁連線中點處。

**手三里**▶在前臂背面橈側，陽溪與曲池的連線上，肘橫紋下大約 2 寸的位置。

**合谷**▶此穴在手背上，第 1、2 掌骨間，第 2 掌骨橈側的中點處。

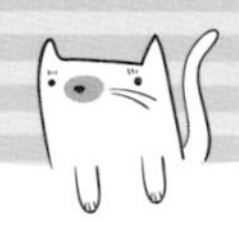

## 食療 Recipe 紫蘇葉蔥白水

取 10 片紫蘇葉，洗淨後，丟進沸水中，再灑進切碎的蔥白，共同燜煮大約 5 分鐘之後，撈出紫蘇葉子、蔥白，加入冰糖煮化，即可飲用。

## 日常保健

- ◉ 鼻塞時不可強行擤鼻，改掉挖鼻的不良習慣，及時矯正一切鼻腔的畸形。
- ◉ 保持工作、生活環境的空氣清新，避免接觸灰塵及化學氣體熱。
- ◉ 及時徹底地治療感冒，不可拖延。加強營養，增強體質。
- ◉ 徹底治療扁桃體炎、鼻竇炎等疾病；加強鍛煉，提高身體素質。
- ◉ 每日早晨可用冷水洗臉，以增強鼻腔黏膜的抗病能力。

# 面神經麻痹

【刮拭手法】平面按揉 / 垂直按揉　【重度】★★★★★

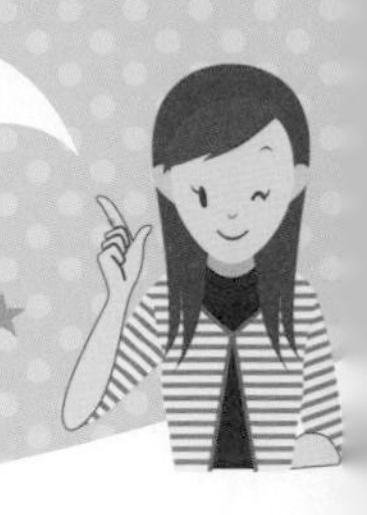

面神經麻痹，俗稱面癱，亦即顏面神經受損，表現為面部的肌肉運動出現障礙，通常患者很難或無法自己去控制面部的表情和動作。此病主要是其他疾病引起臉部神經受損所致，而較為常見的致病因素是感染，腫瘤、腦溢血等等也可能是原因。

## 健康診斷書

1. 一般症狀：發病較為突然，例如患者清晨醒來，即發現一側眼瞼不能閉合，無法皺眉，眼角流淚。
2. 疾病剛開始發作，在耳下、耳後等等部位會有疼痛感。患側面部肌肉鬆弛，鼻唇溝變淺，口角向旁邊歪斜，不能鼓起腮幫子或者是吹口哨，說話漏風、流口水、進食不便。
3. 特殊症狀：倘若是因為**中耳炎**引起的面癱，還伴有耳部症狀，比方說：外耳道流膿。由腦部疾病引起的中樞性面神經麻痹，則僅限於眼瞼下部的肌肉癱瘓，故眼瞼能閉合，亦能皺眉。

## 名詞解釋

**中耳炎** 好發於8歲以下兒童，其他年齡段的人群也會發生；經常是普通感冒或咽喉感染等上呼吸道感染所引起的併發症。中耳炎又分為急性與慢性，急性者如果及時就醫，可以痊癒且不再復發，但慢性中耳炎無法根治。

# 面神經麻痹

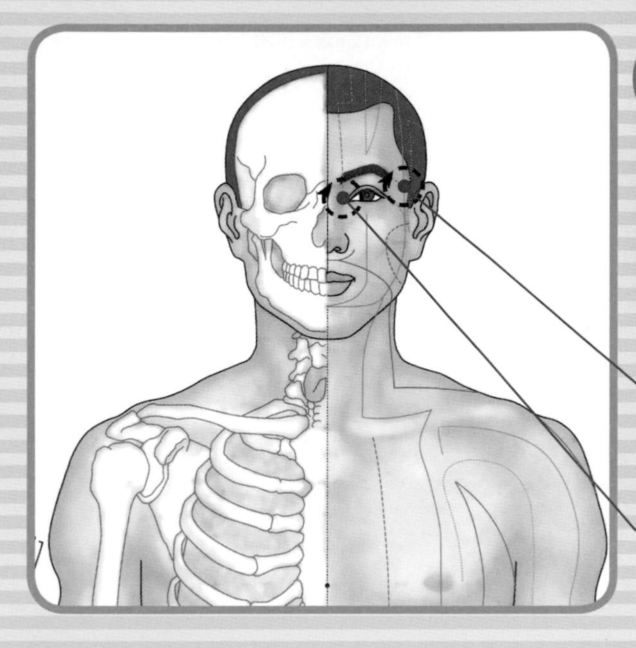

刮刮要點 刮拭太陽穴、睛明穴，手法一定要輕柔，刮至潮紅即可，太過則反而傷身。

**太陽**▶在外眼角與眉梢之間向後約 1 橫指的凹陷之處。

**睛明**▶在面部，內眼角稍上方凹陷之處。

刮刮要點 陽白、聽會、翳風、地倉、頰車的刮痧，以不出痧爲原則。

**陽白**▶在前額部，瞳孔直上，眉上 1 寸處。

**聽會**▶耳屏間切跡的前方，下頜骨髁狀突的後緣，張口有凹陷處。

**翳風**▶耳垂後，乳突前下方的凹陷之處。

**地倉**▶在面部口角外側，上直對瞳孔處。

**頰車**▶在面頰部，下頜角前上方約 1 橫指處。

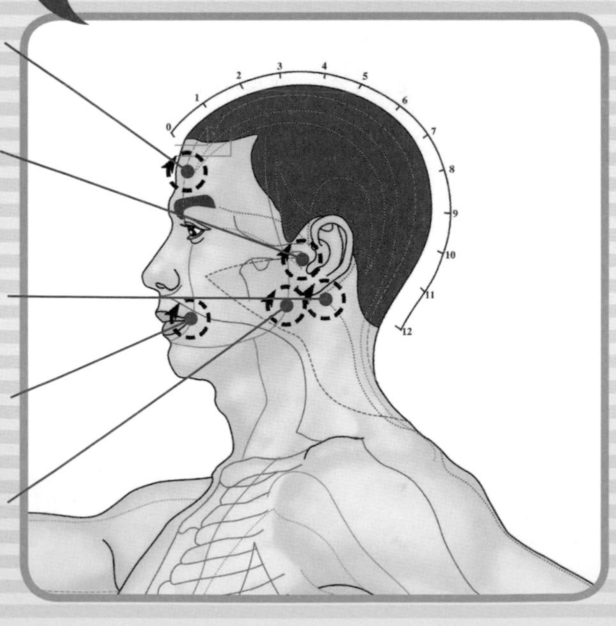

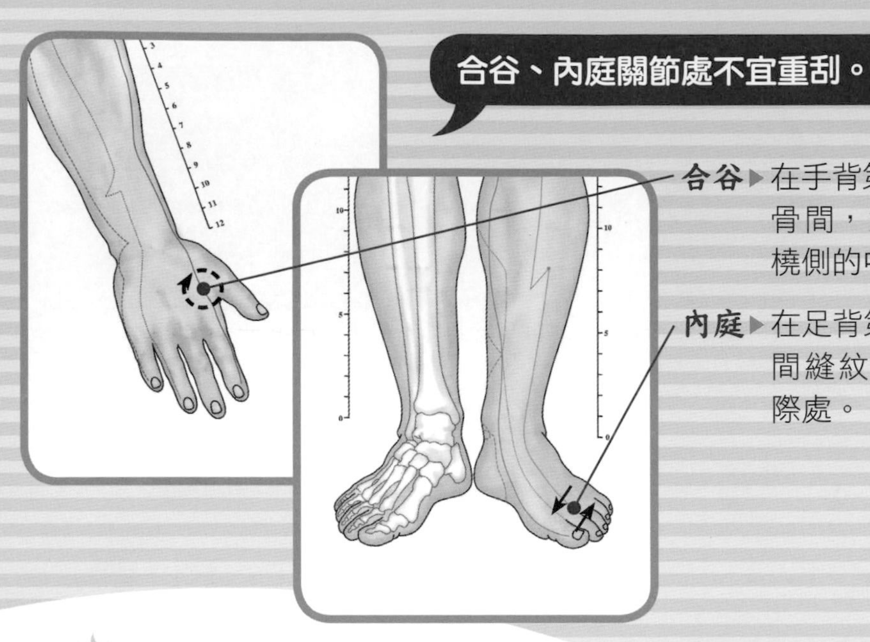


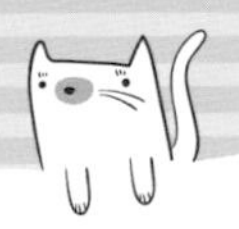

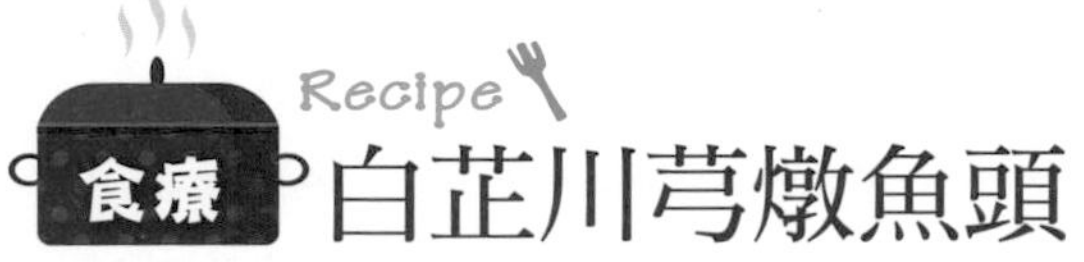


## 白芷川芎燉魚頭

白芷7克，川芎7克，魚頭500克，佐以適量的蔥、薑、鹽、胡椒調味。開大火燒沸，再以微火燉煮大約半小時，早、晚喝一碗魚湯，祛風散寒、活血通絡，特別適用於著涼引起的面部癱瘓。

## 日常保健

◉ 注意保暖，應避開風寒對面部的直接襲擊，尤其是年老體弱、病後、過勞、酒後及患有高血壓病、關節炎、神經痛等慢性疾病者。

◉ 遇到吹大風或寒冷的天氣，出門前要輕拍或者是輕按面部、耳後、頸部的一些重要穴位，以增加自身的禦寒能力。

◉ 夏天即使再熱，也要避免因為貪涼而直接對著空調、電扇吹風。

◉ 要以樂觀平和的精神狀態，來面對工作和生活，避免過度地勞累。

# 流涎

【刮拭手法】面刮 / 平面按揉　【重度】★★★★★

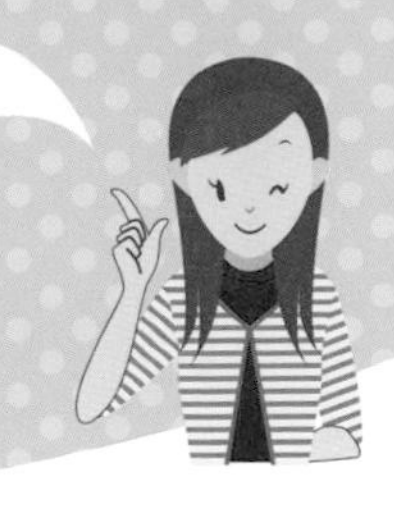

中醫認為，流涎是因為唾液分泌過多，或不能下嚥，引起的口水外流現象。多半是由於**小兒腦癱**、口腔炎症、面神經麻痹、腦膜炎後遺症等病所引起，主要表現為嘴巴中經常流出口水，浸濕兩頰甚至是胸前，並且口角周圍發生紅疹及糜爛等等。

## 健康診斷書

1. 生理性流涎：是指小兒正常流口水，由於嬰兒處於生長發育階段，唾液腺發育尚不完善，加上嬰兒口腔淺，口腔內的液體調節能力欠佳，因此小兒流口水是正常的生理現象。如果小兒到了 2 歲以後還在流口水，就可能是異常現象，可見於先天性癡呆等。
2. 病理性流涎：則是指不正常地流口水，常有口腔炎、面神經麻痹，伴有嘴巴歪斜、智力下降等。
3. 另外，唾液分泌功能的亢進、脾胃功能的失調、吞咽障礙、腦膜炎後遺症等，均可能引起病理性流涎。

## 名詞解釋

**小兒腦癱** 即小兒腦性癱瘓，是指孩童因多種原因（如感染、出血、外傷等）引起的腦實質損害，出現非進行性、中樞性運動功能障礙而發展為癱瘓的疾病。嚴重者伴有智力障礙、肢體抽搐及視覺、聽覺、語言功能障礙。

# 流涎

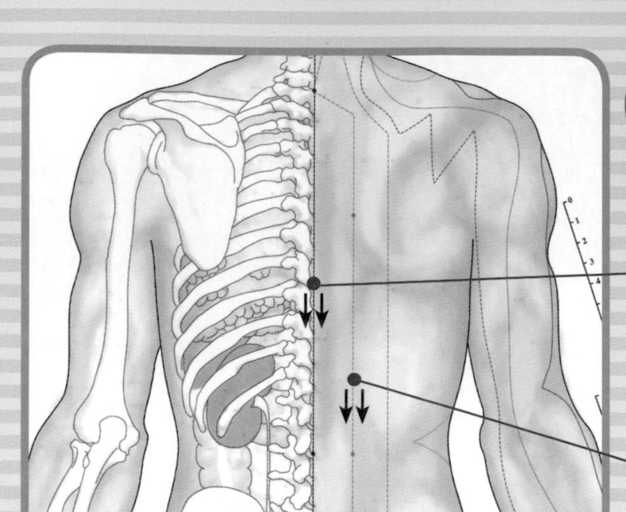

刮刮要點 脾俞從上向下刮拭。

**至陽**▶兩側肩胛下角連線的中心點，第 7 胸椎棘突下凹陷之處。

**脾俞**▶在背部，第 11 胸椎棘突下，旁開大約 1.5 寸處。

刮刮要點 中脘空腹及飽餐後禁刮。

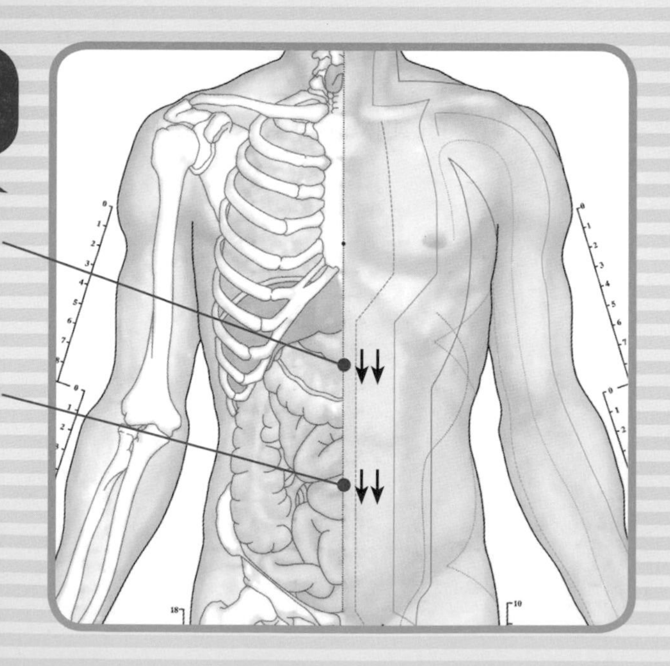

**中脘**▶該穴位在上腹部，前正中線上，當臍中上 4 寸。

**神闕**▶此穴道就位於肚臍正中央的位置。

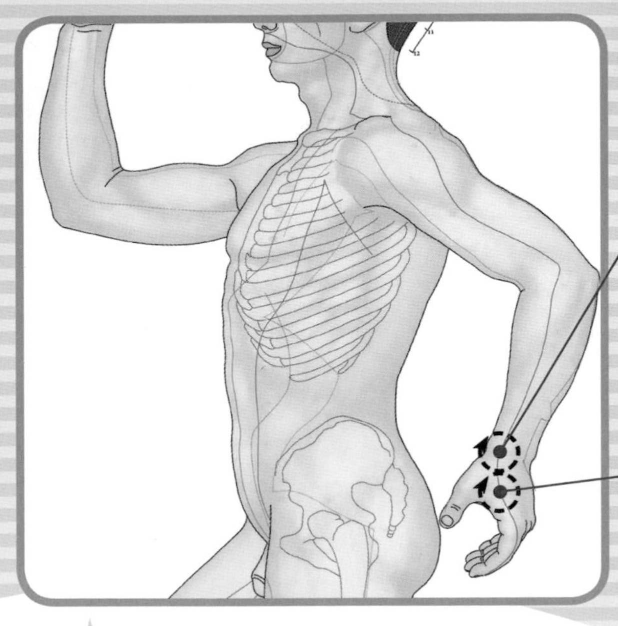

刮刮要點 陽溪、合谷關節處不宜重刮。

**陽溪**▶此穴在腕背橫紋橈側，拇指向上蹺起時，拇短伸肌腱與拇長伸肌腱之間的凹陷之中。

**合谷**▶位在手背第 1、2 掌骨間，第 2 掌骨橈側的中點處。

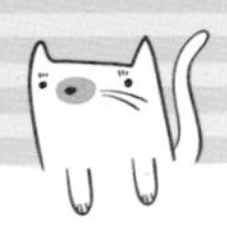

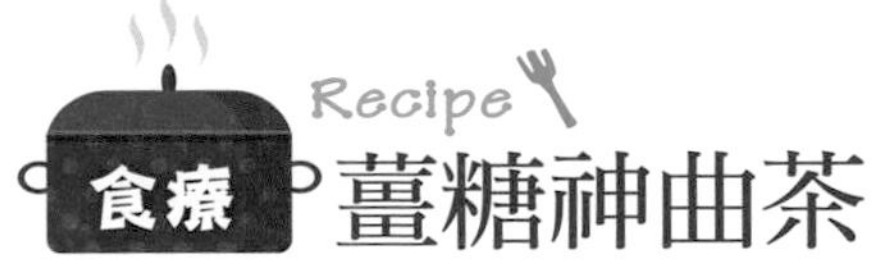

## 食療 Recipe 薑糖神曲茶

這一道食補，總共會用上生薑 2 片、神曲半塊、白糖適量；製作的過程，首先要將生薑、神曲、白糖共同放進罐子內部，加入水煮沸之後，即完成，可以將其代替開水，日常中隨時飲用。

## 日常保健

◉ 不要經常捏壓嬰兒的臉頰部，以免導致其腺體機械性損傷，腮腺有損傷的兒童，唾液的分泌量和流涎大大超過正常兒童。

◉ 嬰兒長到 6 個月以後，所需營養已不能局限於母乳，要逐步用米糊、菜泥等易消化的輔食來補充，避免哺乳時間過長，否則小兒容易脾胃虛弱。

◉ 流涎多，無論是生理性的，還是病理性的，都應該做好局部的護理，多加注意清潔，少吃屬於酸性的食物，並且保護腮部，避免刺激。

# 刮出妳的鵝蛋臉

為了告別嬰兒肥，追求小巧的鵝蛋臉，美眉們不斷地嘗試各種瘦臉的撇步；有一種中醫瘦臉的方法正在流行，那就是「刮痧瘦小臉」，刮痧就如同按摩，可以促進人體液體循環，想要瓜子小臉的愛美人士，可以透過刮痧來消除面部水腫，進而緊實、美化臉部線條。

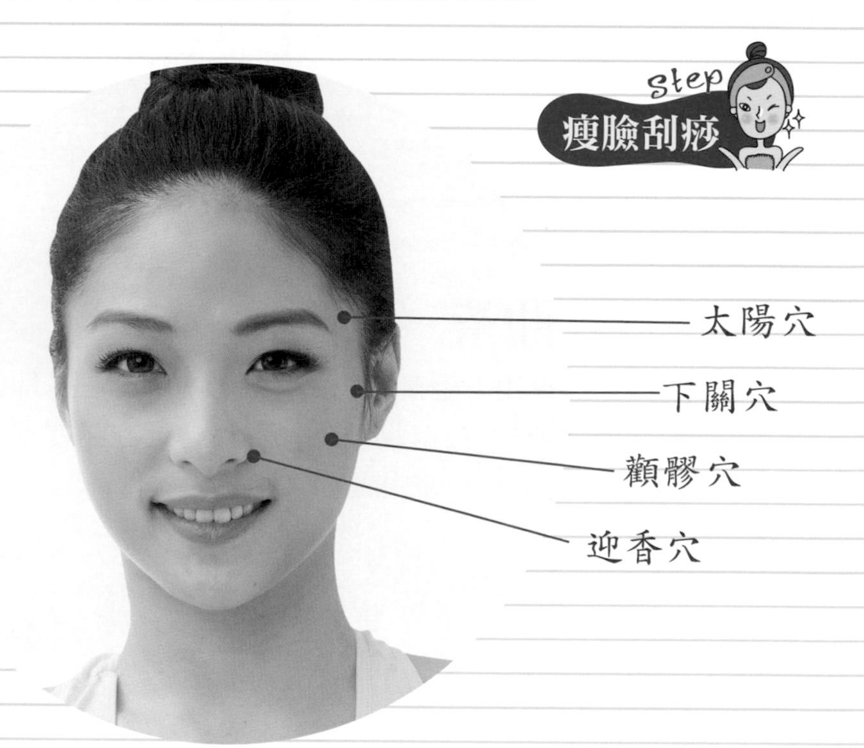


招式 1

首先刮刮臉部；依循著**「迎香穴」**、**「顴髎穴」**、**「下關穴」**的順序輕輕刮，最後往上刮到**「太陽穴」**的位置，此動作有助臉頰肌肉往上提，讓女孩兒的小臉緊緻、有型、不浮腫。

接下來刮刮後頸；從**「地倉穴」**出發，慢慢刮到**「頰車穴」**，刮過**「聽宮穴」**、**「耳門穴」**之後，再繞過耳後，刮至**「翳風穴」**的位置，如此一來，對於臉部拉提也有頗優秀的效果。

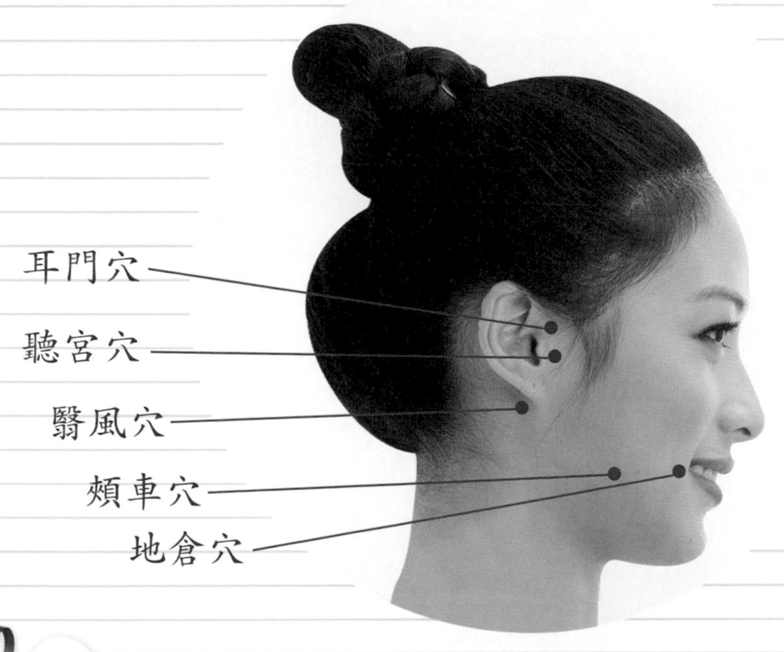

1. 進行臉部刮痧時，可取適量乳液、植物精油塗抹，做為括痧的介質。
2. 與身體上的刮痧不大相同的是，刮臉的時候，手法並不宜過重，除此之外，必須遵循著經絡的方向來刮拭。
3. 當臉皮底下出現微微泛紅，即代表達到療效，勿真正刮出痧來。
4. 臉上刮痧的時間建議不需太長，一般來說約 **5 ～ 15** 分鐘便可。

# 最逆齡！顯老紋路不出現

身為一個女人，難免期盼能青春永駐，發現額頭多了紋路，就感傷起來，認為自己年華老去。在歲月的流逝、環境的侵蝕下，容易形成抬頭紋，不僅是暴露了妳的年紀，甚至讓妳看起來比實際年齡老了幾歲！如何消除額頭紋，讓皺紋遠離我們呢？其實刮痧也能帶來驚人效果。

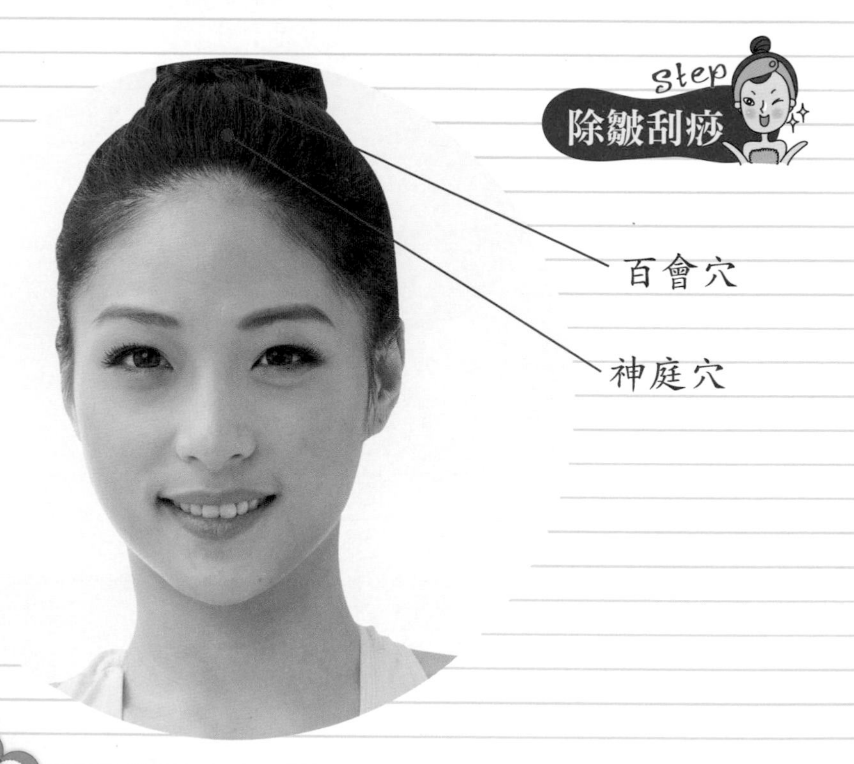


招式 1 先採用面刮法，從前頭髮際處刮向**「神庭穴」**，再到頭頂部**「百會穴」**，再向後刮拭至後腦杓，重點按摩**「神庭穴」**及**「百會穴」**；輕鬆天天按，讓額頭部位的皮膚緊緻、緩解皺紋增生。

招式 2 將刮痧板豎放在**「絲竹空穴」**，刮向髮際線的邊緣，繞著耳朵上部，從前向後，刮拭兩側頭部；再以平面按揉法重點刮拭、按揉**「攢竹穴」**到**「陽白穴」**，皆能防止抬頭紋路的產生。

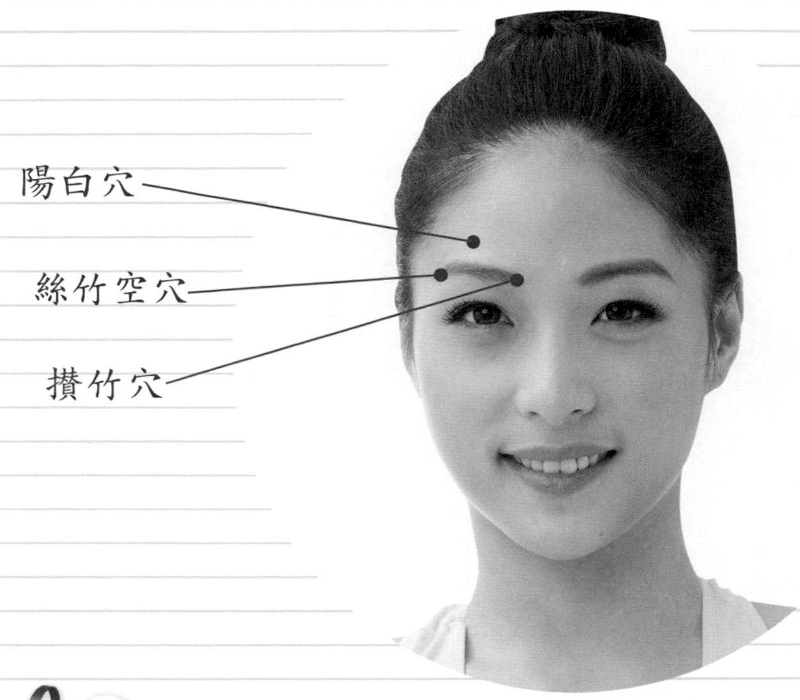

1. 額頭刮痧力道輕，促進血循為目的，錯誤手法會讓妳皺紋變更多。
2. 除了臉部刮痧，刮拭背部膀胱經「肝俞穴」、「膽俞穴」、「脾俞穴」、「胃俞穴」，對於抵抗人體衰老，亦有諸多好處。
3. 亦可以另外購買魚形刮痧板，針對臉部輪廓，刮痧更順手。
4. 不要選用刺激性的刮痧潤滑劑，以免不慎注入眼睛、口腔裡頭。

# 呦咪咪！重返水嫩蛋白肌

醫師表示，進行臉部刮痧的時候，一來能幫助血液循環，協助臉上肌膚的養分補充與修補，二來還能達到排除皮膚的毒素並釋放濁氣的功用；因此，刮痧能使皮膚的毛細孔收縮、膚況得以改善，並加速新陳代謝，使肌膚白白嫩嫩，就像剛出生的小寶寶一樣，光滑、細緻、有彈性！

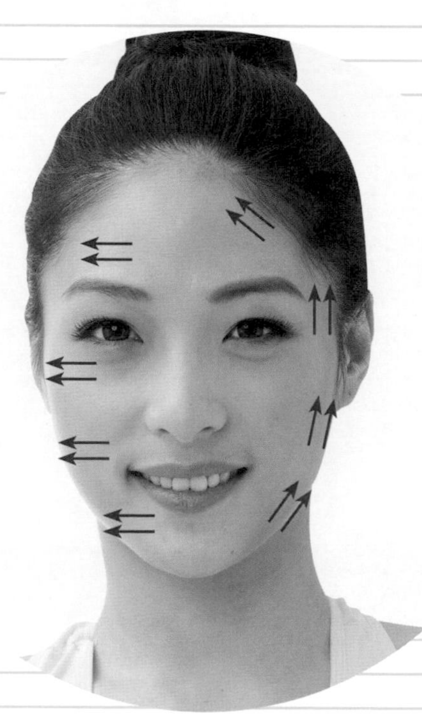

招式 1 將臉分為左半邊、右半邊，再各畫分為四個區域，分別是下巴到耳垂、臉頰到耳朵下、眼袋到耳朵上、額頭中間到髮際線，依序從下往上、由內向外刮拭，每一區塊約莫重覆 10 ～ 20 次即可。

招式 2

接下來，加強雙頰的部分，以點按法輕輕地按摩**「人中穴」**、**「顴髎穴」**、**「下關穴」**、**「頰車穴」**，兩頰各刮痧 5～8 次即足夠，給予適當刺激，氣血循環好，皮膚自然柔嫩、無暇、有光澤。

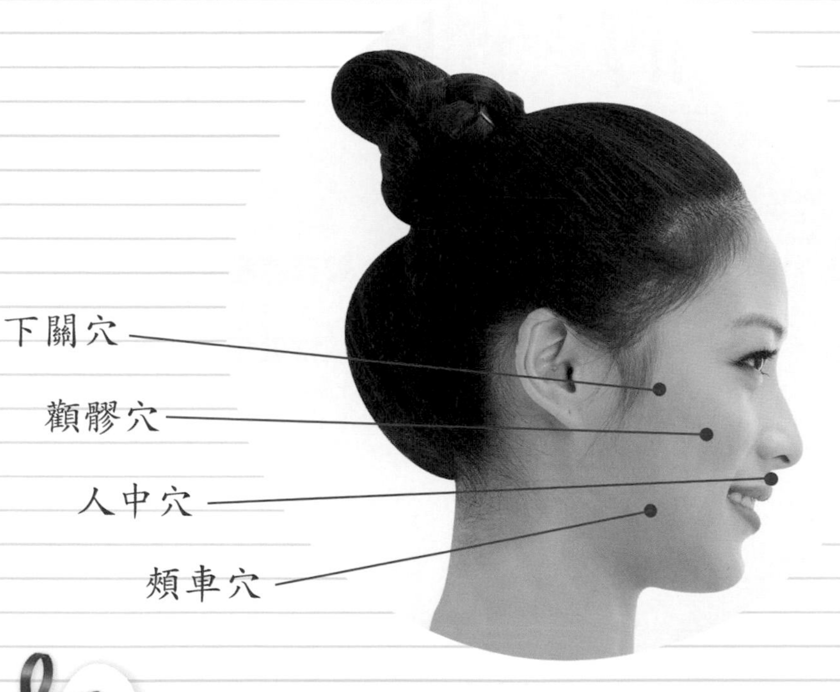


Tips

1. 臉部刮痧適合「短線操作」，每刮一下，距離要短，別刮長長一條。
2. 取代一般的刮痧精油，選用主打美白成分的乳液作為刮痧的介質，透過刮痧，在更強力的吸收之下，也能享有加倍的肌膚美白效果。
3. 刮痧時，要順著一個方向刮拭，嚴禁來回刮，唯恐傷及皮膚。
4. 刮臉部前，一定要將臉洗淨，避免將「髒東西」刮進皮膚深處。

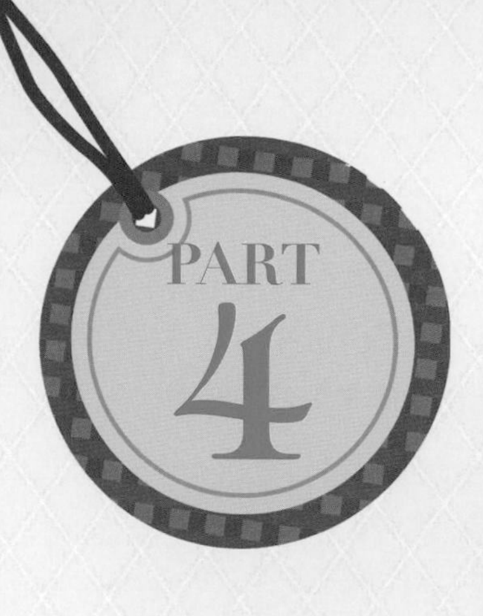


# 居家日日刮！肩、頸、背的「刮痧療癒」

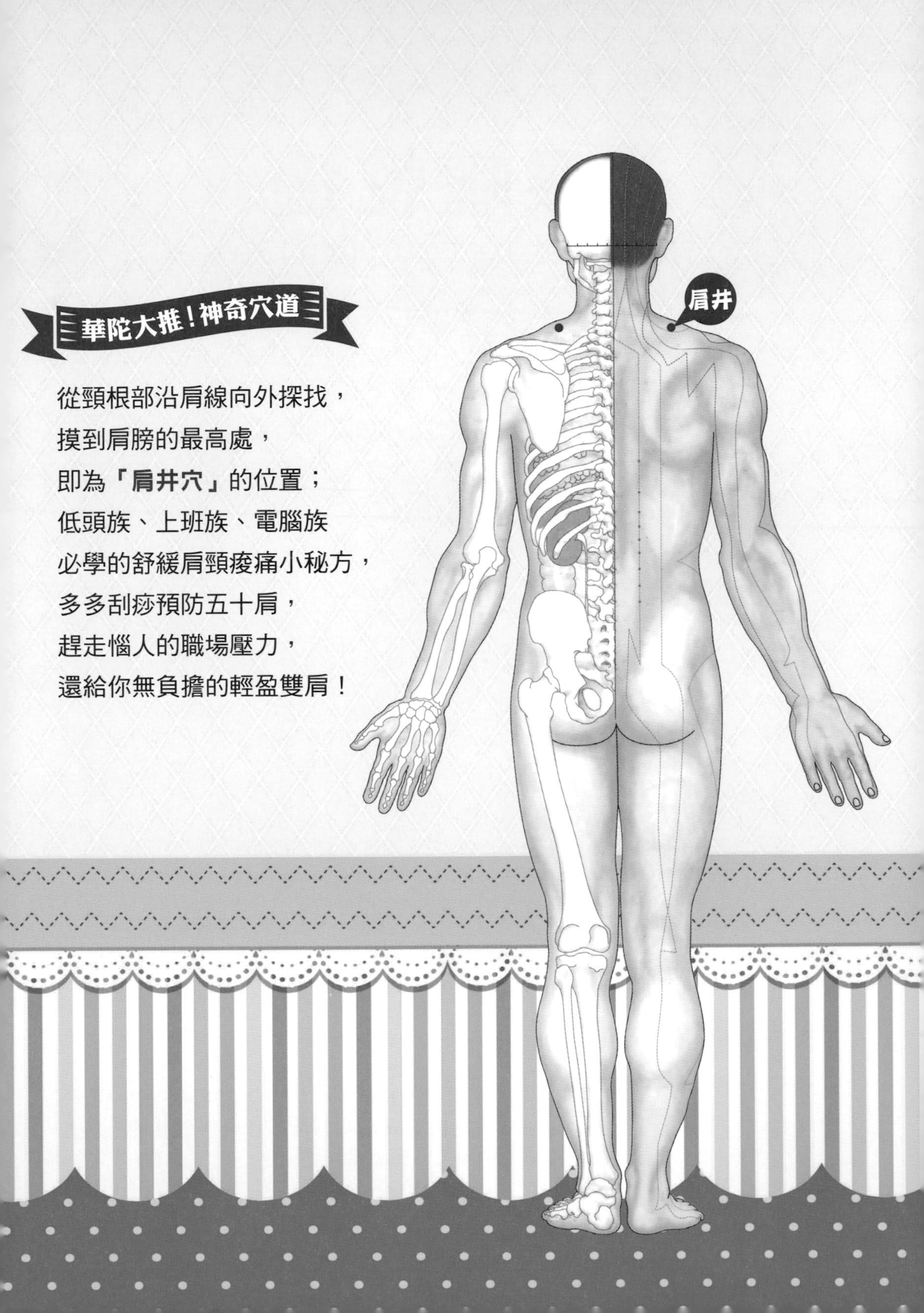
華陀大推！神奇穴道
從頸根部沿肩線向外探找，
摸到肩膀的最高處，
即為「肩井穴」的位置；
低頭族、上班族、電腦族
必學的舒緩肩頸痠痛小秘方，
多多刮痧預防五十肩，
趕走惱人的職場壓力，
還給你無負擔的輕盈雙肩！
肩井

# 喉嚨乾癢

【刮拭手法】平刮 / 平面按揉　【重度】★★★★★

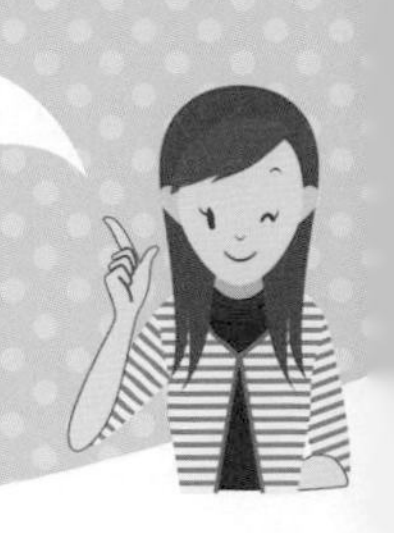

當喉嚨長期感覺又乾又癢，可能是罹患了慢性咽炎，這是一種病程長、發展緩慢的咽部炎症，中醫將慢性咽炎分為「陰虛」型、「血瘀」型，擁有此兩種體質的病患，最容易出現喉嚨方面的毛病；過度吸煙、飲酒刺激鼻腔與咽部，也會引發咽炎。

## 健康診斷書

① 喉嚨有一種異物感，像是被什麼東西給塞著，喉嚨感覺緊緊的，然而既吞不下去，也吐不出來。

② 檢查發現：咽部充血，呈現深紅色，喉嚨側壁肥厚，喉嚨後壁則有血管擴張、**淋巴濾泡**增生；一直到後期可導致黏膜乾燥、且無光澤，甚至發現有痂皮附著於咽後壁上。

③ 患者時時覺得喉頭有痰，偶爾會咳出些許白痰，並且常作一些清喉嚨、自行引發咳嗽，或者是反覆吞嚥的動作，聲音也較一般人聽起來沙啞。

④ 喉嚨乾癢不適，根據個人感覺程度有所差別，部分僅感到輕微乾燥。

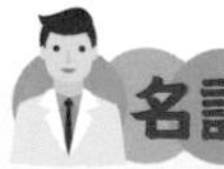

## 名詞解釋

**淋巴濾泡** 位於喉嚨兩旁的扁桃體、增殖體……等等，都是在人體中屬於淋巴的組織，正常情況底下淋巴濾泡並不明顯，但是一旦當咽部乾癢、罹患炎症之後，淋巴濾泡就會開始出現增生、肥大的現象。

# 喉嚨乾癢

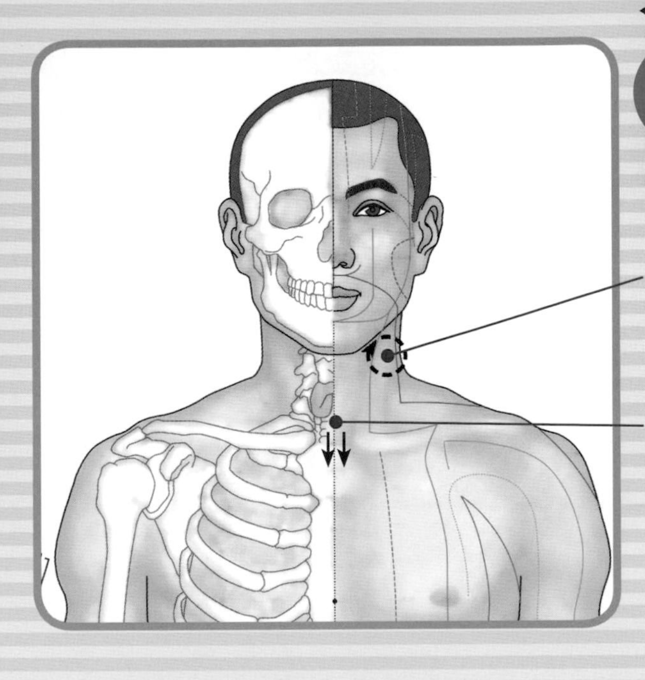

刮刮要點

**扶突、天突，刮拭時力道必須要輕柔一些。**

**扶突**▶在頸外側部，喉結旁，胸鎖乳突肌前、後緣之間。

**天突**▶位在前正中線上，胸骨上窩中央。

刮刮要點

**三陰交、太溪，經過關節處時，不宜重刮。**

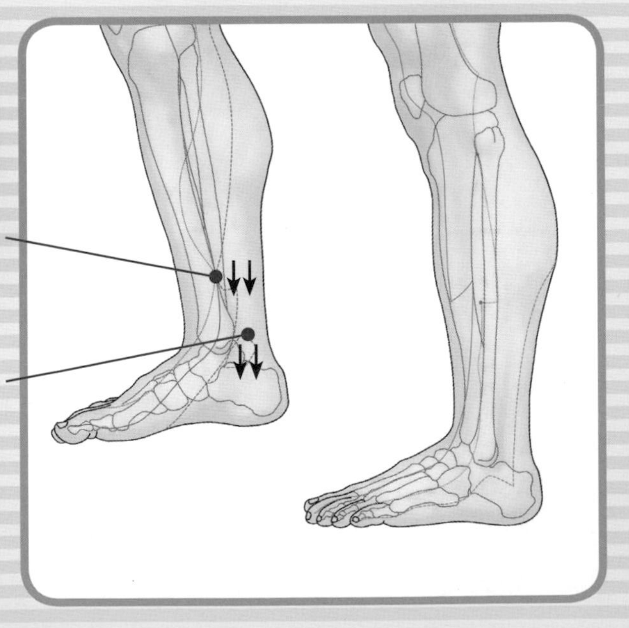

**三陰交**▶在小腿內側，足內踝尖上 3 寸，脛骨內側緣後方。

**太溪**▶本穴道位在足內側，內踝的後方與跟腱之間的凹陷之處。

刮刮要點

太淵、合谷，關節處不宜重刮。

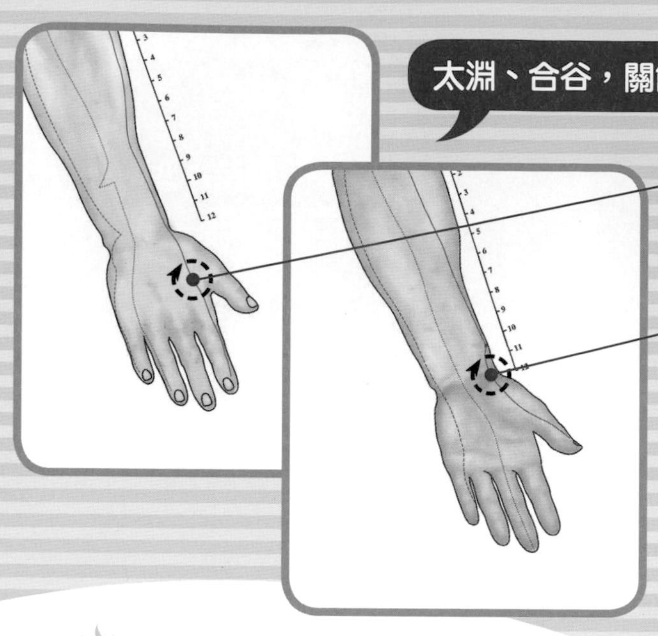

**合谷**▶在手背，第1、2掌骨間，第2掌骨橈側的中點處。

**太淵**▶位於腕掌側橫的紋橈側，橈動脈搏動之處即是。

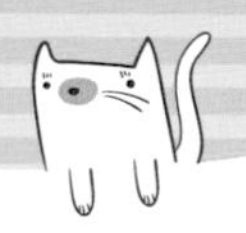

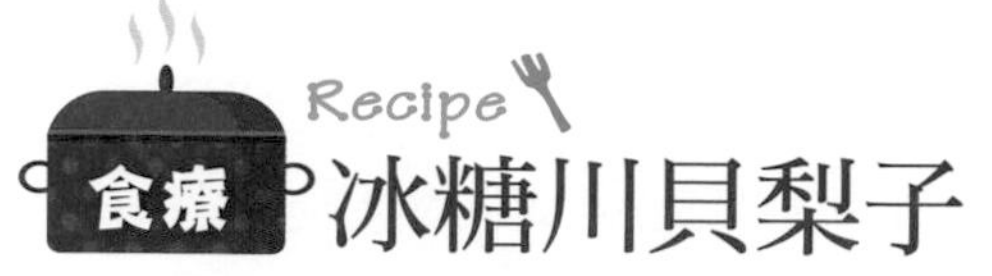


## 冰糖川貝梨子

將梨子頂端削去 1/5，挖出梨子核之後，塞入川貝粉及冰糖，將切除的蒂頭蓋回去，隔水加熱慢慢燉煮，待梨子熟軟後，連同梨肉與汁液一起服食；川貝能化痰、梨子能潤燥，可以緩解口乾舌燥、喉嚨積痰。

## 日常保健

- ◉ 避免大聲叫喊、用嗓過度；鼻部、咽部相關疾病及時治療為佳。
- ◉ 注意口腔衛生，堅持睡前、起床、飯後刷牙，糾正張口呼吸的不良習慣。
- ◉ 避免過量食用薑、椒、芥、蒜等對咽部的黏膜有傷害的辛辣刺激及油炸類食品，多吃富含維生素 C 的水果、蔬菜類飲食。
- ◉ 煙是為辛熱之魁；酒是為濕熱之最；煙、酒這兩樣害物，對於咽部的危害極大，若為過於沉迷者，得注意盡快戒除掉。

# 喉嚨腫痛

**【刮拭手法】**平刮 / 點按 / 平面按揉　**【重度】**★★★★★

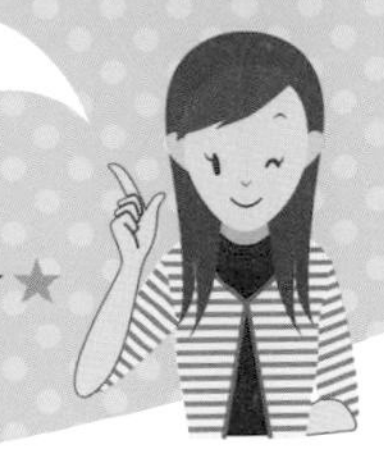

喉嚨一旦腫起來，且伴隨著疼痛感，則代表罹患了扁桃腺炎，常伴有咽黏膜及咽淋巴組織的急性炎症；本病常發生於兒童及青少年，經常是流行性感冒的症狀之一，又可分為「急性充血性」和「急性化膿性」兩種，建議以**溫鹽水**漱口，減少喉嚨腫痛的機會。

## 健康診斷書

1. 全身症狀：起病急、惡寒、高熱，體溫可達 39 ～ 40℃，尤其是幼兒可因高熱而出現抽搐、嘔吐、睏倦、昏睡、食慾不振及全身痠痛等。
2. 局部症狀：喉嚨疼痛感明顯，吞口水時特別劇烈，甚至可放射至耳部，兒童若因扁桃體肥大影響呼吸時，可妨礙其睡眠，夜間常驚醒不安。
3. 檢查：急性病人，面頰潮紅、口帶臭味、舌有厚苔、頸部出現淋巴結，特別是下頜角處的淋巴結往往腫大，觸碰會感覺痛。急性充血性扁桃體炎，主要表現為扁桃體充血、腫脹，表面無膿性分泌物；急性化膿性扁桃體炎，除了扁桃體充血與腫大，還可見膿點斑斑。

## 名詞解釋

**溫鹽水** 當不小心染上流行感冒或喉嚨不適的時候，醫生經常建議我們喝點溫鹽水，或是用溫鹽水洗洗鼻腔、漱漱口來殺菌，一般按 1：100 的鹽水比例配置，家庭可用 500 毫升溫開水，與 5 克鹽巴來調配。

# 喉嚨腫痛

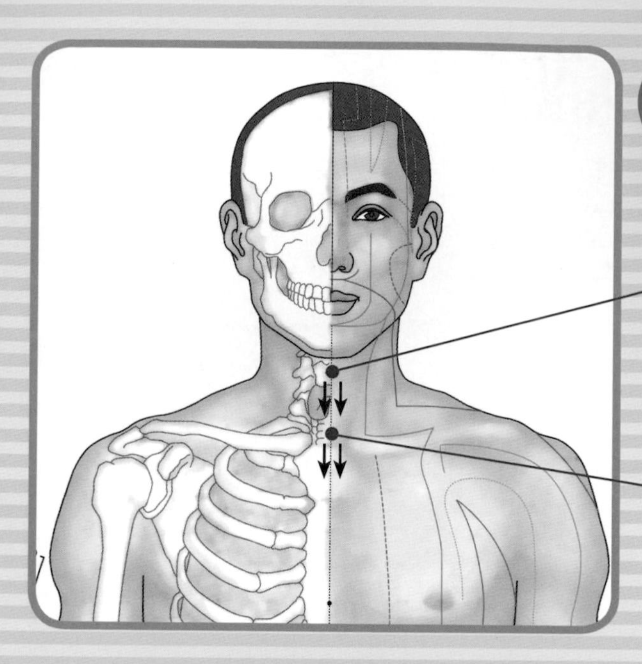

刮刮要點 刮拭廉泉、天突兩穴道，施力請輕柔即可。

**廉泉**▶位於喉結的上方，舌骨上緣的凹陷之處，也就是舌骨上方的位置。

**天突**▶位於前正中線上，胸骨上窩中央。

刮刮要點 冲陽、內庭，其關節處亦不適合重重刮拭。

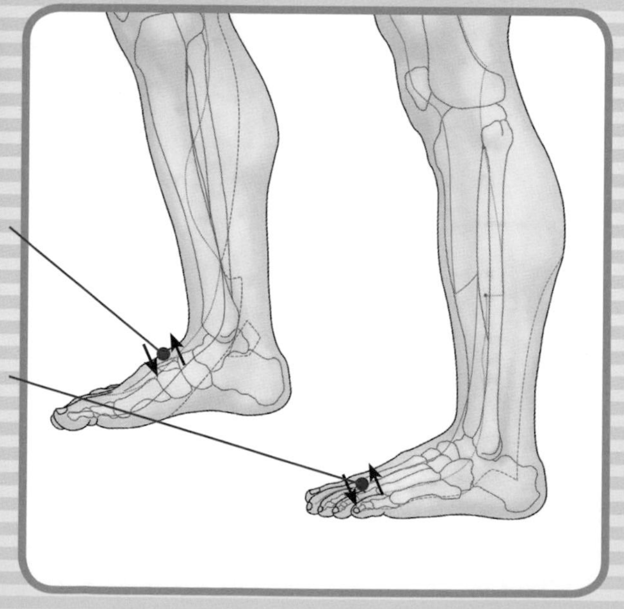

**冲陽**▶本穴道在足背的最高點，以手觸摸可感受到動脈顫動之處。

**內庭**▶在足背，第 2、3 趾間的紋頭處。

刮刮要點

合谷、少澤、魚際，位於關節處附近的部位皆不要重刮。

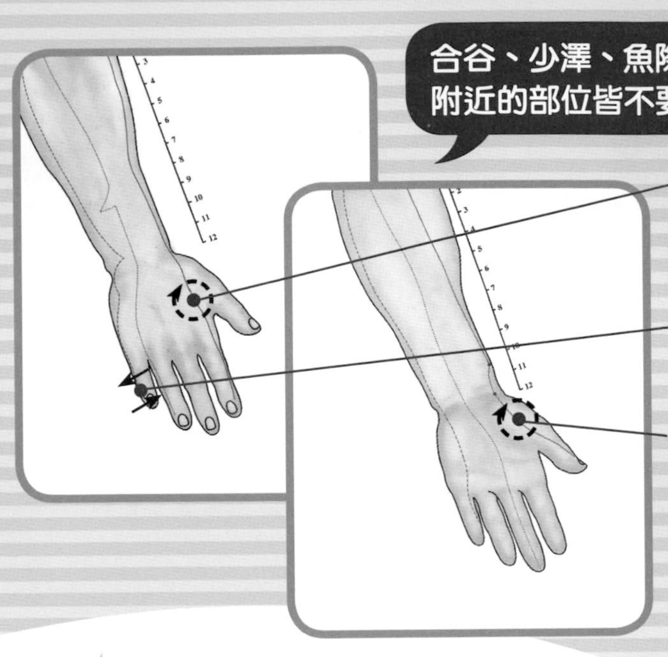

**合谷**▶在手背，第 1、2 掌骨間，第 2 掌骨橈側的中點處。

**少澤**▶在小指尺側指甲角旁 0.1 寸。

**魚際**▶拇指第 1 掌指關節後凹陷處，約當第 1 掌骨中點橈側，赤白肉際處。

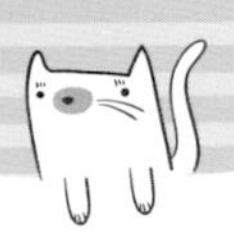

## Recipe 食療 鹽味橘子

將橘子蒂頭挖開，鑿出一個小洞，捏一小撮鹽巴撒進去，接著以鋁箔紙把整顆橘子包起來，連皮放入烤箱烤 5 分鐘，即可趁熱食用；橘皮可化痰止咳，鹽巴能除菌消毒，對於喉嚨發炎引起的感冒頗有助益。

## 日常保健

- ◉ 維持好環境中的整潔與衛生，室內的空氣盡可能地保持暢通，並且要調節好所在之處適當的溫度、濕度。
- ◉ 平常加強身體機能的鍛煉，尤其特別在冬季，增強體質，就能增進身體對寒冷的抵禦適應能力，減少扁桃腺發炎的發病機率。
- ◉ 常保持口腔清潔，避免過多的細菌與病毒誘發疾病。

# 聲音嘶啞

**【刮拭手法】**推刮 / 平面按揉　**【重度】**★★★★★

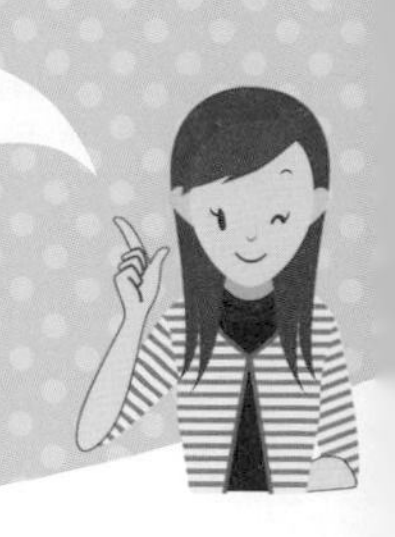

長期性聲音嘶啞（燒聲），很可能是患有慢性喉炎，舉凡是發聲部位錯誤、過度使用聲帶，或是吸入有害蒸汽或氣體，大量吸煙、飲酒，習慣性張口呼吸……等等，都會引發喉炎，而局部受涼或全身著涼，使得喉部黏膜感染到病菌，也是引起喉炎的常見重要因素之一。

## 健康診斷書

1. 聲音粗糙、嘶啞或完全失音，有時候會伴隨著體溫稍高。
2. 罹患慢性喉炎的時候，十之八九會出現輕度喉嚨痛，常有乾咳或咳出少量黏液；若同時有氣管炎，則有劇烈咳嗽。
3. 病患如果是年紀小的兒童，可能出現吸氣困難，有**喉鳴聲**，夜間睡覺時尤其明顯；小朋友若是喉部發炎而水腫，也可能出現喉鳴聲。
4. 除了聲音沙啞之外，慢性喉炎會引發出喉嚨乾澀、喉嚨燒灼、喉嚨疼痛、耳鳴……等等症狀，此外，口水分泌物會變得濃稠，無法潤滑喉部，所以喉間異物感明顯。

## 名詞解釋

**喉鳴聲**　嬰幼兒因喉部組織軟弱鬆弛，吸氣的時候組織塌陷，喉腔變小所引起的喉鳴，稱為先天性喉鳴，亦稱喉軟骨軟化，常發生於出生後不久；隨著年齡稍大，喉軟骨逐漸發育，喉鳴聲也會逐漸消失。

# 聲音嘶啞

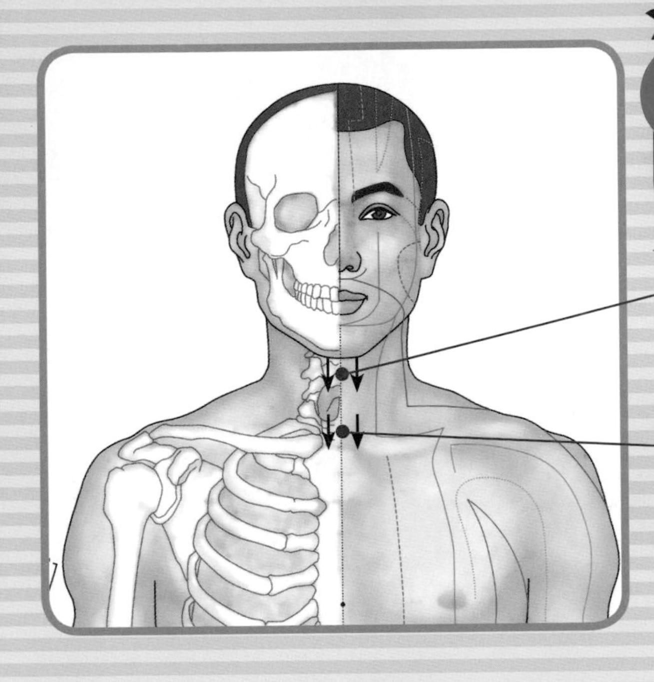

刮刮要點 廉泉穴以及天突穴，刮拭的時候力道宜溫柔。

**廉泉**▶在頸部，前正中線上，喉結上方，舌骨上緣凹陷處。

**天突**▶位在前正中線上，胸骨上窩中央。

刮刮要點 肺俞、腎俞，從上向下刮拭。

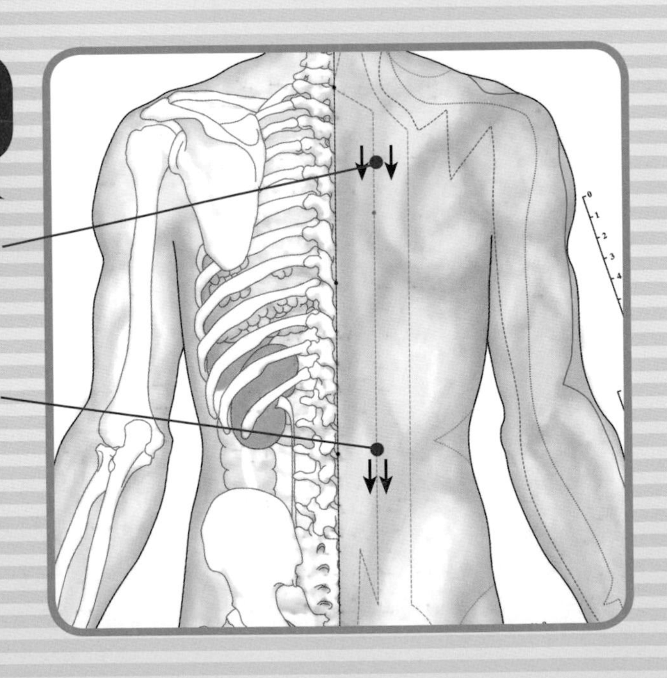

**肺俞**▶此穴道在背部，第3胸椎棘突下，旁開1.5寸。

**腎俞**▶本穴位在腰部，第2腰椎棘突下，旁開1.5寸處。

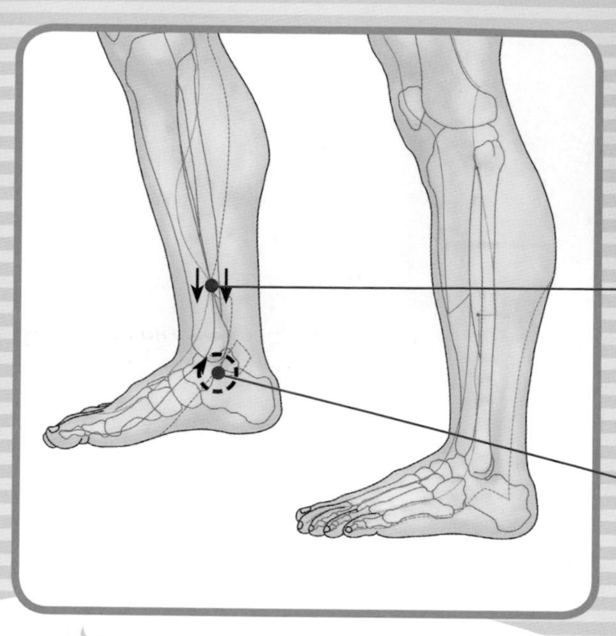



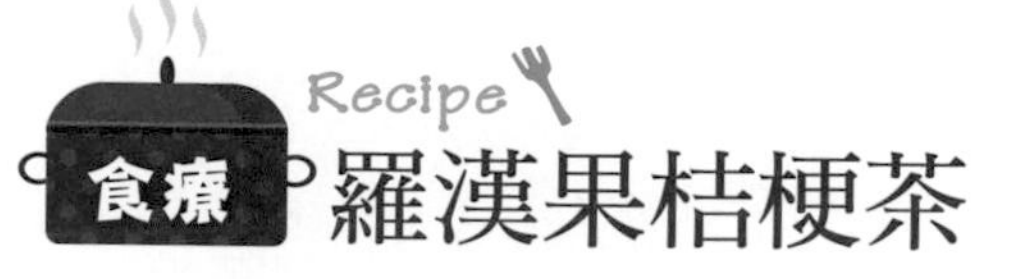

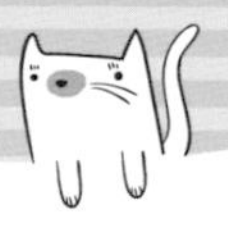

## 食療 Recipe 羅漢果桔梗茶

取羅漢果2顆，去殼後切成薄片，加上桔梗12克、金銀花10克，用開水共同煮一分鐘，即可退熱飲用，日間多多喝，能保護嗓子。

## 日常保健

◎ 注意氣候變化，及時增減衣服，避免感寒受熱。
◎ 感冒流行期間，儘量減少外出，防止傳染。
◎ 生活要有規律，飲食要有節制，少吃煎炒和刺激性的食物。
◎ 保持口腔衛生，養成晨起、飯後和睡前刷牙漱口的好習慣。
◎ 臥房的空氣需濕潤清潔，室內不吸煙，不把有刺激氣味的物品放在寢室。
◎ 避免聲帶過度操勞，每句話字數勿過長，需適時換氣休息。

# 甲狀腺腫大

【刮拭手法】面刮 / 點按 / 平面按揉　【重度】★★★★★

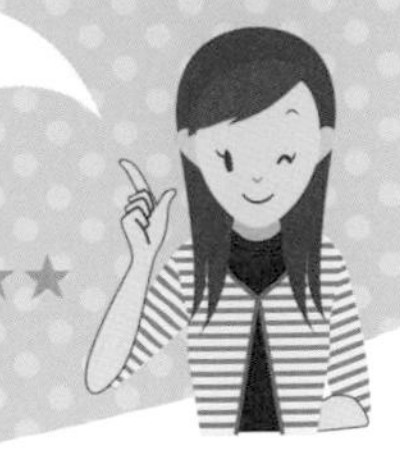

甲狀腺功能亢進的時候，會造成甲狀腺肥大，一般簡稱為「甲亢」，主要臨床表現為食量大、消瘦、怕熱、多汗、心悸、易激動……等高代謝症候群，以神經和血管興奮性增強，以及不同程度的甲狀腺腫大、眼突、手顫為特徵，嚴重者出現**譫妄**，甚至危及生命。

## 健康診斷書

1. 神經過敏，容易發脾氣，當雙手前伸、張開手掌時，有快而細微的顫動。常有心悸、氣喘吁吁、易出汗、體重減輕等徵象。
2. 是甲狀腺激素分泌過多所致的常見內分泌疾病。病情到了一定的嚴重程度，兩顆眼球凸出為最明顯的代表性症狀。
3. 甲狀腺常見腫大、質軟，觸摸的時候，能感覺到震動顫抖，且甲狀腺會隨著吞咽而上下移動，並且帶有雜音。
4. 甲狀腺危象：脈搏增快、煩躁不安、血壓下降、體溫升高、劇烈嘔吐、拉肚子腹瀉、尿量減少、周圍循環開始衰竭。

## 名詞解釋

**譫妄**（delirium）是一種急性發作的症候群，它的特徵主要為意識模糊、注意力變差、失去定向感、情緒激動、胡言亂語、昏迷、呆滯、睡眠週期混亂，常常伴隨著妄想症、幻覺、幻聽；病情起伏不定，時好時壞。

# 甲狀腺腫大

刮刮要點 承漿、廉泉、天突，從上向下刮拭，出力不可過重。

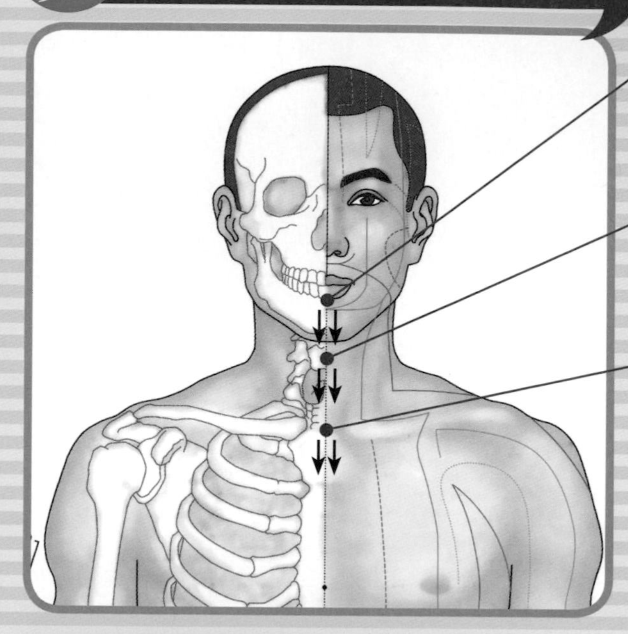

**承漿**▶本穴道位在面部，約莫是在頦唇溝的正中心點凹陷之處。

**廉泉**▶位在頸部，前正中線上，喉結的上方，舌骨上緣的凹陷處。

**天突**▶本穴位於頸前正中線，在胸骨上窩的正中央凹陷之處。

刮刮要點 進行手肘部位的刮痧，要特別小心注意手三里關節處不宜重刮。

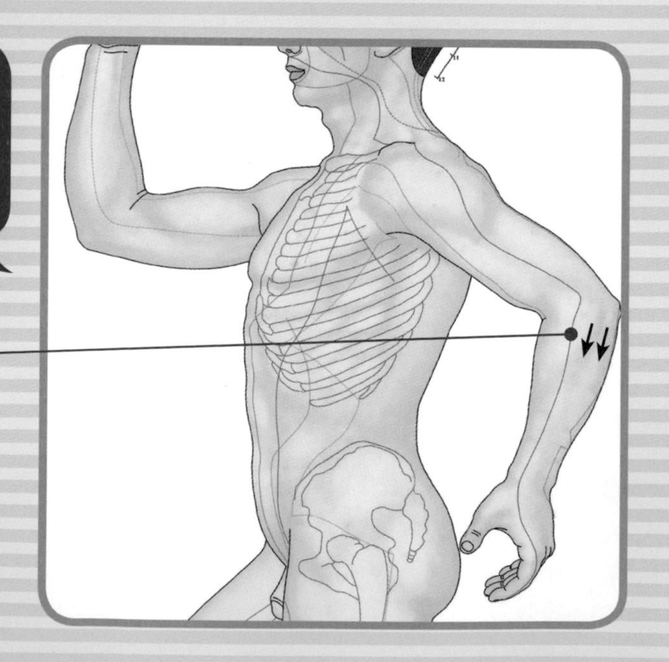

**手三里**▶在前臂背面橈側，陽溪與曲池連線上面，肘橫紋下約2寸。

刮刮要點 陰陵泉、三陰交、太沖等位置，如有傷口，刮拭時避開。

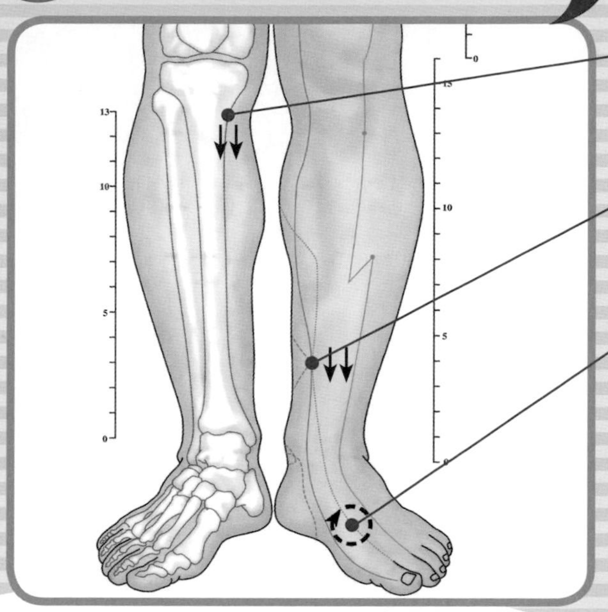

**陰陵泉**▶本穴就位在小腿內側，脛骨內側髁後下方凹陷處。

**三陰交**▶在小腿內側，足內踝尖上 3 寸，脛骨內側緣後方。

**太沖**▶位於足背部，在第 1、2 蹠骨結合部的前方凹陷之處。

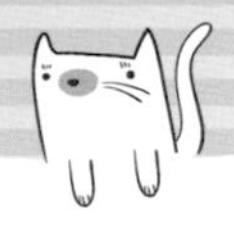

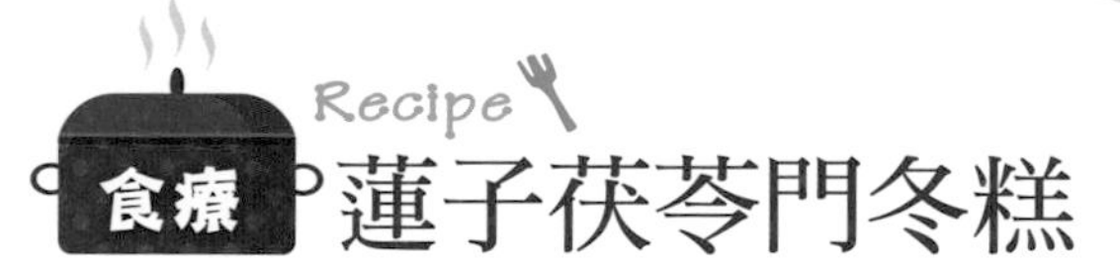


## 蓮子茯苓門冬糕

將蓮子與茯苓各取 500 克，清洗乾淨了之後，蓮子去皮去心、茯苓切成片，接著再與 500 克的麥門冬一起磨成細粉，拌入適量白糖、適量桂花，用水調勻，蒸 20 分鐘左右，即可食用。

## 日常保健

◉ 保持精神愉快、心情舒暢，合理地釋放壓力。
◉ 注意日常飲食的管理，避免太多刺激性食物。
◉ 照顧脾胃，增強體質，提高自身的免疫力、抗病力。
◉ 起居有規律，不要過度疲勞，壓力大的都市白領女性更要注意。
◉ 甲亢病人，要減少含碘食物的攝取，才能預防發病；高鉀的食物有濃湯、雞精、咖啡、茶飲、運動飲料、乾燥果乾、梅子汁、蕃茄醬……等等。

# 落枕

**【刮拭手法】**面刮 / 平面按揉　**【重度】**★★★★★

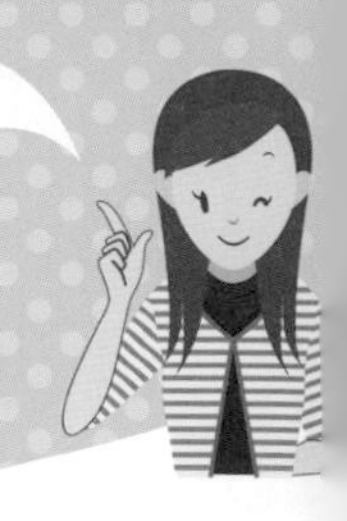

落枕也可以稱為失枕，好發於青壯年，以冬季、春季最常見。落枕的發病經過，通常是入睡前並無任何症狀，晨起後卻感到頸子或頸後明顯痠痛，脖子的活動受到限制、無法輕易扭轉。而中醫師建議睡前可以做做頭部的**米字操**，降低落枕發生率。

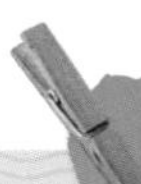

## 健康診斷書

1. 落枕的臨床表現為，早晨起床後，突然感覺頸後部、上背部疼痛，通常只出現一側，或者是兩側俱痛，或是奇特的一側重、一側輕的感覺。
2. 多數患者可回想到前一夜睡眠姿勢欠佳，也可能有受涼的情況。
3. 由於疼痛，使頸項活動不便，無法自由旋轉，嚴重者連俯仰也有困難，甚至頭部強定在異常位置，使頭不由自主偏向病側。
4. 檢查時，頸部肌肉有觸痛感，淺層肌肉痙攣、僵硬。
5. 病起於睡眠之後，與睡覺用的枕頭及睡眠姿勢有著密切關係

## 名詞解釋

**米字操** 為一種頸部保健方法，即想像以頭頂或下巴為筆頭，重複書寫「米」字。一般針對頸部肌肉比較緊張，久坐辦公室或電腦前的人群，能夠達到放鬆頸部肌肉、緩解頸椎壓力的作用，但頸椎病患者則不宜使用。

# 落枕

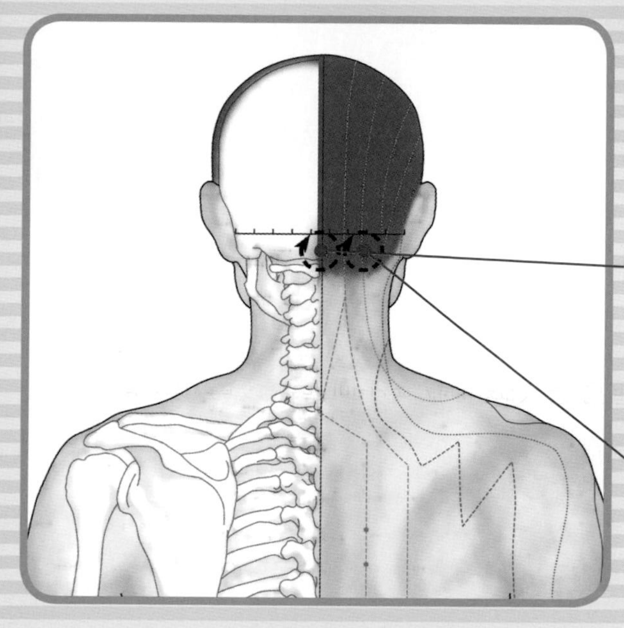

刮刮要點 風府、風池，建議用刮痧板的薄邊或一角刮拭。

**風府**▶在項部，後髮際正中直上1寸，枕外隆凸直下，在兩側斜方肌之間的凹陷中。

**風池**▶位在項部，枕骨下，與風府相平行，胸鎖乳突肌與斜方肌上端之間的凹陷之處。

刮刮要點 肩井、大椎、天宗，爲肌肉豐厚處可稍微用力刮拭。

**肩井**▶在大椎與肩峰端連線的正中點，即乳頭正上方與肩線相交處。

**大椎**▶本穴位於第7頸椎棘突下凹陷中。

**天宗**▶在肩胛部的位置，岡下窩中央凹陷處，與第4胸椎相平。

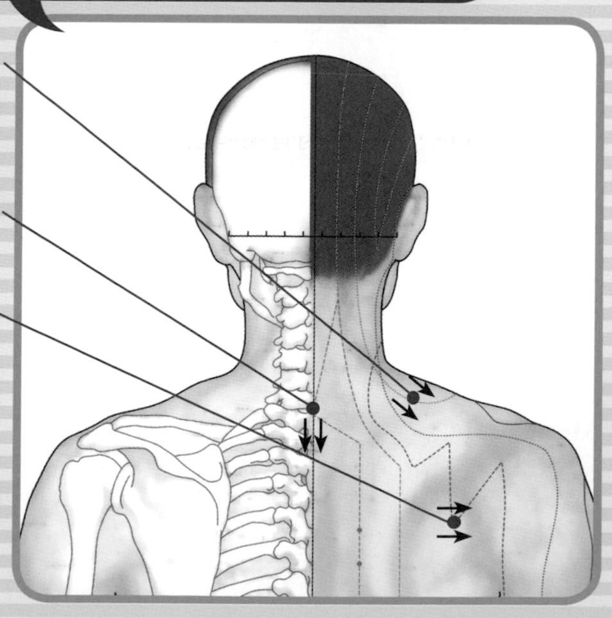

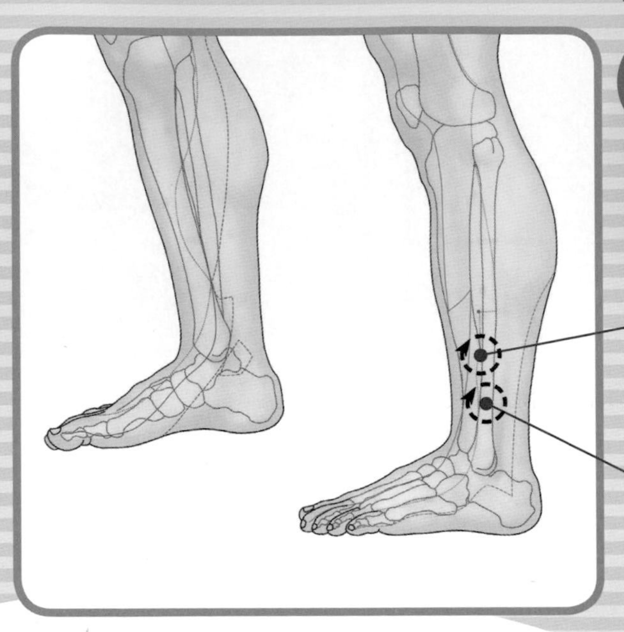

**刮刮要點** 刮拭光明穴、懸鐘穴，皮膚若有感染、破潰之處皆禁止碰觸。

**光明**▶位置在小腿的外側，外踝尖上5寸，腓骨的前緣。

**懸鐘**▶位在小腿外側，大約在外踝尖上3寸，腓骨的後緣。

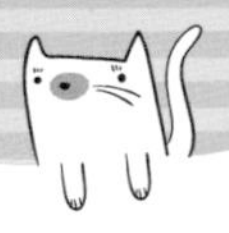

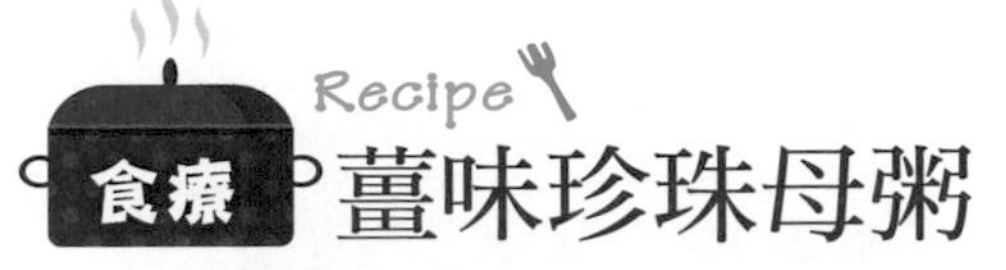


## 薑味珍珠母粥

準備生薑50公克、珍珠母40公克、生牡蠣40公克、米100公克，首先把生薑切成片，並且把珍珠母、生牡蠣打成碎屑，一同放入鍋內，加入清水，煎煮30分鐘之後，去渣取汁，最後加米煮成粥，便可早晚溫服。

## 日常保健

- ◎ 選擇高度、柔軟度適宜的枕頭，避免不良的睡眠姿勢，如俯臥、把頭歪向一側，或者睡覺時頭頸部位置不正、過度屈曲或伸展等。
- ◎ 假如人處在極度疲勞的情況下，要防止還沒有躺好就熟睡過去。
- ◎ 避免受涼、吹風和淋雨，晚上睡覺一定要蓋好被子，尤其兩邊肩頸部被子要塞緊，或是用毛衣圍好兩邊，防止熟睡時風寒邪氣侵襲頸肩而發病。
- ◎ 堅持長期從事適量的運動，尤其是頸椎的活動操。

# 頸椎痠痛

【刮拭手法】面刮 / 平面按揉　【重度】★★★★★

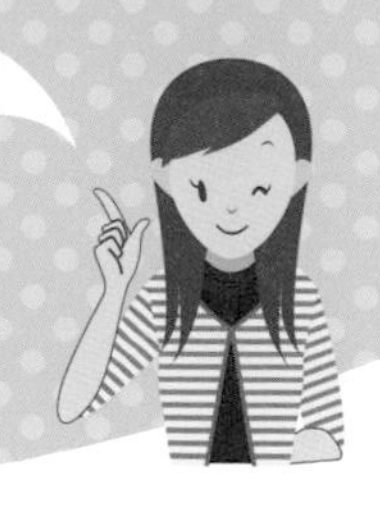

頸椎病又被稱為頸椎綜合症，是一種以頸椎**退行性**病理改變為基礎的疾病，是頸椎骨關節炎、增生性頸椎炎、頸神經根綜合症、頸椎間盤突出症……等等頸椎部位相關病症的總稱。

## 健康診斷書

1. 頸椎病的主要症狀是頭、頸、肩、背、手臂酸痛，脖子僵硬，活動受限。
2. 頸肩酸痛可蔓延至頭部和上肢，有時伴有一側面部發熱、出汗等等異常表現，重者伴有暈眩、噁心、嘔吐。
3. 除了肩背部有沉重感，上肢無力、手指發麻、皮膚感覺減退，手握物無力，甚至握物不自覺地落地；某些病人也會下肢無力、行走不穩、雙腳麻木，行走時有一種如同踩著棉花前進的不踏實感。
4. 當頸椎病波及到交感神經，會出現頭暈、頭痛、視力模糊、眼珠脹痛、兩眼睜不開、耳鳴、耳堵、平衡失調、心跳過速、心慌、胃腸脹氣。

## 名詞解釋

**退行性** 是指隨著年齡增長，體內的細胞、組織、器官所發生的一種異常改變，更淺白的說法，就是「老化」。人類的各個零部件（組織、器官等）隨著年紀漸長或者負荷過重，它們就會一步步走向衰老。

# 頸椎痠痛

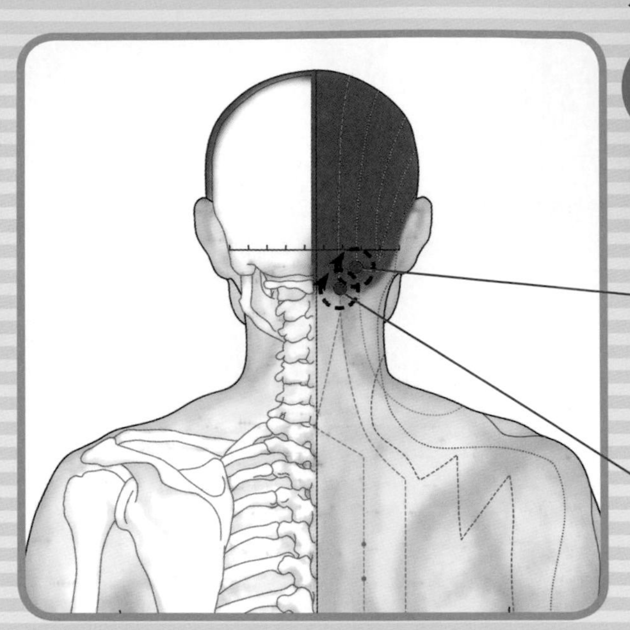

刮刮要點 風池、天柱可用刮痧板的薄邊或一角來刮拭。

**風池**▶在項部，枕骨下，與風府相平，胸鎖乳突肌與斜方肌上端之間的凹陷處。

**天柱**▶位在頸項部，斜方肌外緣之後，髮際凹陷中，髮際正中旁開 1.3 寸。

刮刮要點 刮拭肩井、身柱用力可稍重些。

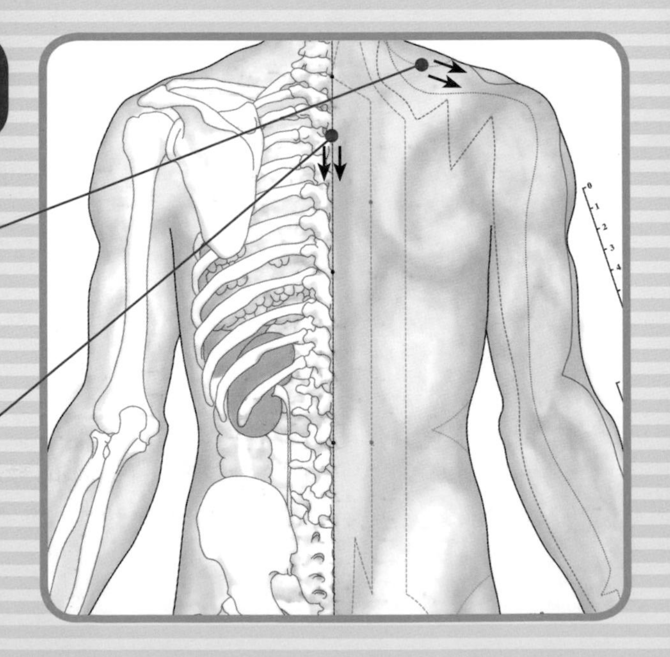

**肩井**▶在大椎與肩峰端連線的中點，即乳頭正上方與肩線的相互交錯之處。

**身柱**▶位於後背部的正中線上，第 3 胸椎棘突下的凹陷之處。

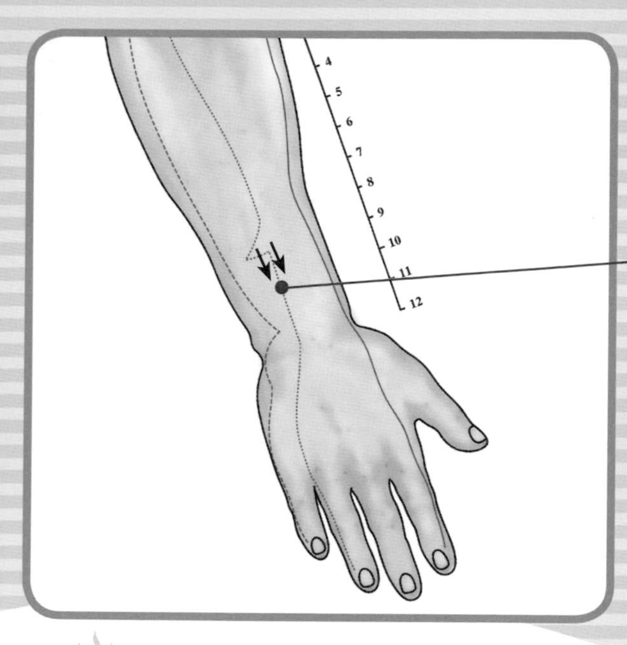

刮刮要點　外關的關節處不宜重刮。

**外關**▶本穴在前臂背側，陽池與肘尖的連線上面，腕背橫紋上2寸，尺骨與橈骨之間的位置。

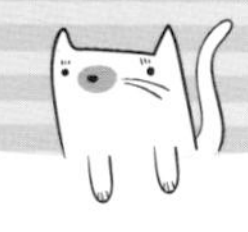

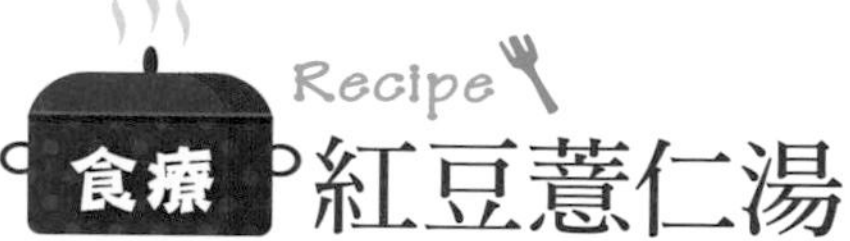


## 紅豆薏仁湯

取紅豆50克，薏仁50克，山藥15克，梨子（去皮）200克。將食材原料清洗乾淨，浸泡適量的開水，先以快火煮沸之後，再以慢火煮到熟透，最後再加入適量冰糖，即可食用。

## 日常保健

◉ 每天堅持做頸部前傾、頸部後仰、左右旋轉各10次。

◉ 保持良好的睡眠姿勢，枕頭的高度應以主人一個拳頭為宜，建議採用質地柔軟的元寶形枕頭，以維持住脊柱頸段向前的生理彎曲。

◉ 日間工作的體位，維持既不抬頭又不低頭的舒適姿勢，過程中，每1小時要活動一下頭頸部，適當放鬆頸部的韌帶、肌肉。

◉ 仰頭看電視，定時轉動頸部，電視擺放位置最好與眼睛在同水平線上。

# 肩膀疼痛

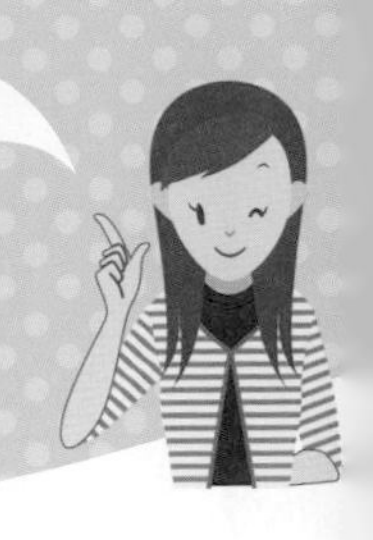

【刮拭手法】面刮 / 平面按揉　【重度】★★★★★

肩膀如果經常感到疼痛，需考慮是否罹患了肩周炎（肩關節周圍發炎），此種病症好發於 50 歲左右的中老年人，故又被俗稱為「五十肩」。患病以後，肩關節活動受限，會有種彷彿被凍結或凝固一般的感受，所以亦被大家叫作「凍結肩」、「肩凝症」。

## 健康診斷書

1. 肩周炎的好發年齡，與肩關節產生嚴重退變的年齡一致，患者多數為中老年人，左側多於右側，亦可兩側先後發病。
2. 肩部疼痛是本病最明顯的症狀，開始時，肩部某一處出現疼痛，並與動作、姿勢有明顯關係；隨著病程的延長，疼痛範圍逐漸擴大，並牽涉到上臂中段，同時伴有肩關節活動受限。嚴重時患肢不能梳頭、洗臉。
3. 這種肩膀疼痛可引起持續性肌肉痙攣，疼痛與肌肉痙攣可侷限在肩關節處，也可向上延至後頭部，向下則可達手腕及手指部位，也有的甚至向後延伸到**肩胛骨**，或者是向前蔓延到胸部。

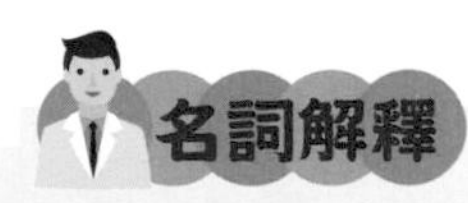

## 名詞解釋

**肩胛骨**　位於胸廓的後面，是三角形扁骨，也叫「胛骨」、「琵琶骨」，介於第 2 ～ 7 肋之間，分為 2 個面、3 個角和 3 個緣；肩胛骨少活動的人，除了很容易發胖之外，還會常常伴隨腰痠背痛等等身體毛病。

# 肩膀疼痛

**刮刮要點** 大椎、肩井、身柱、天宗，由上向下刮，肉多處可稍用力。

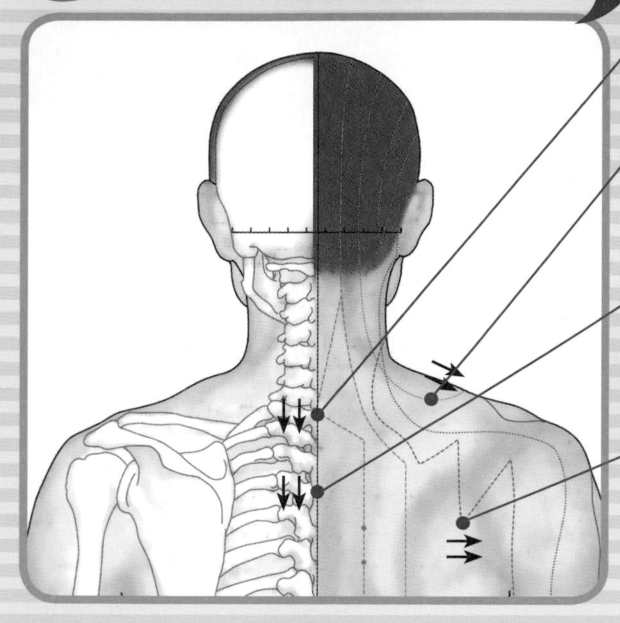

**大椎**▶第 7 頸椎棘突下凹陷中，可找到大椎穴。

**肩井**▶在大椎與肩峰端連線的中點，即乳頭正上方與肩線相交處。

**身柱**▶第 3 胸椎棘突下凹陷中，大約與肩胛骨的內側角相平行。

**天宗**▶位在肩胛部，岡下窩中央的凹陷之處，與第 4 胸椎相平行。

**刮刮要點** 合谷穴以及中渚穴，建議用刮痧板的一角點按。

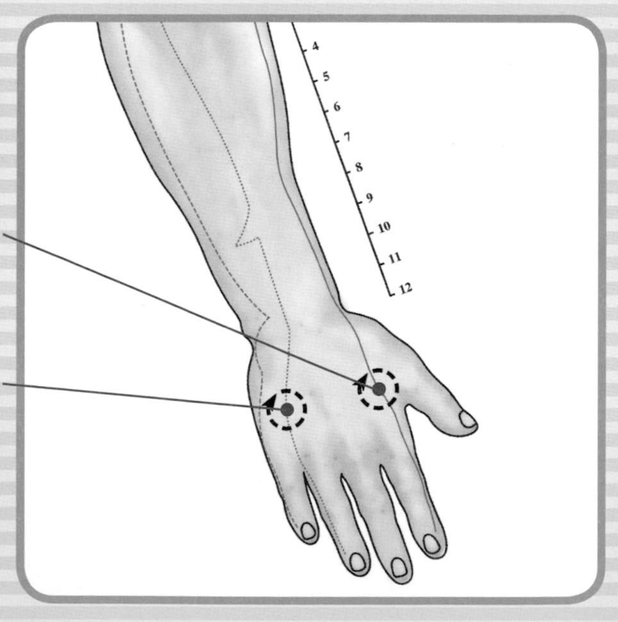


**合谷**▶在手背第 1、2 掌骨之間，第 2 掌骨橈側的中點之處。

**中渚**▶在第 4、5 掌骨小頭後方的凹陷處。

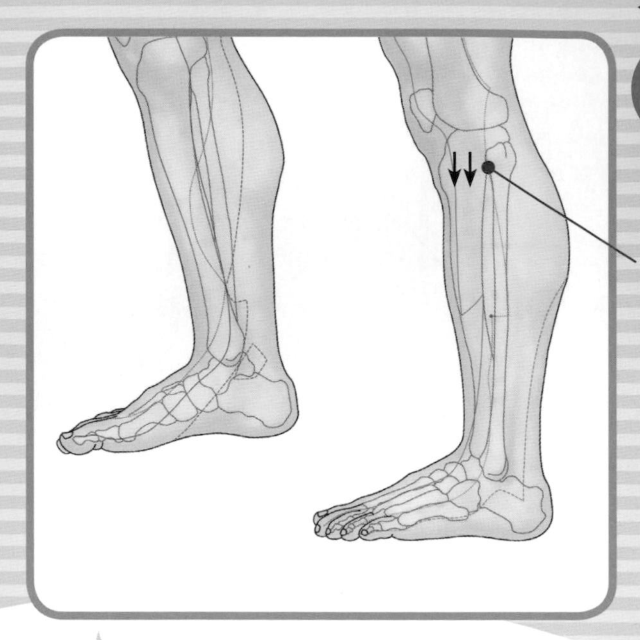

刮刮要點

陽陵泉關節處，不宜重重刮拭。

**陽陵泉**▶此穴道在膝蓋外側下方，大約是小腿外側之腓骨頭稍前的凹陷之處。

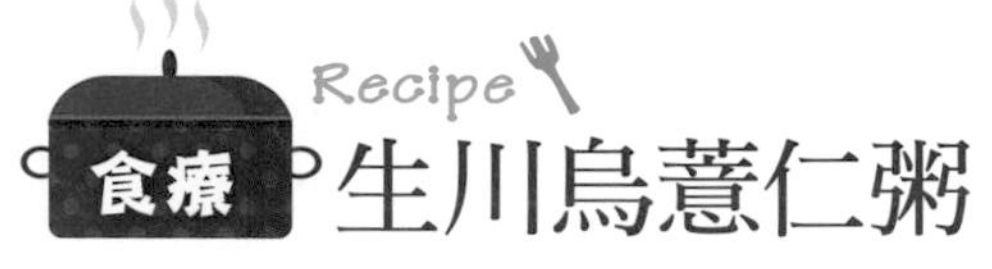


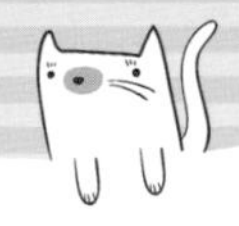

## 食療 生川烏薏仁粥

使用 12 克的生川烏粉末，與 30 克的薏仁，將材料一同放入鍋中，加入水，先用大火煮沸之後，再用小火慢慢地熬煮成粥，最後加入薑汁 5 毫升、蜂蜜 10 克，攪勻後即完成，空腹時，趁溫熱服下。

## 日常保健

- 在日常生活中注意防寒保暖，特別避免雙肩受涼。
- 經常伏案工作、肩膀經常處於外展姿勢的人，應特別注意調整姿勢，避免長期的不良姿勢造成慢性勞損或積累性損傷。
- 有糖尿病、頸椎病、肩部和上肢損傷、胸部外科手術以及神經系統疾病的人，應開展肩關節的主動運動和被動運動，以保持肩關節的活動度。
- 防止持續在風扇下或陰涼通風處吹風過久，很容易導致肩周炎的發生。

# 腰間痠痛

**【刮拭手法】**推刮 / 平面按揉　**【重度】**★★★★★

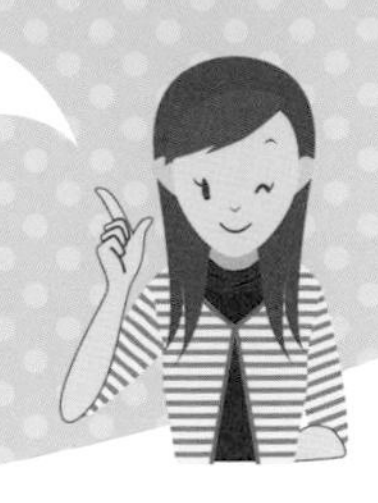

若發生急性腰肌扭傷（俗稱閃到腰），是腰部肌肉、筋膜、韌帶等軟組織，因突然受到外力過度牽拉而引起的急性撕裂傷，而引起腰部疼痛及活動受限。若這樣子的情況沒能完全照料痊癒，那麼很容易埋下腰痠的禍根，在未來日子裡，時時受到腰部舊傷隱隱作痛困擾。

## 健康診斷書

1. 在發生急性腰間扭傷之前，患者往往曾經搬抬過較重的物品，而有的患者甚至在扭傷的當下，能聽到清脆的響聲。
2. 輕度患者當日尚能正常從事工作，但是也許在次日睡醒後，疼痛感會突然地加重，甚至到了完全無法翻身下床的程度。
3. 亦有部分傷勢嚴重者，立即疼痛劇烈，當下隨即便不能活動。
4. 檢查時，可見患者腰部僵硬，腰前突消失，有脊柱側彎及**豎脊肌**痙攣。
5. 仔細查找損傷部位的時候，可發現一個明顯的壓痛點。

## 名詞解釋

**豎脊肌** 是脊肌中最長、最大的肌，沿脊柱兩側上行，為腰背筋膜所覆蓋。摔跤的一些動作，如：跪撐滾橋、抱提過胸、跪撐反抱大腿對抗，主要靠腰部豎脊肌的收縮發力，倘若肌力不足，就會造成豎脊肌的勞損。

# 腰間痠痛

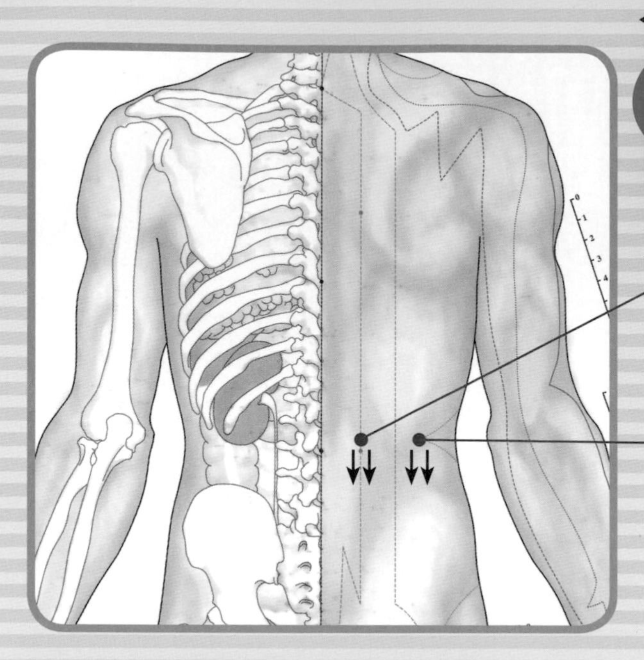

刮刮要點 刮拭腎俞、志室的時候，力度則應由輕到重。

**腎俞**▶此穴道位在腰部，第 2 腰椎棘突下，旁開 1.5 寸。

**志室**▶本要穴位於在腰部，第 2 腰椎棘突下，旁開 3 寸。

刮刮要點 腰陽關、大腸俞、腰眼，先刮遠離疼痛處，再刮疼痛明顯處。

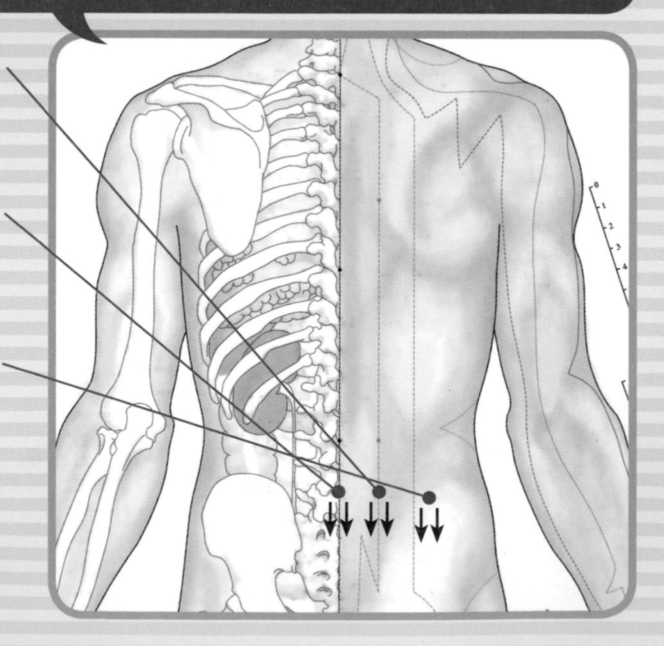

**大腸俞**▶位於腰部，第 4 腰椎棘突之下，旁開 1.5 寸。

**腰陽關**▶在腰部，背後正中線上，第 4 腰椎棘突下。

**腰眼**▶位在腰部，第 4 腰椎棘突下，旁開大約 3.5 寸的位置。

刮刮要點

委中穴、承山穴，刮痧經過其關節處，宜盡量輕刮，皮膚若有傷口、破皮的時候，刮拭過必須要閃過。

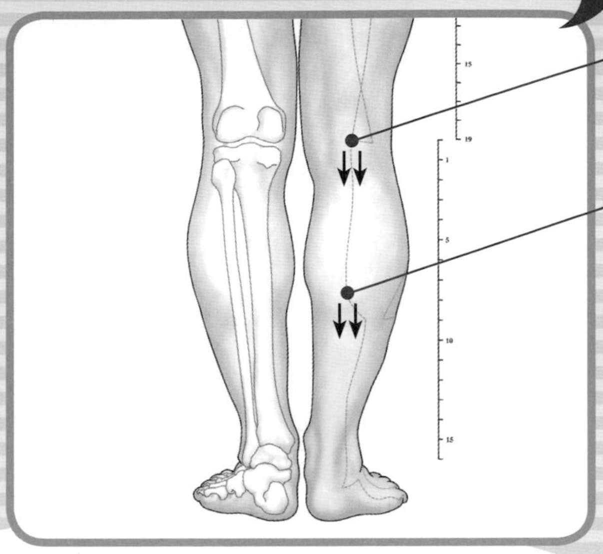


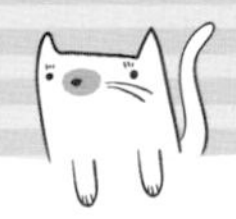

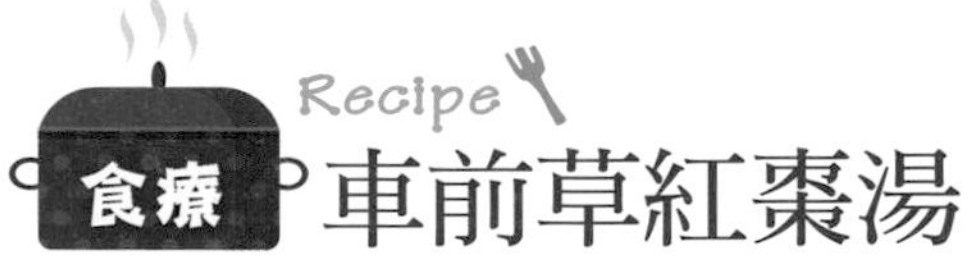

## 食療 Recipe 車前草紅棗湯

本道食療使用 100 克車前草、15 顆紅棗，先將車前草洗乾淨、紅棗切開去核，加入開水約莫 3000 毫升，接下來再用大火煮沸之後，轉換成小火慢煮 20 分鐘，濾掉渣、取出汁，即可飲用。

## 日常保健

◎ 掌握正確的勞動姿勢：在扛、抬重物時要儘量使胸部、腰部挺直，髖部、膝部屈曲，而起身要以下肢用力為主，站穩後再邁步前進；此外，搬、提重物時，應採用半蹲姿態，讓物體儘量貼近自己身體。

◎ 加強勞動過程的保護措施，在進行扛、抬、搬、提等重體力勞動時，儘量使用護腰帶，來協助穩定腰部脊柱，增強腹壓及肌肉的工作效能。

◎ 在寒冷潮濕環境中工作後，最好洗熱水澡以祛寒除濕，緩解疲勞。

好福氣！

# 拒絕層層雙下巴

在這個「瘦才是美」的時代，雙下巴也是大忌！雙下巴可不是肥胖和衰老兩大族群的專利，有的人身體瘦、年紀輕，拍照時角度喬不好，雙下巴擠出來，顯老又顯胖！有沒有一勞永逸、免動刀、不再依賴軟體修圖的方法呢？每天持續做淋巴排毒刮痧，一定可以讓妳和雙下巴說聲掰掰！

Step 緊實刮痧

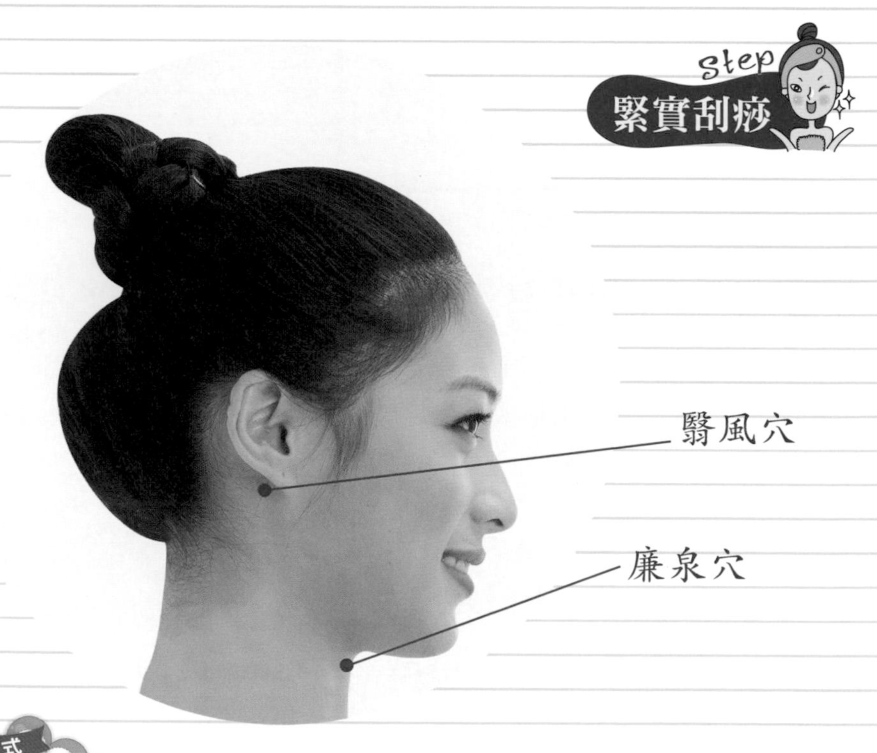


招式 1

採用點按法，在下巴**「廉泉穴」**按壓 10 次，然後沿著下顎骨往兩側向上推按，直到耳垂後方的**「翳風穴」**，也同樣點按 10 次，重複此一刮痧動作 3 ～ 5 分鐘，有助於緊實下巴肌肉。

招式 2

將刮痧板傾斜 45 度之後，輕觸著下巴，朝著耳垂的方向，分段刮拭大約 2 分鐘的時間，有助於淋巴的排毒，接著在**「頰車穴」**、**「下關穴」**兩個穴位分別再按壓大約 1 分鐘即可。

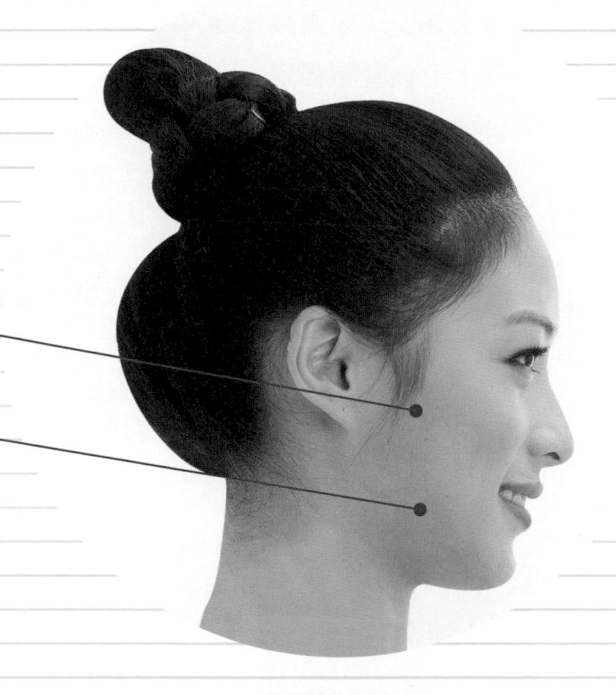


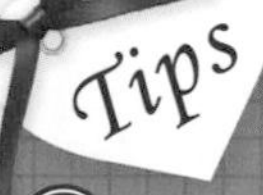


1. 下巴刮痧得掌握好力道，施加過重的壓力，皮膚容易反鬆弛。
2. 「做鬼臉」也是消除雙下巴的絕妙小撇步，只要工作時、休息時經常有意識地動動臉部的肌肉，就能夠使得輪廓更加立體分明。
3. 刮痧法主要是運用在消除雙下巴的水腫，燃脂的效果則有限。
4. 在脖子上塗抹滋潤保養品，輕輕地往上刮，美化頸部的線條。

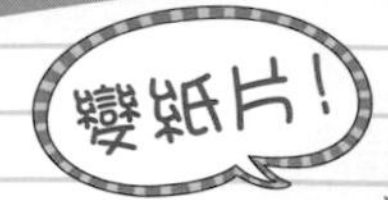


# 告別厚實老虎背

現代人，從童年起便背著沉重的書包上學，養成駝背的壞習慣，成年後工作久坐，上半身長期前傾，更易使背部肌肉僵硬、囤積脂肪，要是沒有特別鍛鍊背膀肌肉，自然會顯得鬆垮，流露一股濃濃的媽媽味；幫背部刮刮痧，消滅背部贅肉，讓妳成為背影殺手！

Step 薄背刮痧

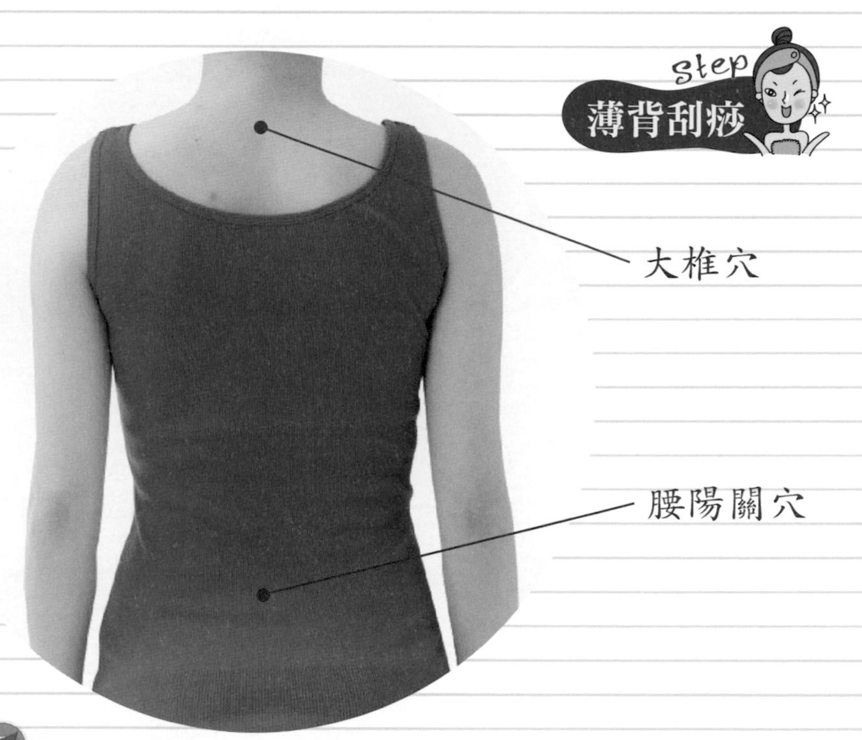


招式 1

用刮痧板的一角，板身與皮膚傾斜 45 度，從上向下刮拭背部的中線，起於**「大椎穴」**，止於**「腰陽關穴」**，刮拭約莫 5～8 分鐘，直至刮痧處出痧，身體發熱，達到燃燒的效果。

用刮痧板刮拭與督脈緊鄰的**「華佗夾脊穴」**所在的經絡；接著刮拭雙肩，重點按壓**「肩井穴」**；最後，由上向下斜刮背部肋骨縫，不可刮在肋骨上，以督脈為刮拭起點，刮至肋骨下為止。

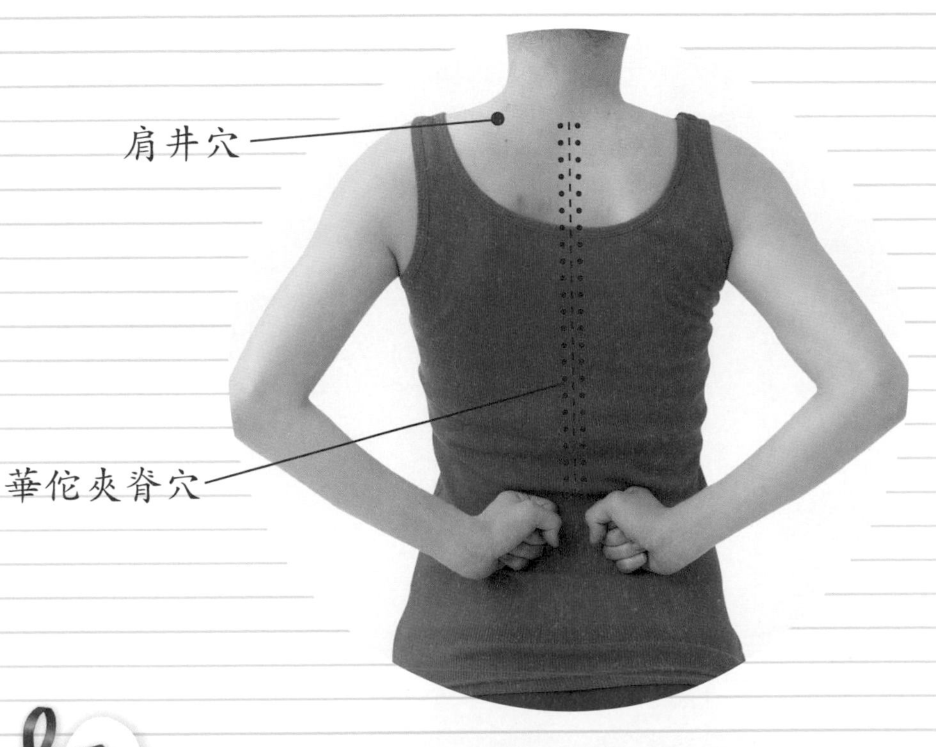

1. 背部刮痧後飲熱水一杯，能加速代謝產物的排出。
2. 裸背刮痧時，應該注意保暖，室溫較低時，儘量減少暴露部位，夏季高溫時，亦不可在電扇直吹處或有對流之風處刮痧。
3. 全身刮痧後最好待皮膚毛孔閉合後再洗澡，一般等 3 小時左右。
4. 前一次刮痧的痧斑未退之前，不宜在原處補刮，需間隔 3 ～ 6 天。

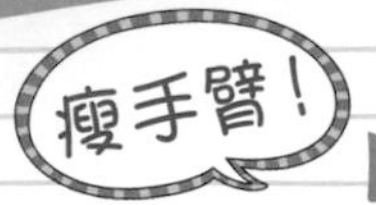


# 緊實蝴蝶沒袖子

夏天炎熱又潮濕，走上大街，見識到女孩們無袖背心、露肩洋裝紛紛出籠，妳也想秀出纖瘦的手臂，卻還得擔心自己一伸出手，只有嚇壞路人的蝴蝶袖在翩翩飛舞嗎？別讓不完美身型侷限了妳的穿衣風格！今天起，拿起刮痧板日日刮，短短的一個月內，就能驚見神奇的緊實細雙臂！

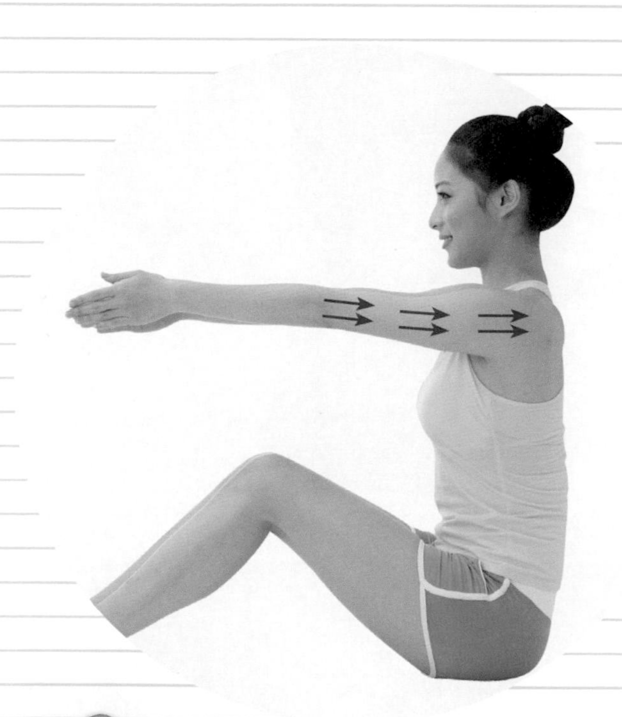

招式 1

刮拭手的上半部；手臂伸直，手心朝上，從肘關節的部位，順著手臂肌肉的方向往肩膀方向刮，可分成內側、外側和下方贅肉，共 3 條線來刮，每條線刮 10 ～ 15 下，手臂發熱、發痠即可。

招式 2 再刮拭手的下半部；將手臂微微彎曲，手掌向著上方，從手腕關節處開始往上快速刮痧，刮到肘關節的部位，建議分為前臂內側、前臂外側、兩側邊 4 條線來刮，此區脂肪不如上臂容易堆積，每一條線刮 7 ～ 10 下即可。

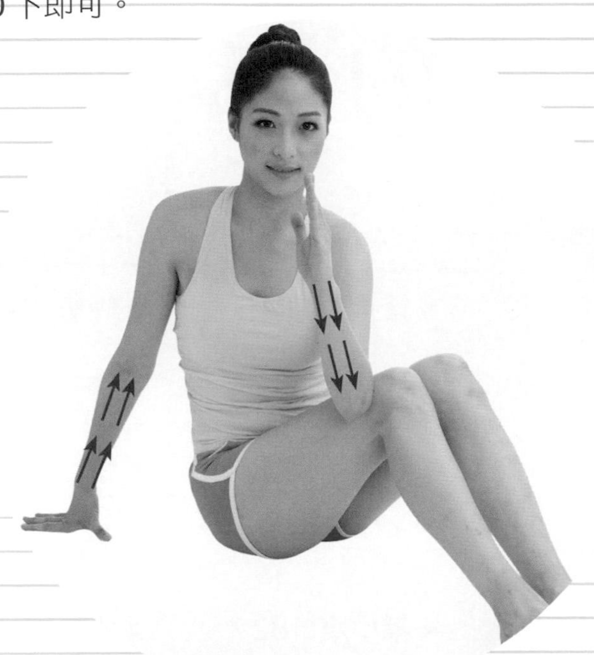

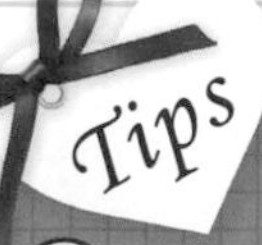

Tips

1. 刮痧過程如果感覺有硬塊卡住，放慢力道繼續刮，直到出痧不痛。
2. 在身體健康的狀態下，手臂刮痧後的皮膚呈粉紅色，也不會太痛；僅僅在經絡不通時才會出痧，看的見紅紅瘀血樣。
3. 刮拭手臂時，手指頭會出現一點酸酸脹脹的感覺，皆屬正常。
4. 骨頭比較突出的部位，建議不刮，或是極輕柔地刮拭，以避免受傷。

# 刮掉老廢物！胸部、腹部的「刮痧排毒」

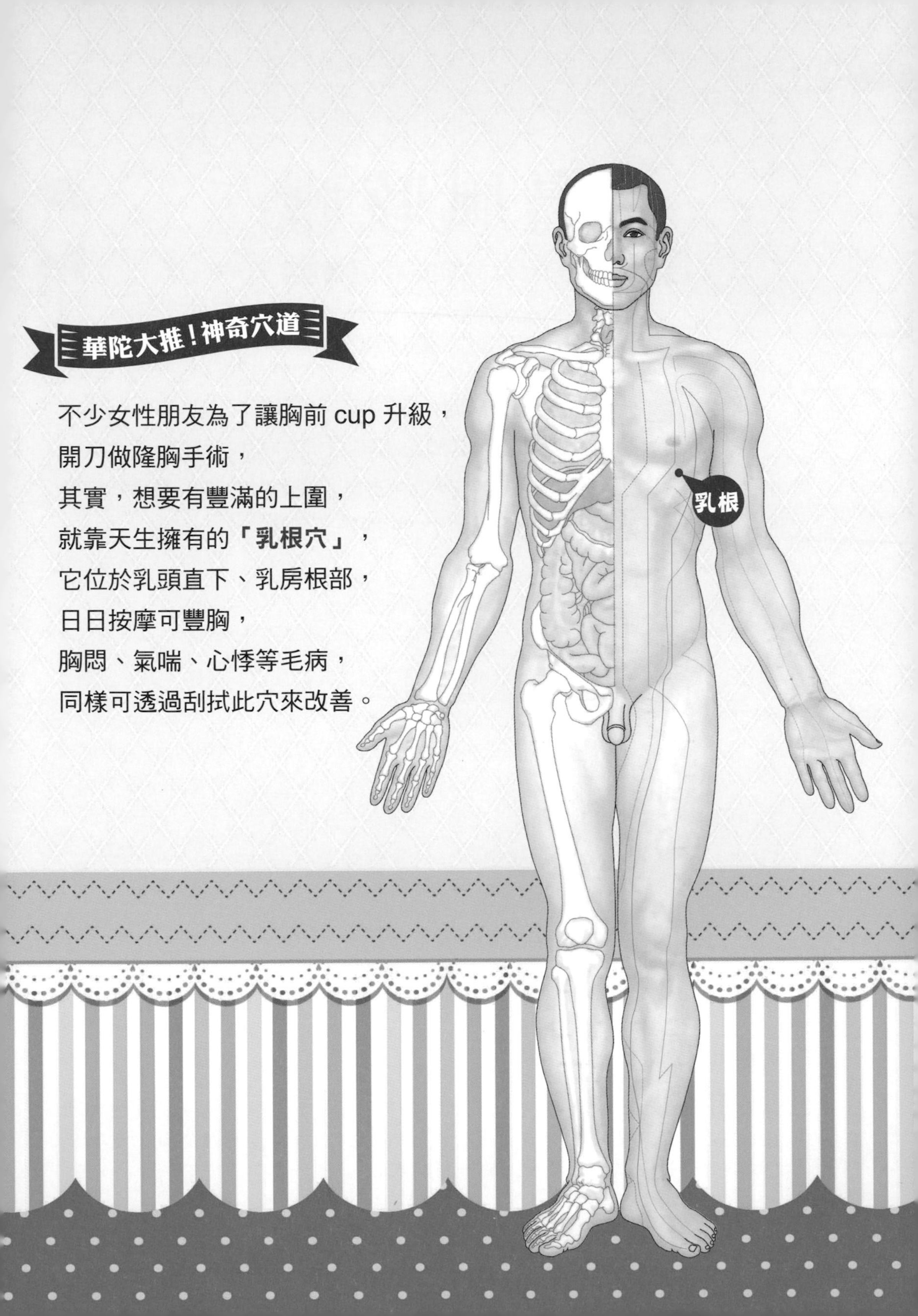


## 華陀大推！神奇穴道

不少女性朋友為了讓胸前 cup 升級，
開刀做隆胸手術，
其實，想要有豐滿的上圍，
就靠天生擁有的**「乳根穴」**，
它位於乳頭直下、乳房根部，
日日按摩可豐胸，
胸悶、氣喘、心悸等毛病，
同樣可透過刮拭此穴來改善。

# 傷風咳嗽

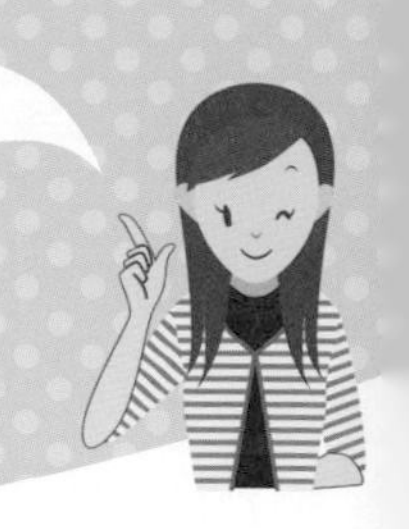

**【刮拭手法】**面刮 / 平面按揉　**【重度】**★★★★★

傷風型的咳嗽，是因為病毒、細菌感染支氣管，或是理化因素刺激氣管、支氣管黏膜及其周圍組織的非特異性炎症。除了咳嗽，臨床上以生痰、喘息、反覆發作為特徵。支氣管炎若為急性，患病初期為乾性痛咳，大約 3 ～ 4 天後隨著滲出物的增多，則變為濕性長咳。

## 健康診斷書

1. 病史：急性的支氣管炎，一般在發病之前無支氣管炎的相關病史，意即無慢性咳嗽、咳痰及喘息等等病史。
2. 病程及症狀：急性支氣管炎發病較快，剛開始為乾咳，逐漸變成咳黏痰或膿性痰，常伴胸骨後悶脹或疼痛、發熱等全身症狀，多在 3 ～ 5 天內好轉，但咳嗽、咳痰症狀則持續 2 ～ 3 週才恢復。
3. 併發症：急性支氣管炎大多時候並不會伴隨**慢性阻塞性肺氣腫**以及慢性肺心病，然而，當慢性支氣管炎發展到一定階段，都伴有上述疾病。

## 名詞解釋

**慢性阻塞性肺氣腫** 是慢性支氣管炎或其他慢性肺部疾患發展的結果，主要是因為肺臟組織終末支氣管遠端部分膨脹或者是過度充氣，進而導致肺組織的彈性減弱，容積增大的一種病症。

# 傷風咳嗽

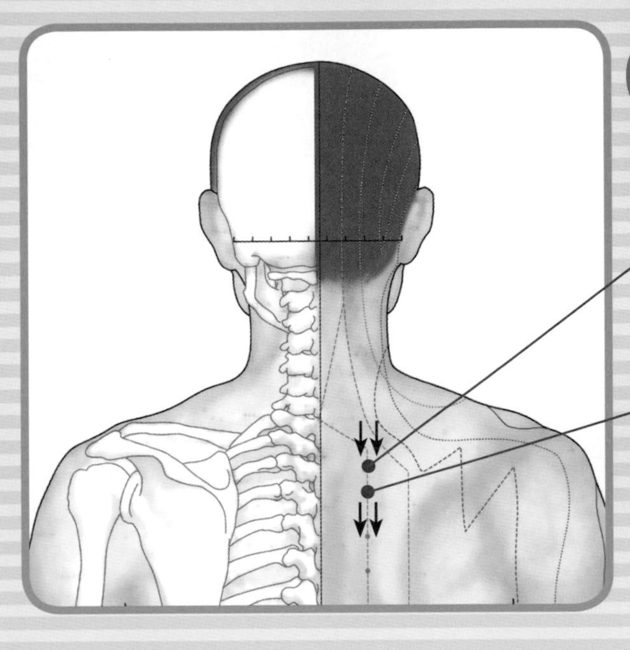

刮刮要點

**風門、肺俞等等穴道，刮拭方向請從上到下。**

**風門**▶此穴在背部，第2胸椎棘突下，旁開1.2寸處。

**肺俞**▶該穴道在背部，第3胸椎棘突下，旁開1.5寸之處。

刮刮要點

**刮拭天突穴、膻中穴時，輕輕地使力即可。**

**天突**▶本穴道位於胸骨上窩中央凹陷處。

**膻中**▶在胸部，前正中線上，平常4肋間隙，兩乳頭連線的中點。

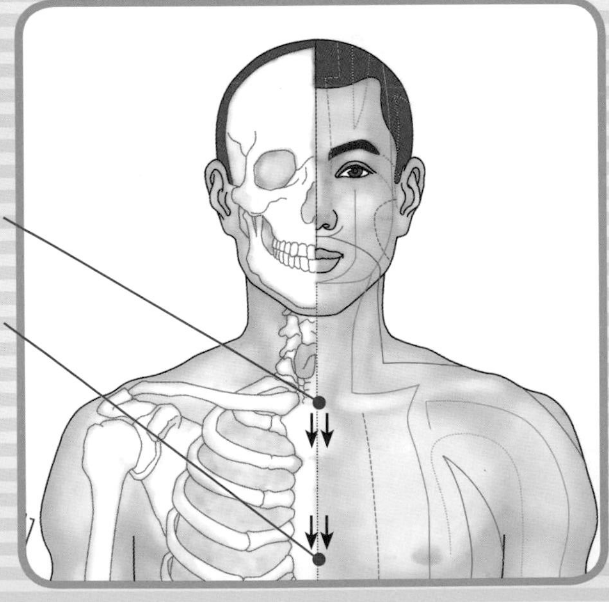

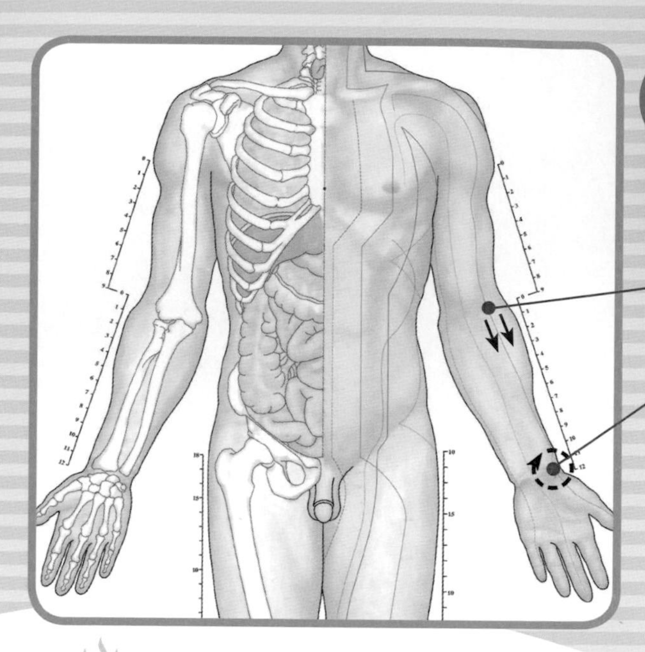

**刮刮要點** 不要過度用力地重刮尺澤穴、太淵穴之關節處。

**尺澤** ▶ 在肘橫紋中，肱二頭肌橈側凹陷處。

**太淵** ▶ 本穴道在腕掌側的橫紋橈側，橈動脈搏動之處。

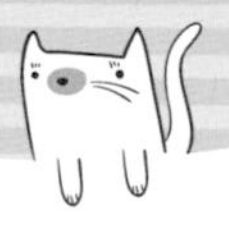

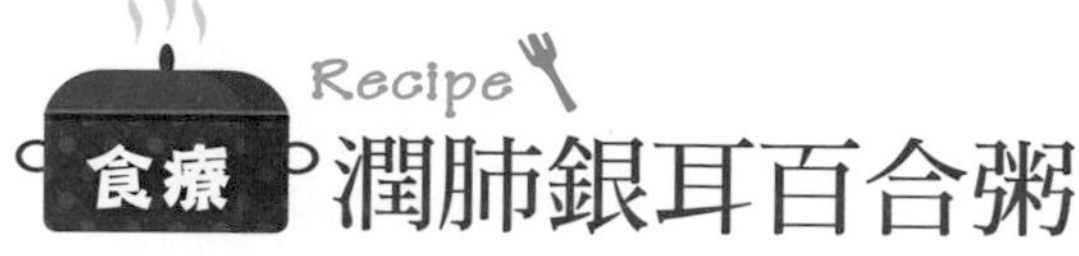


## 潤肺銀耳百合粥

備齊 30 克白木耳、30 克百合、50 克米，第一件事情必須將銀耳、百合洗乾淨，然後放置於鍋中，加入米粒及清水 1000 毫升，開大火煮滾約莫 5 分多鐘，接著改以小火燜煮 30 分鐘，即可盛粥食用。

### 日常保健

- ◎ 急性期患者，在使用抗生素的同時，應使用鎮咳、祛痰藥物。
- ◎ 保持室內空氣新鮮與流通，加以控制和消除各種有害氣體和煙塵，最好是戒除吸煙的不良習慣，並且多多留心身子的保暖工作。
- ◎ 加強體育鍛煉，提高耐寒能力和機體抗病能力。
- ◎ 每天一顆維生素C，或是增加富含維生素水果的攝取，也能預防傷風咳嗽。

# 慢性咳嗽

【刮拭手法】推刮 / 平面按揉　【重度】★★★★★

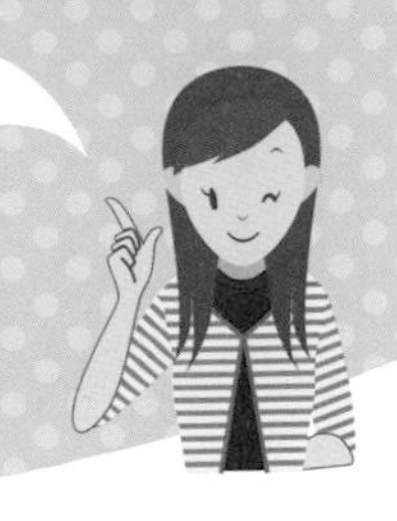

急性支氣管炎拖久了，容易成為慢性炎症，也會造成支氣管擴張，擴張可分為先天性與繼發性兩種，其中屬於先天性的較為少見，而繼發性擴張主要是由於支氣管和肺部反覆受感染、支氣管阻塞以及支氣管受到牽拉三種因素相互影響所致，是呼吸道疾病常見發展結果。

## 健康診斷書

1. 病史：慢性支氣管炎的患者，大多具有誘發支氣管擴張的呼吸道相關感染病史，例如**麻疹**、百日咳、肺炎、肺結核……等等。
2. 慢性咳嗽：早期無明顯症狀，或僅有慢性咳嗽。
3. 大量膿痰：後期會出現大量膿痰，且呈現黃綠色，放在玻璃管中靜置一段時間之後可分成三層：上層泡沫、中層漿液、下層膿液及細胞沉渣，此時往往已出現了明顯感染症狀。
4. 患者在早上起床或夜間上床等體位變動的時候，咳痰增多；重覆再三出現呼吸道感染、發熱、咳嗽加重、膿痰增多等等人體不適症狀。

## 名詞解釋

**麻疹** 是兒童常見的急性呼吸道傳染病之一，傳染性很強，主要表現為初期發熱、咳嗽、流鼻涕、眼結膜充血、眼珠子畏光，經過大約２～３天後，口腔頰黏膜會開始出現麻疹黏膜斑。

# 慢性咳嗽

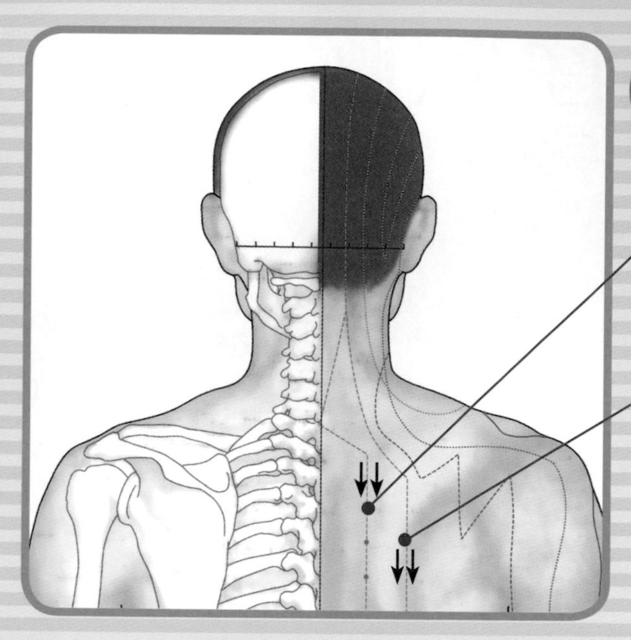

刮刮要點：從上向下，刮拭肺俞、膏肓。

**肺俞**▶此穴位在背部，約第 3 胸椎棘突下，旁開 1.5 寸。

**膏肓**▶在背部第 4 胸椎棘突下，旁開 3 寸。

刮刮要點：空腹或飽餐後，禁止刮拭天突穴、膻中穴。

**天突**▶該穴位在胸骨上窩中央的凹陷之處。

**膻中**▶在胸部，前正中線上，平第 4 肋間隙，兩乳頭連線的中點。

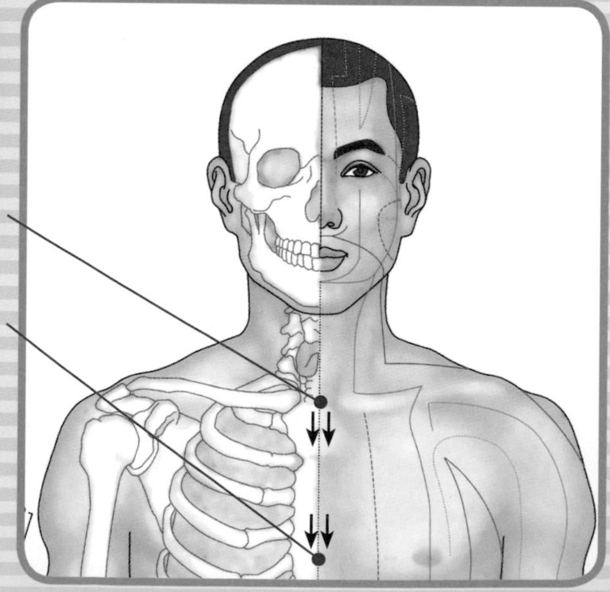

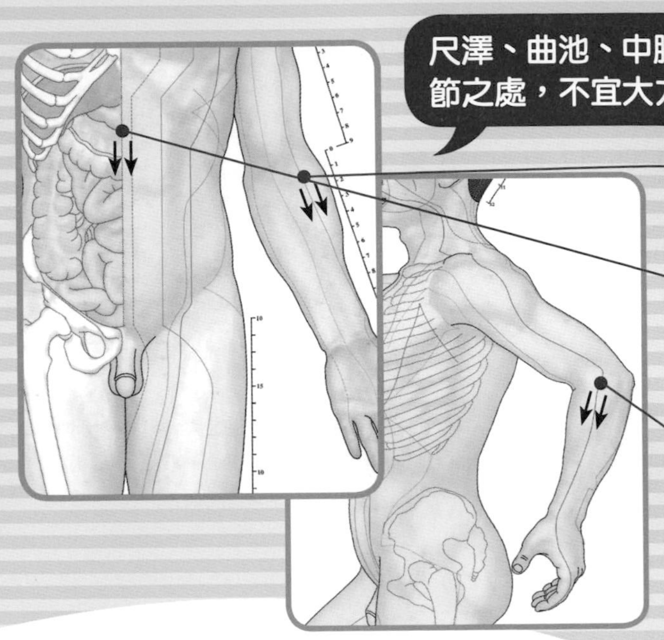

刮刮要點

尺澤、曲池、中脘，如有經過關節之處，不宜大力刮。

**尺澤**▶在肘橫紋中，肱二頭肌橈側凹陷處。

**中脘**▶在上腹部，前正中線上，臍中上大約4寸之位置。

**曲池**▶屈肘成直角時，肘橫紋外側端與肱骨外髁連線的中點位置。

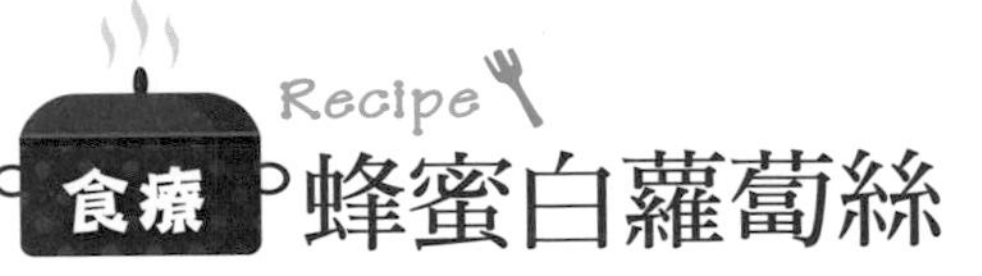


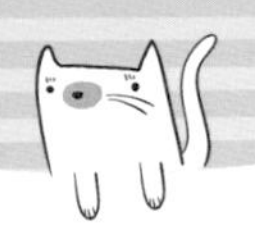

## 蜂蜜白蘿蔔絲

切取需要份量的白蘿蔔，將其洗淨、切成絲，加入適量的蜂蜜，攪拌均勻，再將它們一同盛於玻璃瓶中，放置約莫一天的時間，等待汁液慢慢出現之後，即可食用蘿蔔絲、喝蘿蔔蜂蜜水。

## 日常保健

◉ 戒煙，避免吸入刺激性氣體。

◉ 在幼年時期積極防治麻疹、百日咳、支氣管炎、肺炎等疾病，並做好傳染病的預防接種，以防止支氣管腔受損而發展成為支氣管擴張。

◉ 堅持參加適當的體育鍛煉，增強體質，提高抗病能力。

◉ 預防感冒，積極根治鼻炎、咽喉炎、慢性扁桃腺炎等上呼吸道感染。

# 呼吸困難

**【刮拭手法】**推刮 / 面刮　**【重度】**★★★★★

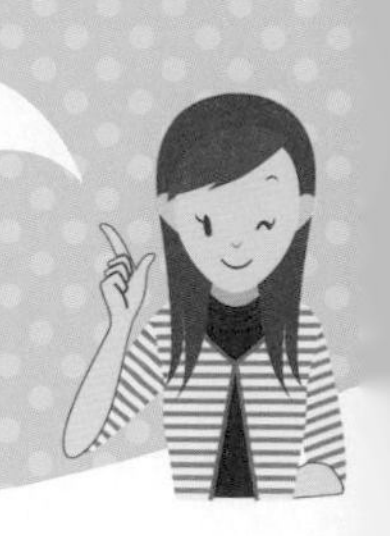

呼吸不過來，很多時候是由於支氣管痙攣所引起，主要表現為不間斷地發作、喘息、氣促、胸悶或咳嗽，並且其發作的時段一般大多在夜間和淩晨，氣道對於多種刺激因數反應性增高。來自任何年齡層的人，都有患上此病的可能性，因此，它是一種很常見的呼吸道疾病。

## 健康診斷書

1. 反覆發作的呼氣性呼吸困難，發作時甚至不能平臥，而症狀快要停下來的時候，會咳出白色的泡沫痰。
2. 進行肺部聽診時，兩肺會充斥著哮鳴聲。
3. 遇到誘發因素（例如：**塵蟎**）時，發作的情形容易更加重。
4. 特別經常在夜間及淩晨發作，或者是變得嚴重。
5. 秋、冬季節為呼吸困難高發生率的時節。
6. 平喘藥通常能夠紓解症狀，並且有明顯的緩解期。

## 名詞解釋

**塵蟎** 塵蟎是一種過敏源，可引致哮喘、鼻炎、皮膚炎，危害人類健康。塵蟎個體極小，肉眼不易發現，主要分為孳生於枕頭、被褥、軟墊、傢俱中的屋塵蟎，以及存在於面粉廠、棉紡廠、食品倉庫、中藥倉庫地面上的粉塵蟎。

## 呼吸困難

刮刮要點 大椎、肺俞、靈台、腎俞，從上向下刮拭。

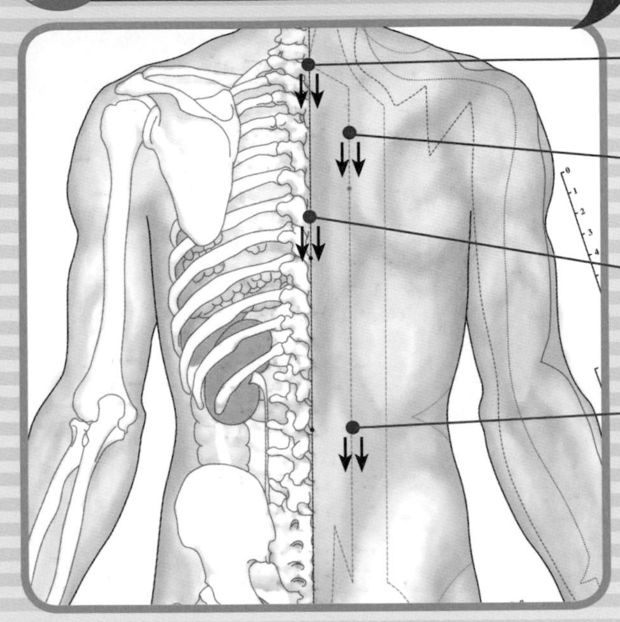

**大椎** ▶ 大椎穴位在第 7 頸椎棘突下的凹陷處。

**肺俞** ▶ 在背部，第 3 胸椎棘突下，旁開 1.5 寸。

**靈台** ▶ 在背部，後正中線上，第 6 胸椎棘突下，可找到此穴。

**腎俞** ▶ 在腰部，第 2 腰椎棘突下，旁開 1.5 寸。

刮刮要點 天突、玉堂、膻中，刮痧過程宜輕柔，乳房處禁刮。

**天突** ▶ 天突穴位在胸骨上窩中央凹陷之處。

**玉堂** ▶ 在胸部，前正中線上，平第 3 肋間隙。

**膻中** ▶ 在胸部，前正中線上，平第 4 肋間隙，兩乳頭連線之中點。

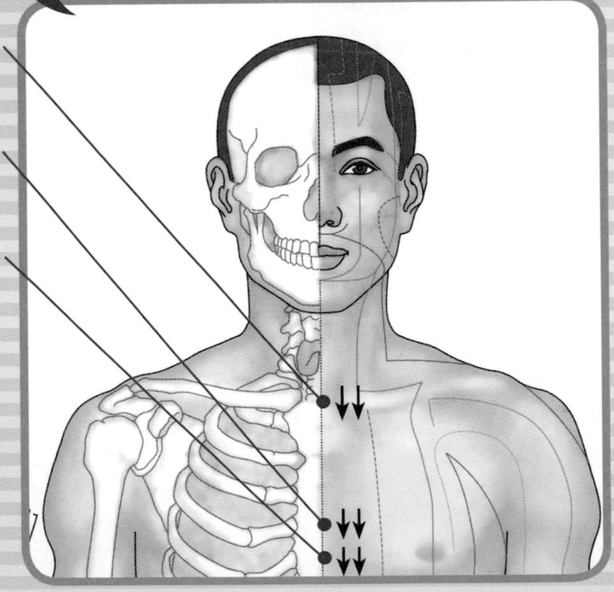

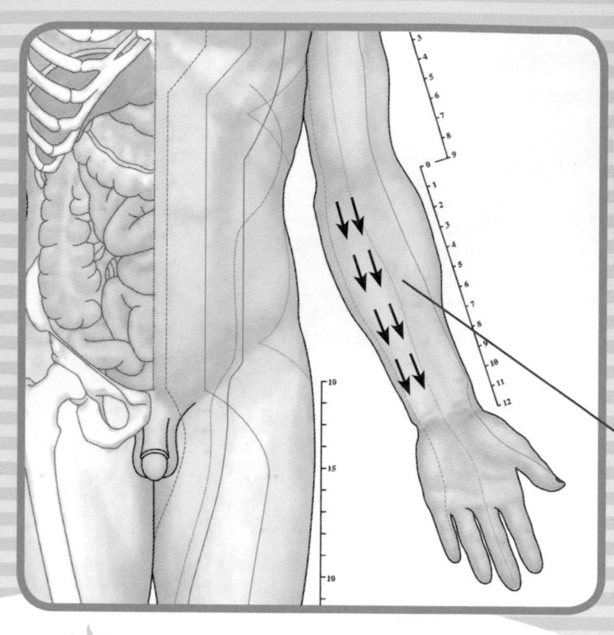


刮刮要點

手臂掌側從上向下刮拭，路過關節所在處則輕輕刮過即可。

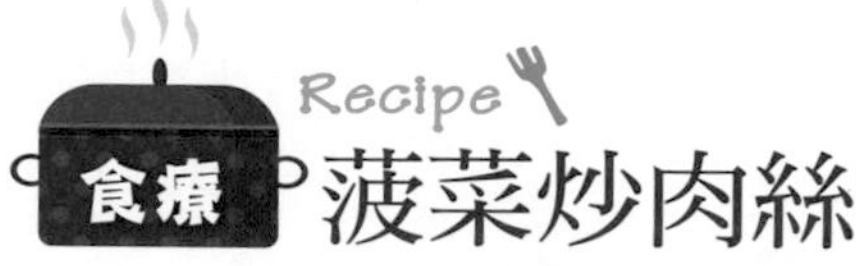
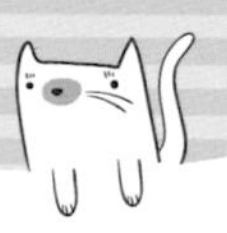

## 食療 Recipe 菠菜炒肉絲

採買150克瘦肉、300克菠菜、15克蝦米，再準備醬油、醋、味精、香油各適量。先將菠菜用開水泡透後，入冷水過涼；瘦肉切絲；蝦米泡發，鍋內入油燒熱後，下肉絲、菠菜、蝦米煸炒，最後再調味即可。

## 日常保健

◎ 避免大的情緒波動，如憂慮、悲傷、過度興奮，甚至大笑等。

◎ 遠離塵蟎，小貓、小狗的皮垢，以及花粉、牛奶、禽類的蛋、蠶絲床具、羽毛衣物、飛蛾、棉絮、真菌……等等過敏源頭。

◎ 避免突擊性的、強烈的或長時間的體力勞動以及緊張的競技性運動。

◎ 避免吸入煙、塵和植物油、汽油、油漆等氣味以及冷空氣等。

# 胸悶心痛

【刮拭手法】面刮 / 平面按揉　【重度】★★★★★

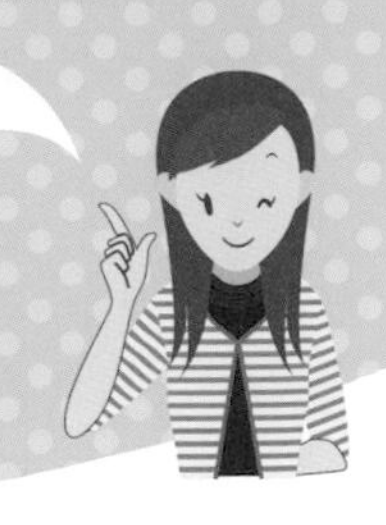

心臟絞痛是冠狀動脈供血不足、心肌急劇缺血、暫時缺氧所引起的症候群。它的特點是陣發性的前胸壓榨般疼痛，疼痛主要位於胸骨後部，常發生於過度勞累或情緒激動時，每次發作 3 ～ 5 分鐘，可數日一次，也可一日數次，緩解方式為休息，或使用**硝酸甘油**。

## 健康診斷書

1. 心絞痛雖名為「絞痛」，實際上也並非「絞痛」，應是緊縮、壓迫、窒息、沉重、悶脹型的疼痛；疼痛或不適感開始時較輕，逐漸增劇，亦有少數病人有燒灼感，呼吸短促，並伴有咽喉或氣管上方的緊張感。
2. 痛感會逐漸消失，較不易因為體位改變或深呼吸而影響。延續時間一般為 1 ～ 15 分鐘，偶而可達到 30 分鐘。
3. 誘發因素以身體勞累為主，其次為情緒激動，此外，如爬樓梯、快步走、逆風跑步、用力排便、暴露於寒冷以及恐懼、緊張、發怒、煩惱，也都會誘發胸悶心痛，自發性心絞痛也可在無任何明顯誘因下發生。

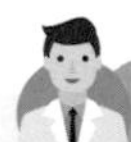

## 名詞解釋

**硝酸甘油** 是用來防治冠心病、心絞痛的特效藥之一，它主要是通過擴張冠狀動脈和靜脈血管的方式，來降低心肌的耗氧量，並且同一時間增加心肌的供血量，從而達到制止疼痛感之目的。

# 胸悶心痛

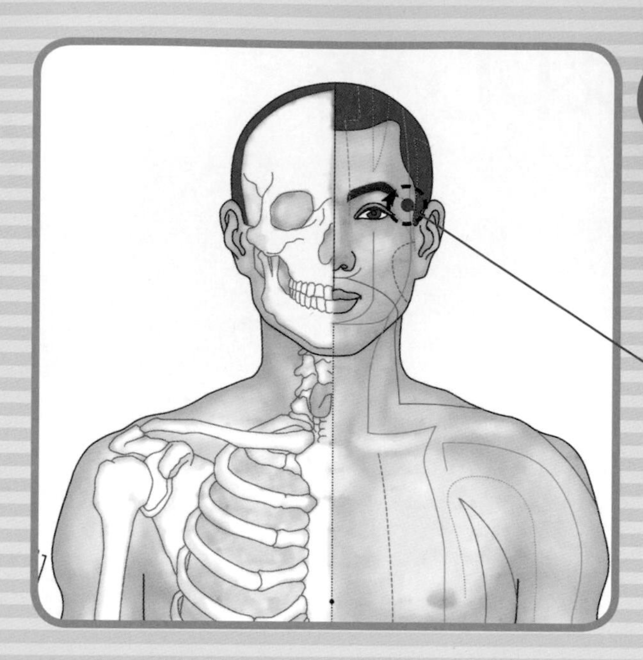

刮刮要點 太陽穴的按揉，可用刮痧板的一角，用力適度即可，不宜重。

**太陽**▶在顳部，外眼角與眉梢之間向後約 1 橫指的凹陷處。

刮刮要點 刮拭膻中、中府，盡量輕柔，乳頭禁止刮痧。

**中府**▶位在胸前壁外的上方，前正中線旁開 6 寸，平行第 1 肋骨的間隙處。

**膻中**▶位在胸部，前正中線上面，平行第 4 肋骨的間隙，兩乳頭連線的中點。

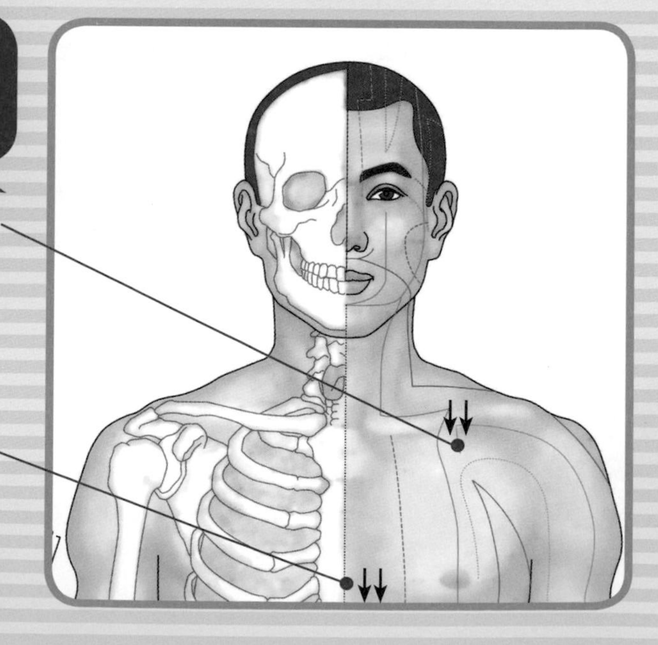

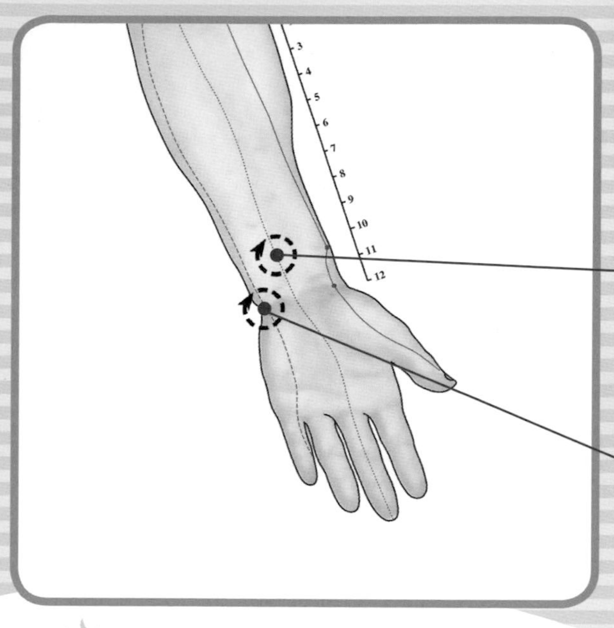

刮刮要點

內關、神門，若為關節之部位，輕輕刮拭即可。

**內關**▶在前臂掌側正中，腕橫紋上 2 寸，在橈側腕屈肌腱以及掌長肌腱之間。

**神門**▶在腕掌側橫紋尺側端的凹陷之處。

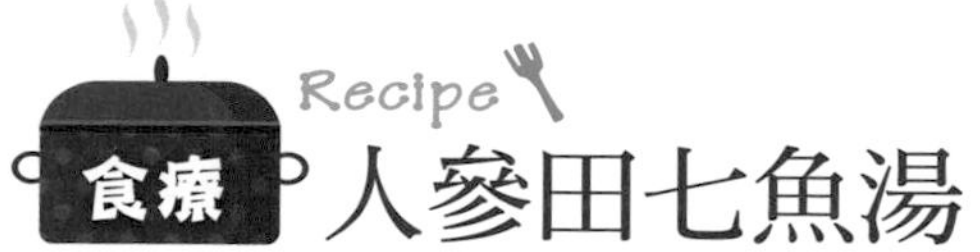

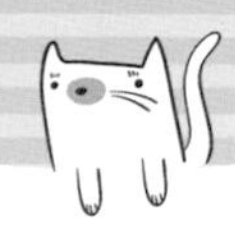

## 食療 Recipe 人參田七魚湯

將田七 15 克、花旗參 25 克搗碎，一尾鮮魚去鱗片及內臟，洗淨之後切塊，加水適量，丟進大紅棗 5 枚同煮，水沸後再燉 25 分鐘，不加任何調料，吃魚、喝魚湯。要特別注意的是，本道佳餚不適合孕婦食用。

## 日常保健

- 早睡早起，避免熬夜，睡前不宜看緊張、恐怖的小說和電視節目。
- 維持情緒的平穩，切忌不要暴怒失控、驚恐、過度煩憂、狂喜無度。
- 三餐飲食宜清淡，多吃易消化的食物，每餐要有足夠的蔬菜和水果，少量多餐，晚餐量要尤其少；肥胖者應控制攝食量，以減輕心臟負擔。
- 戒煙；不宜喝濃茶、咖啡；可以飲用少量啤酒、葡萄酒等等低濃度酒來促進血脈流通，氣血調和；避免重度體力勞動、避免過度精神疲累。

# 胃脹氣

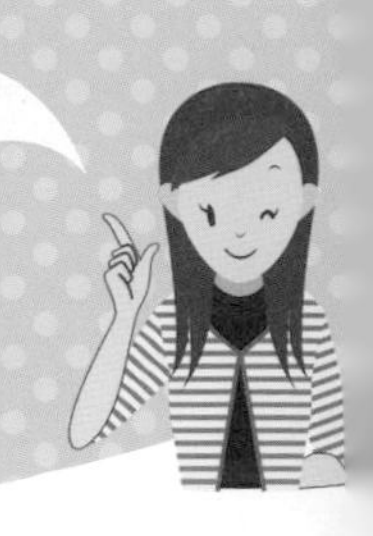

**【刮拭手法】**面刮　**【重度】**★★★★★

腸胃內的氣主要來源有二，第一種是從嘴巴吞入，包括吃飯狼吞虎嚥、邊吃東西邊講話、喜歡喝碳酸飲料，諸多原因都會產生一肚子**噯氣**；第二種來源是腸道內菌叢發酵而產生的氣體，可區分為兩大類：器質性腸胃病（如腸沾黏）、功能性腸胃病（如大腸激躁症）。

## 健康診斷書

1. 胃脹氣發生之時，胃部會感到有種撐脹的感覺，裡面好像有氣在轉，患者的腹部肌肉有時候摸起來會呈現一種緊繃感。
2. 比起平常的樣子，胃脹氣的上腹部會明顯膨脹；若是進行胃脹氣檢查，透過按壓測試，患者會反應出不適、想吐的感覺。
3. 胃脹氣可以單獨存在，也可以和某些胃病共同存在。一般來說，導致胃脹氣的胃病主要有慢性胃炎、糜爛性胃炎、胃潰瘍……等等。
4. 也可以從患者飲食來做分析；病患如果在病發期間，曾經吃下豆類、花生、蓮藕……這類澱粉含量高的東西，可能就是造成胃脹氣的原因。

## 名詞解釋

**噯氣** 指胃氣從胃中上升逆衝，冒出有聲之症，其聲沉長，與打嗝（聲短促）不大相同，常伴有胃腸飽脹的感覺。患者即便不進餐也有飽食感，亦會伴隨著胸悶、難入眠……等等其它人體不適症狀。

# 胃脹氣

刮刮要點 從下往上，刮拭膻中、中脘、關元、中極，空腹及飽餐後禁刮。

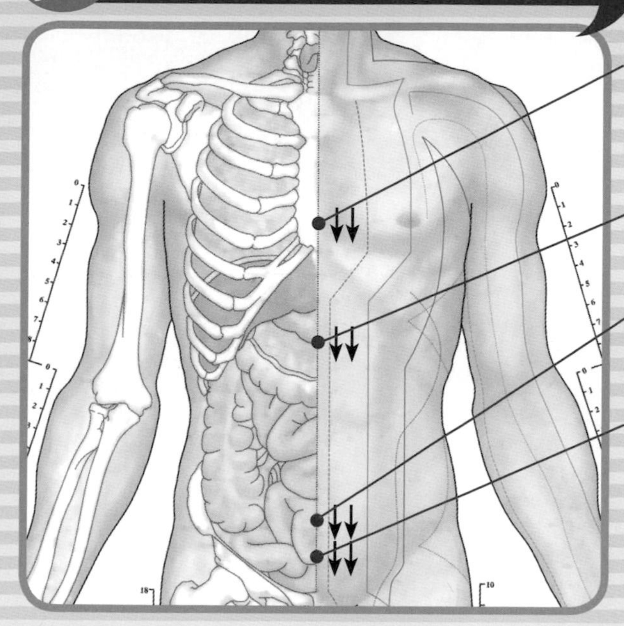

**膻中**▶在胸部，前正中線上，平第4肋間隙，兩乳頭連線的中點。

**中脘**▶在上腹部，前正中線上，臍中上4寸。

**關元**▶在下腹部，前正中線上，臍中下3寸。

**中極**▶在下腹部，前正中線上，臍中下4寸。

刮刮要點 由下方開始，向上方刮拭脾俞、胃俞的位置。

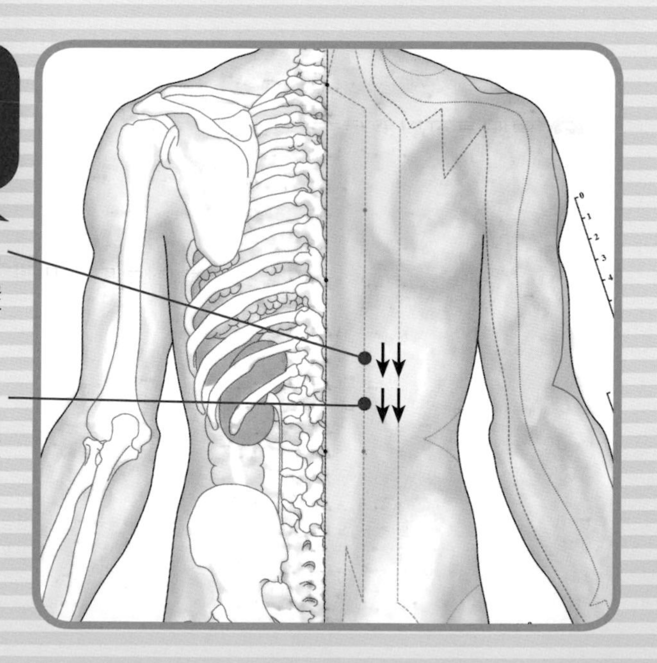

**脾俞**▶本穴位在背部，第11胸椎棘突下，旁開1.5寸。

**胃俞**▶此穴位在背部，第12胸椎棘突下，旁開1.5寸。

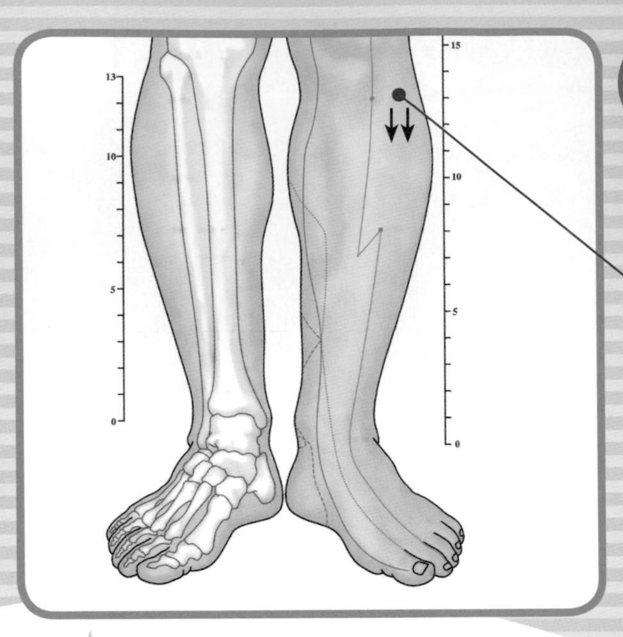


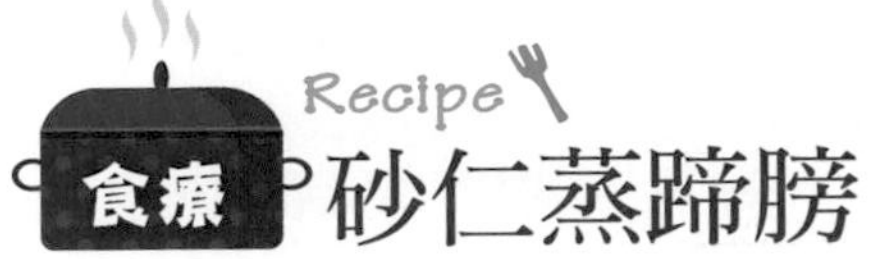


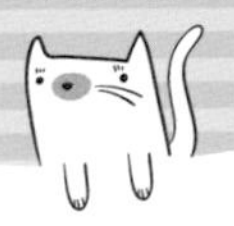

## 食療 砂仁蒸蹄膀

花椒5克、食鹽4克下鍋爆炒，搓揉上扎滿孔的500克蹄膀，醃一天，洗淨後瀝乾，撒上磨成細末的50克砂仁，包捲白布，放入大碗中，加入30克生薑末、100克蔥末、100克米酒，蒸熟抹上芝麻油。

## 日常保健

◎ 有易脹氣體質的人，少吃地瓜、芋頭、馬鈴薯、玉米、香蕉等等產氣食物。
◎ 有乳糖不耐症的人少喝牛奶、少吃乳製品，否則易有胃脹氣的情形。
◎ 吃飯時少說話，避免把氣體吞下肚；飯後也忌諱坐著不動，否則將會導致氣體悶在肚子裡，在腸胃道憋出一肚子氣。
◎ 壓力也是胃脹氣的原因之一，建議每日利用時間放鬆，或做簡單伸展操，掃除累積的壓力；飯後散散步，可促進腸胃蠕動，趕走脹氣。

# 便祕

**【刮拭手法】**角刮 / 厲刮　**【重度】**★★★★★

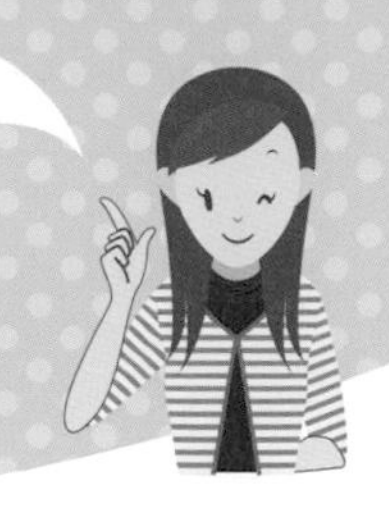

便祕是一種症狀，通常是指排便次數少；但也可以是糞便之容量、重量減少；或是排便要很費力；或是有無法完全排空之感覺。大約高達 80%的民眾，在其一生中必然會遇到便秘問題，排便不順的情況維持太久，就恐怕對消化、排泄系統造成危害，甚至演變為痔瘡。

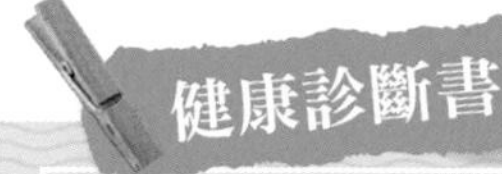


1. 排便時出血，血色鮮紅，血量不大，但是嚴重時亦可能大流血。
2. 糞便乾硬、肛門沉重、疼痛，常與排便不完全感並存，一旦出現水腫、感染的情形時，局部疼痛感會更加地劇烈。
3. 搔癢：肛門周圍若有挫傷，復原過程會帶來搔癢感，甚至進一步導致皮膚濕疹，使得患者極為難受，坐立難安。
4. 便祕的情形若長期存在，容易發展成**痔瘡**，當痔發展到一定程度，即能脫出肛門，由小變大，需要自行用手推回肛門內。

**痔瘡** 每個人在肛門口周圍都有很多小靜脈，當這些靜脈不正常擴張或變大，稱之為痔瘡，痔瘡可以分為內痔、外痔及混合痔，痔瘡一旦形成，即不可能痊癒，所以最好的治療即是預防發生，平日要多喝水多運動。

# 便祕

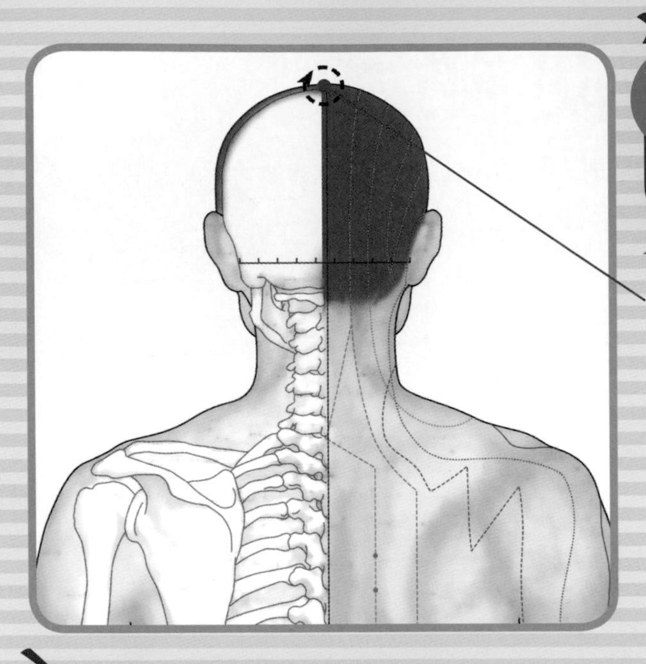

刮刮要點 用刮痧板的薄邊或一角刮拭百會穴，發熱就好。

**百會** ▶ 在頭部，前髮際正中直上 5 寸或兩耳尖連線的中點處。

刮刮要點 膈俞、腎俞、關元俞、長強等等穴道，可以從上向下刮拭，一氣呵成，中間不要停頓下來。

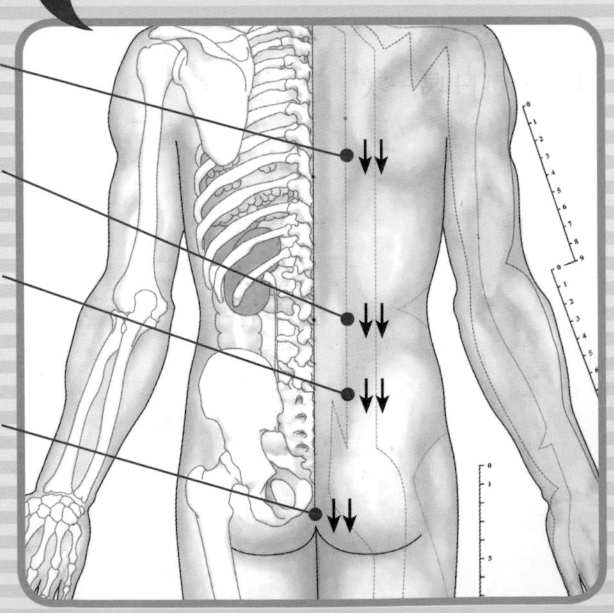

**膈俞** ▶ 在背部，第 7 胸椎棘突下，旁開 1.5 寸。

**腎俞** ▶ 在腰部，第 2 腰椎棘突下，旁開 1.5 寸。

**關元俞** ▶ 在腰部，第 5 腰椎棘突之下，旁開 1.5 寸之處。

**長強** ▶ 位在尾骨端與肛門之連線的中點處。

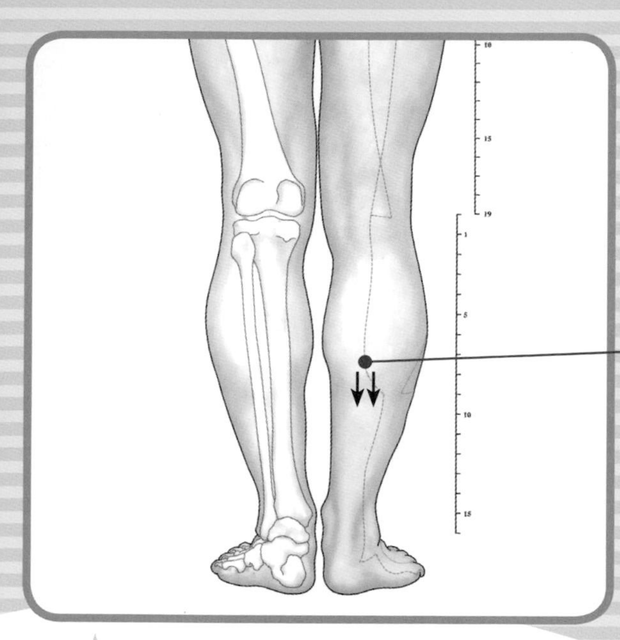


**刮刮要點** 承山穴道附近的皮膚如果已受感染，刮拭時，應注意避開。

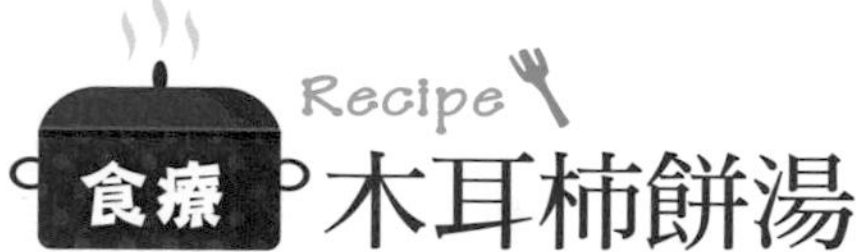
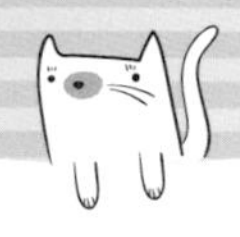

## 食療 木耳柿餅湯

備妥6克黑木耳、50克柿餅、50克紅糖之後，先將黑木耳清洗乾淨、用刀子切成碎片，再將它與柿餅、紅糖一同放進鍋裡，慢慢煮成湯。煮好以後，每日喝一次，建議可以連續喝上5～6天。

## 日常保健

- ◉ 應該經常保持肛門周圍的清潔，並且勤換內褲；養成定時排便的好習慣，倘若排便時間大多會超過3分鐘者，必須逐漸控制在3分鐘內。
- ◉ 注意生活有規律，保證充足的睡眠，同時避免久坐、久站，每次坐著45分鐘，就要起來活動5分鐘，是有效預防痔瘡發生的根本原則。
- ◉ 司機、孕婦、上班族……等族群，上午和下午各做10次提肛動作。
- ◉ 大便常常呈現乾燥者，飲水量需充足，建議喝點蜂蜜水。

# 腹瀉

【刮拭手法】面刮　【重度】★★★★★

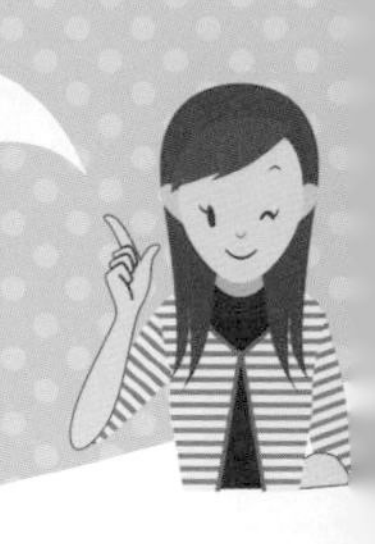

腹瀉，俗稱拉肚子，最常見的原因為腸道感染，可能是病毒、細菌、或寄生蟲感染，也就是一般所謂的**腸胃炎**，主要是透過污染的食物或飲料等途徑傳染。其它可能造就腹瀉的非感染性原因包含：乳糖不耐症、發炎性腸道疾病、大腸激躁症、急性中毒……等等因素。

## 健康診斷書

1. 輕症：腹瀉物呈稀糊狀、蛋花樣，可能帶著黏凍感，但沒有出現膿、血，每日數次，發作前會有腹痛，亦可能有輕度噁心、嘔吐。
2. 重症：一天可以腹瀉十多次，甚至更多，伴有嘔吐、高熱、體倦、嗜睡、煩躁……等現象，眼眶凹陷，皮膚彈性消失，黏膜乾燥，少尿或無尿。
3. 會造成腹瀉的原因，除了消化系統對於某些食物的不適應反射之外，也可能是不慎吃下了不潔的東西，若可以首先將原來的疾病治癒，腹瀉的不適症狀也比較容易被治好。

## 名詞解釋

**腸胃炎** 病患的主要症狀是上吐、下瀉，而單獨出現一種症狀較為少見，輕度患者會出現腹部絞痛、發燒、頭痛、怠倦和肌肉酸痛，症狀在受到感染後 12 ～ 72 小時開始，通常大約在一週內會自然痊癒。

# 腹瀉

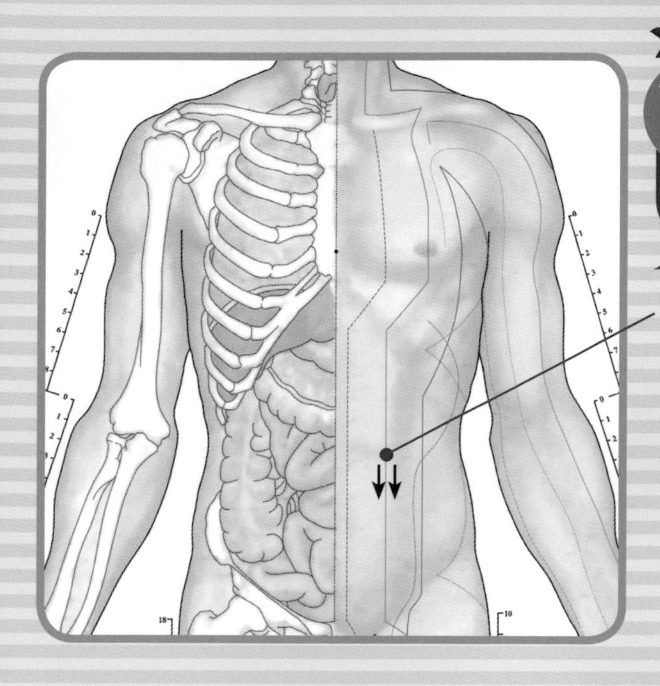

刮刮要點

中脘穴及天樞穴，空腹及飽餐後皆禁止刮拭。

**天樞**▶在腹中部，平行肚臍正中央，距臍中大約 2 寸之處。

刮刮要點

脾俞及胃俞，從上向下刮拭。

**身柱**▶位在背部，後正中線上，第 3 腰椎棘突下的凹陷中。

**大腸俞**▶大腸俞就位在腰部，大約第 4 腰椎棘突下，旁開約 1.5 寸。

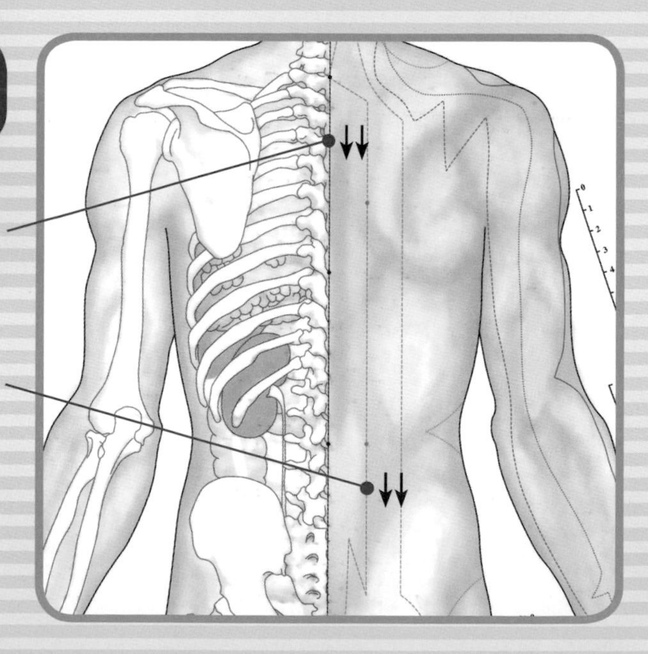

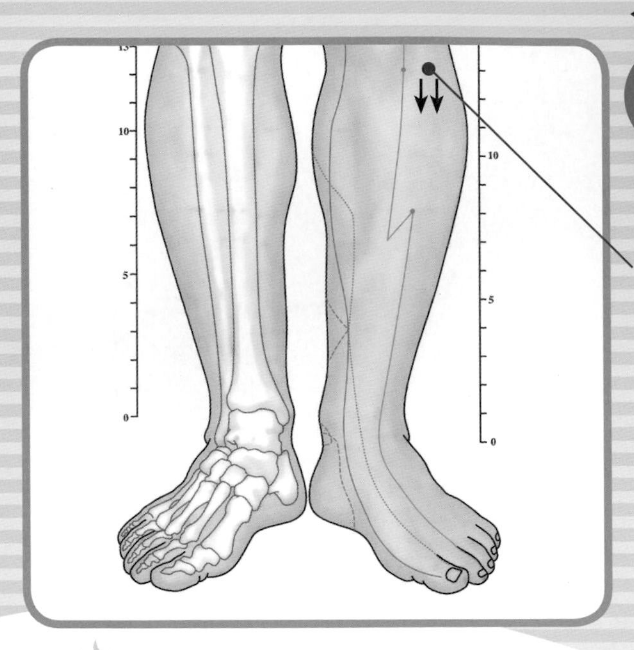

刮刮要點 三陰交關節處，不宜重刮。

足三里▶外膝眼下3寸，距脛骨前緣1橫指（中指）。

## 食療 丁香麵

將丁香2克、草果1顆（去心）一起打成細粉，備用；在鍋內加入清水適量，開大火煮沸之後，放入麵條，再次煮到水滾，接著加入丁香、草果，帶麵煮熟，再以3克胡椒粉、3克鹽、3克味精來調味，盛盤食用。

## 日常保健

◎ 日常生活中常常會碰到寒性食物，例如：西瓜和海鮮都屬於寒涼，有些人可能不知不覺吃過量；腸胃較弱的人，應該試著去了解不同食物的屬性，避免吃太多寒性食物，對胃腸造成太大負擔。

◎ 腹瀉者，飲食更該節制，水果、果汁或飲料是生冷物，不宜多吃；麵包、饅頭或養樂多等發酵食品也不適合；油炸或燒烤的食品太刺激，更別多吃。

◎ 注意夜間睡眠時腹部的保暖工作，勿讓冷風直吹。

# 消化不良

【刮拭手法】推刮 / 平面按揉　【重度】★★★★★

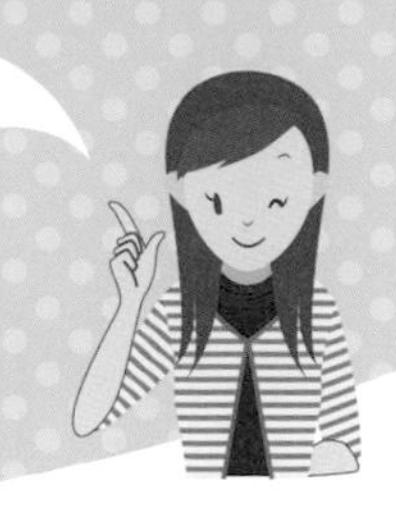

功能性消化不良的症狀，包括腹脹、早飽、噯氣、食欲不振、噁心、嘔吐……等等一系列的臨床綜合症狀，患者經過檢查排除相關的**器質性病變**，症狀可持續或反復發作，其病程一般規定為超過 1 個月，或在 12 個月之中，累計超過 12 個星期以上。

## 健康診斷書

1. 出現腹脹、早飽、噯氣、噁心、嘔吐……等上腹部不適症狀。
2. 上腹不適的感覺，至少持續 4 週，或者是在一年內累計超過 12 週。
3. 伴有不安、焦慮、抑鬱、失眠、多夢、心悸、手足多汗、血壓偏低等症狀。
4. 內鏡檢查未發現食道炎、胃潰瘍、十二指腸潰瘍、糜爛、腫瘤等器質性病變，也無上述疾病的相關病史。
5. 成因複雜，不易研究，不過仍然有一些直接或間接的證據可以解釋，可能是胃腸道蠕動收縮異常、胃腸道感覺耐受力異常、內臟神經敏感、胃酸分泌異常、胃部黏膜發炎、中樞與腸道溝通異常……等等。

## 名詞解釋

**器質性病變** 是指多種原因引起的機體某一器官或某一組織系統發生疾病，而造成的該器官或組織系統永久性的損害，這就叫做器質性病變。器質性疾病發生後，應及時檢查，首先要確認是否伴隨其它疾病。

# 消化不良

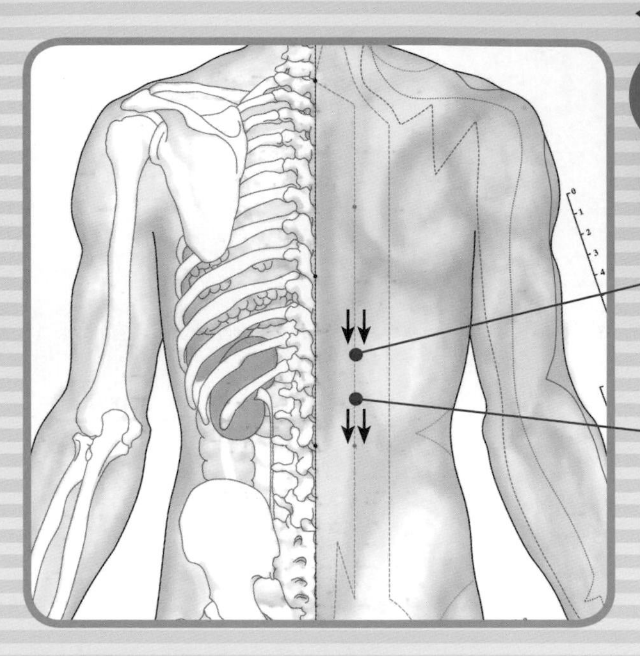

刮刮要點

探取脾俞穴、胃俞穴，並且從上向下刮拭。

**脾俞**▶此穴在背部，第11胸椎棘突下，旁開1.5寸。

**胃俞**▶該要穴位在背部，第12胸椎棘突下，旁開1.5寸。

刮刮要點

中脘、天樞，空腹時及飽餐後，皆不是其適當的刮痧時間。

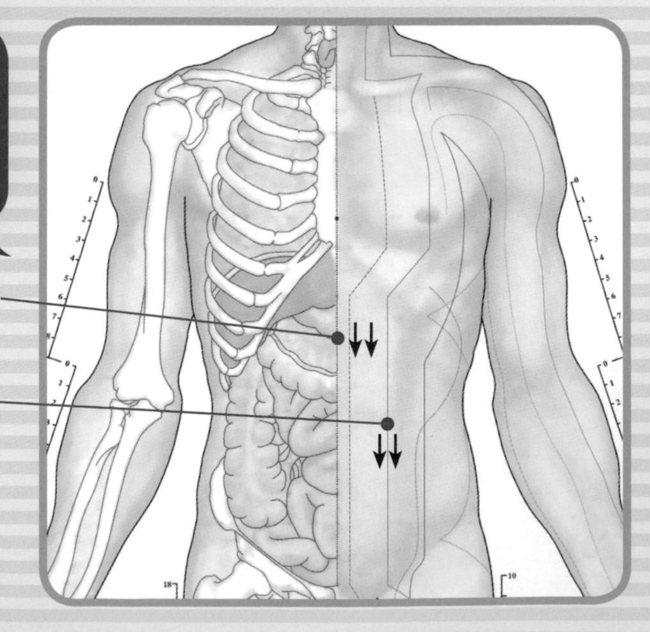

**中脘**▶在上腹部，前正中線上，臍中上4寸。

**天樞**▶在腹中部，平臍中，距臍中2寸處。

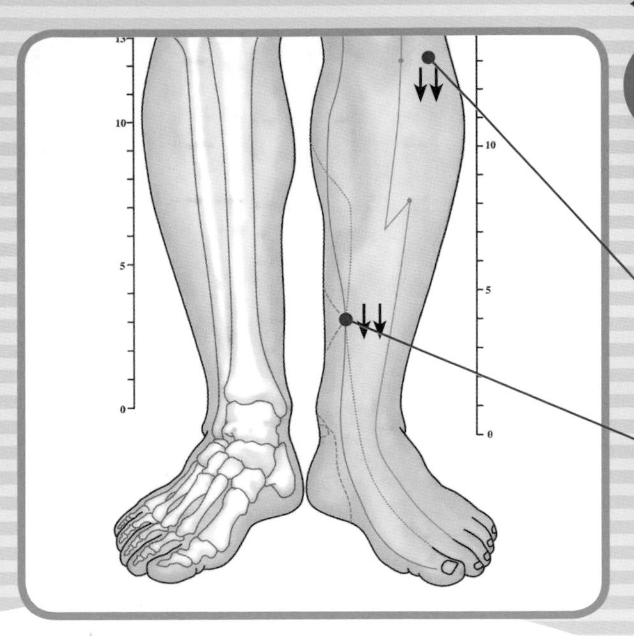

刮刮要點

刮拭足三里、三陰交，關節處並不宜重刮。

**足三里**▶外膝眼下3寸，距脛骨前緣1橫指（中指）。

**三陰交**▶位在小腿的內側，足內踝尖上3寸，脛骨內側緣的後方。

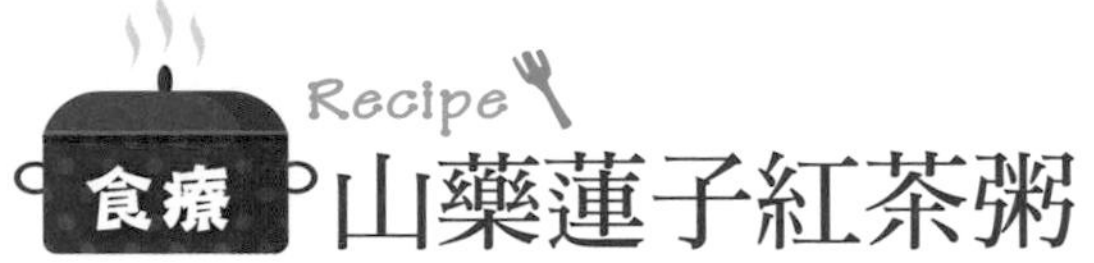


## 山藥蓮子紅茶粥

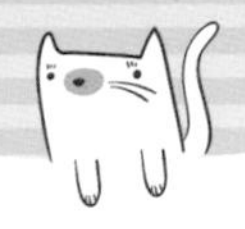

取山藥50克、蓮子15粒、米100克、紅茶2克、冰糖適量；先洗米，將山藥去皮，放入塑膠袋內拍碎，倒出剁細；接著以水將紅茶、蓮子煮沸，然後放入山藥與米，熬成粥，待熟透後，放入冰糖調味即可。

## 日常保健

- ◉ 個人的進餐時間最好固定下來，並且要保持輕鬆愉快的心情，萬不要匆促進食、囫圇吞食，或者是邊走邊吃。
- ◉ 進餐過程中，避免討論太過嚴肅、傷腦筋的問題，甚至是爭吵。
- ◉ 進餐時不要穿束緊腰部的衣褲；不要在進餐後馬上吸煙。
- ◉ 忌諱大吃大喝，尤其是辛辣和富含脂肪的食物。
- ◉ 若身體沒有乳糖不耐的現象，可在兩餐之間喝一杯牛奶，避免胃酸過多。

# 慢性胃炎

【刮拭手法】面刮 / 平面按揉　【重度】★★★★★

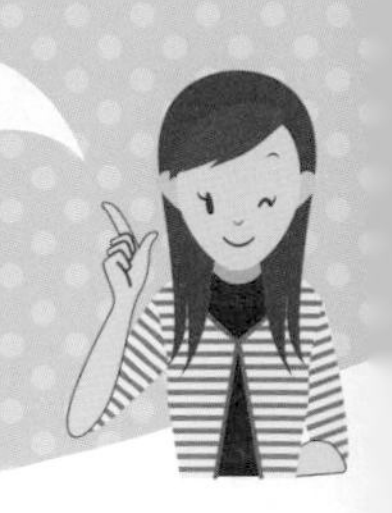

慢性胃炎，成因一般來自三個方面：一是由急性胃炎轉變而來；二是由其他疾病引起的繼發性炎症，如胃潰瘍、胃癌、胃擴張、胃下垂……等等；三是由於飲食無所節制、喜愛吃生冷辛辣食物、長期過量飲酒、過度吸煙、精神刺激等因素誘發所致。

## 健康診斷書

1. 上腹部不適或疼痛，常伴有口臭、口苦、噁心、食慾不振等等症狀。
2. 倘若為慢性**巨大肥厚性胃炎**，胃酸常常增高，臨床徵象多數類似潰瘍病症，也可能發生胃出血。
3. 慢性萎縮性胃炎，後期可見營養不良、消瘦、貧血、舌萎縮的症狀，部分患者胃酸會減少，且出現腹瀉，本病可能惡化轉變成胃癌。
4. 本病進展緩慢，常反覆發作，中年以上好發病，並有隨年齡增長而發病率增加的傾向，部分患者可無任何症 ，多數患者可有不同程度的消化不良症 ，各型胃炎其表現不盡相同。

## 名詞解釋

**巨大肥厚性胃炎** 此病之患者，上腹部會產生明顯疼痛感，類似潰瘍病，可藉由進食或者服用鹼性藥物而暫時得以緩解，常常伴隨著消化不良，部分患者同時間迸發胃出血，屬於慢性胃病的一種。

# 慢性胃炎

刮刮要點

膈俞、肝俞、膽俞、脾俞、胃俞等等穴道，一般人從上向下刮拭，胃下垂者則應該要從下向上刮拭。

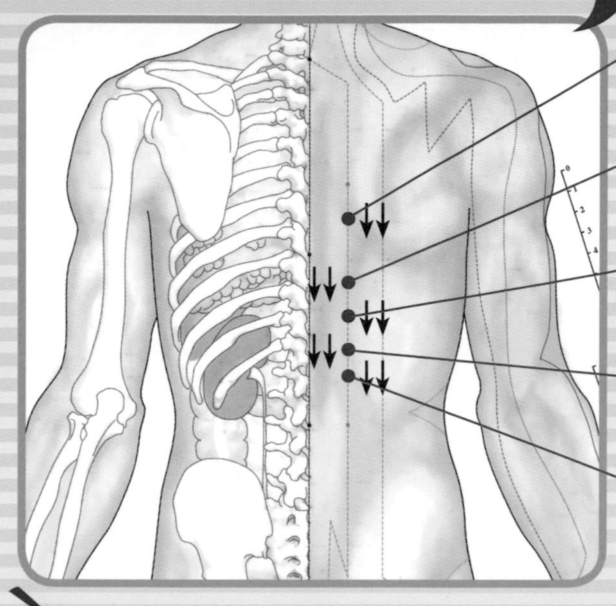

**膈俞**▶在背部，第 7 胸椎棘突下，旁開 1.5 寸。

**肝俞**▶在背部，第 9 胸椎棘突下，旁開 1.5 寸。

**膽俞**▶在背部，第 10 胸椎棘突下，旁開 1.5 寸。

**脾俞**▶在背部，第 11 胸椎棘突下，旁開 1.5 寸。

**胃俞**▶在背部，第 12 胸椎棘突下，旁開 1.5 寸。

刮刮要點

胃下垂病患，從下向上刮拭三焦俞、腎俞、氣海俞、大腸俞，一般人則是從上向下刮拭即可。

**三焦俞**▶此穴道在腰部，第 1 腰椎棘突之下，旁開 1.5 寸。

**腎俞**▶在腰部，第 2 腰椎棘突下，旁開 1.5 寸。

**氣海俞**▶本穴位在腰部，第 3 腰椎棘突下方，旁開 1.5 寸。

**大腸俞**▶該穴道在腰部，第 4 腰椎棘突之下，旁開 1.5 寸處。

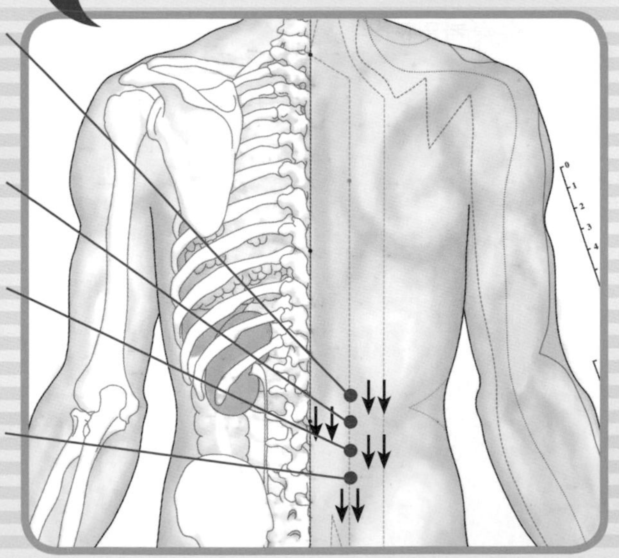

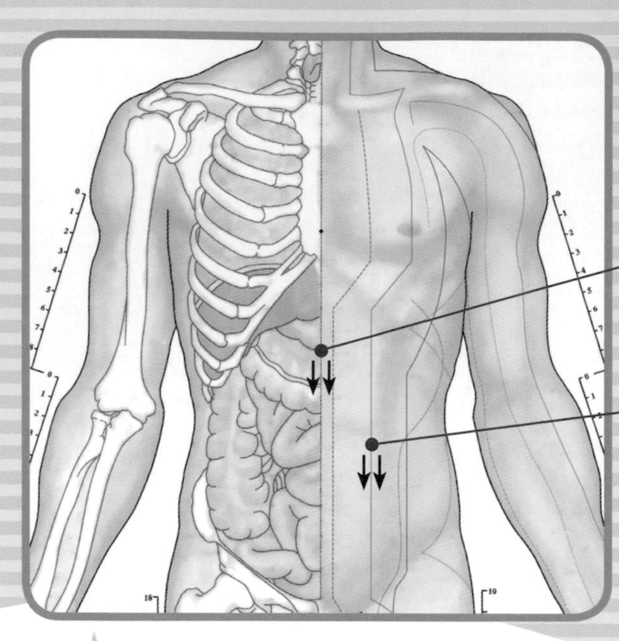

刮刮要點
空腹及飽餐後禁刮中脘、天樞。

**中脘**▶位在上腹部，前正中線上，臍中上方約 4 寸的位置。

**天樞**▶在腹中部，平臍，距臍中 2 寸處。

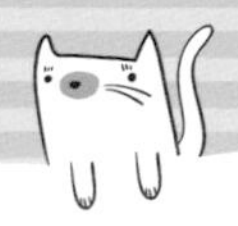

## 食療 Recipe 醋燉生薑木瓜

準備生薑 5 克，木瓜 100 克，白醋或米醋少許；將木瓜洗淨切塊，生薑洗淨切片，一同放入沙鍋內，加入醋和水，用小火燉至木瓜熟透之後，即可喝湯、吃木瓜。

## 日常保健

- ◎ 增強鍛煉，提高自身適應力及機體抵抗力，以應付各種環境中的改變。
- ◎ 注意飲食的衛生，進食應細嚼慢嚥，切記勿暴飲暴食。
- ◎ 胃酸過低或有膽汁反流者，宜多吃些瘦肉、禽肉、魚、奶類等高蛋白低脂肪食物；避免長期喝濃茶、濃咖啡和進食辛辣、過冷、過熱和粗糙食物。
- ◎ 及時、徹底地處理急性胃炎，防止其不慎轉換為慢性胃炎。

# 肝硬化

**【刮拭手法】**推刮 / 平面按揉　**【重度】**★★★★★

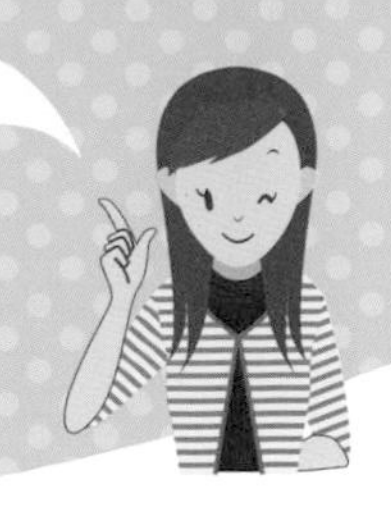

肝硬化，即肝臟的病理性硬化。它的形成主要來自兩方面的原因：一是由其它肝病轉變而來，例如：急性肝炎、慢性肝炎等；二是其他病症造成的肝臟組織損傷所致，比方說：**血吸蟲病**後期。肝硬化會導致肝功能衰退，使得代謝、解毒等功能降低，而引發許多併發症。

## 健康診斷書

1. 早期肝硬化：體弱、易累、頭暈、乏力、胃口不好、腹瀉、腹脹、面色晦暗無光彩，尤以兩頰明顯；此外，還會經常性地鼻出血、吐血，且找不到原因，臉上仔細觀察會注意到有細小紅絲（毛細血管擴張）。
2. 晚期肝硬化：足腫、消瘦、乏力、食慾極差、腹脹、鼻出血、吐血、尿少而黃、皮膚乾燥、黃疸、面部黧黑無光彩；面部或頸胸部有蜘蛛狀小紅點（稱為蜘蛛痣）；手掌發紅，像俗話説的朱砂手（稱為肝掌）。有的肝臟摸起來質地較硬或堅硬，表面清楚，或凹凸不平。
3. 肝硬化是漸進式的，先由肝纖維化開始，才演變成硬化。

## 名詞解釋

**血吸蟲病** 是由一種叫做血吸蟲的生物引起的寄生蟲病，幾星期後，患者將出現發熱、咳嗽、痰中帶血、血管炎，毛細血管栓塞、破裂等症狀，肝與脾臟可能受影響，其後遺症包括嚴重肝病、腎臟衰竭與膀胱癌。

# 肝硬化

**刮刮要點** 大椎穴、心俞穴、肝俞穴、膽俞穴、脾俞穴、腎俞穴，從上向下刮拭，切記不需要重刮。

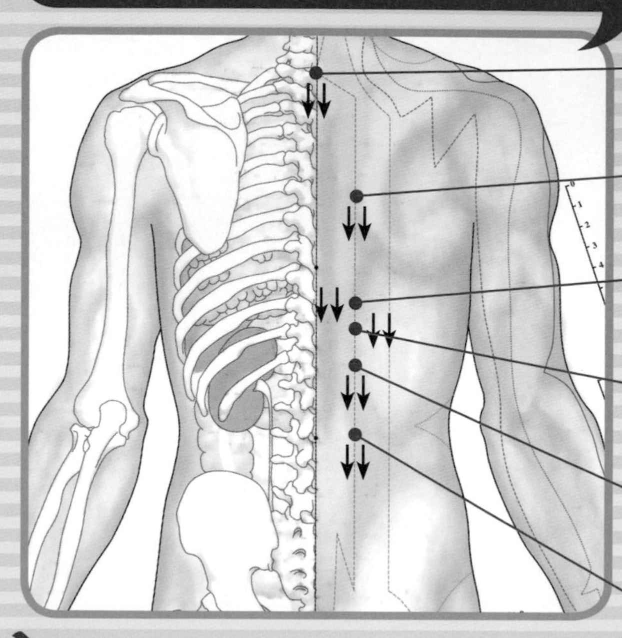

**大椎**▶在第 7 頸椎棘下方的凹陷之處。

**心俞**▶在背部，第 5 胸椎棘突下，旁開 1.5 寸。

**肝俞**▶在背部，第 9 胸椎棘突下，旁開 1.5 寸。

**膽俞**▶在背部，第 10 胸椎棘突下，旁開 1.5 寸。

**脾俞**▶在背部，第 11 胸椎棘突下，旁開 1.5 寸。

**腎俞**▶在腰部，第 2 腰椎棘突下，旁開 1.5 寸。

**刮刮要點** 請從上向下刮拭內關穴，且用力宜輕柔。

**內關**▶在前臂掌側正中，腕橫紋上約 2 寸，橈側腕屈肌腱與掌長肌腱之間。

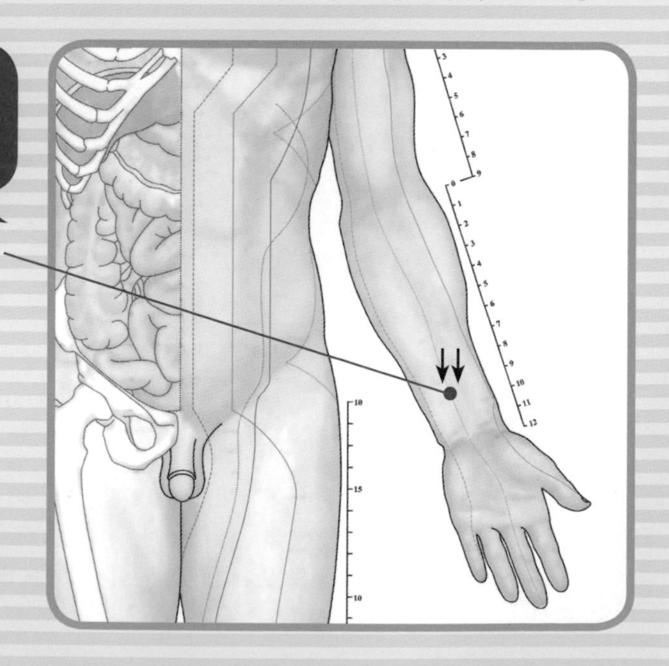

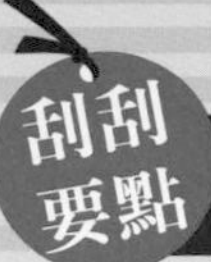


陰陵泉、三陰交、行間，如有水腫，則不宜重刮。

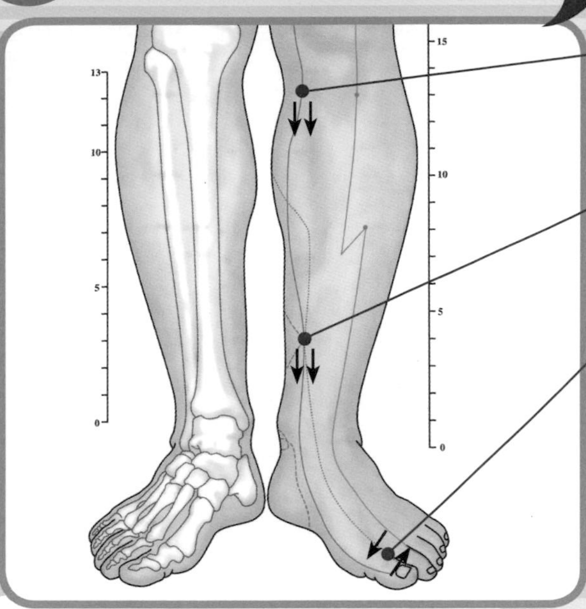

**陰陵泉**▶位在小腿的內側，脛骨內側髁後下方之凹陷處。

**三陰交**▶在小腿內側，足內踝尖上3寸，脛骨內側緣後方。

**行間**▶在足背部、第1、2趾間，趾縫後方赤白肉際分界處凹陷中。

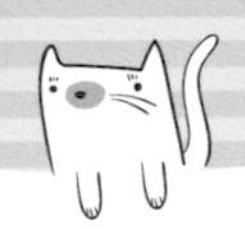

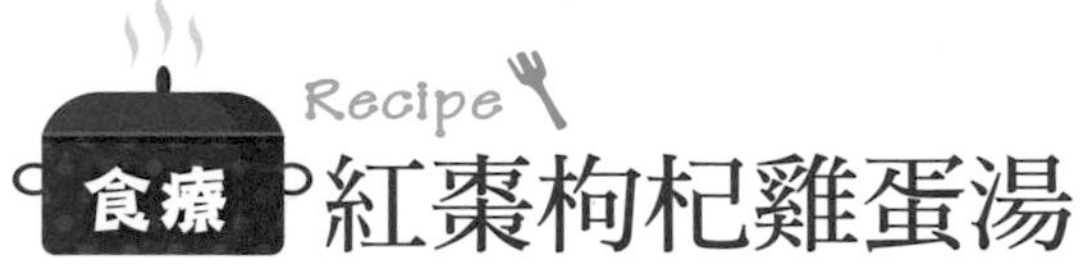


## 紅棗枸杞雞蛋湯

準備枸杞1兩、紅棗6枚、雞蛋2顆，先將枸杞、紅棗加入適量的水，用微火（或電鍋）悶燉大約1小時的時間，接著將雞蛋敲破，打入煮熟後，吃蛋、喝湯，每天約莫1~2次。

## 日常保健

◎ 積極預防，徹底治療慢性肝炎、血吸蟲病、胃腸道感染，減少致病因素。

◎ 情緒不佳、精神抑鬱、暴怒激動都會影響肝臟功能，所以要保持心情開朗，消除思想負擔；長期飲烈酒，可導致酒精性肝硬化，所以要戒酒。

◎ 盲目濫用藥物，會加重肝臟負擔，不利於肝臟恢復。

◎ 以低脂肪、高蛋白、高維生素和易於消化飲食為宜；應忌辛辣刺激和堅硬生冷食物、過熱食物，以防併發出血。

美胸型！

# 集中托高再升級

坊間流行著許多美胸的辦法，讓愛美的女人趨之若鶩，一些著名的豐胸食材，例如青木瓜，也備受女性們矚目。胸部的刮痧，可以更深層地放鬆胸部上方的肌肉群，讓雙峰自然上提，此外，對於改善乳腺增生、胸部血液循環不良等等狀況，也能夠達到優秀的效果！

Step 豐胸刮痧

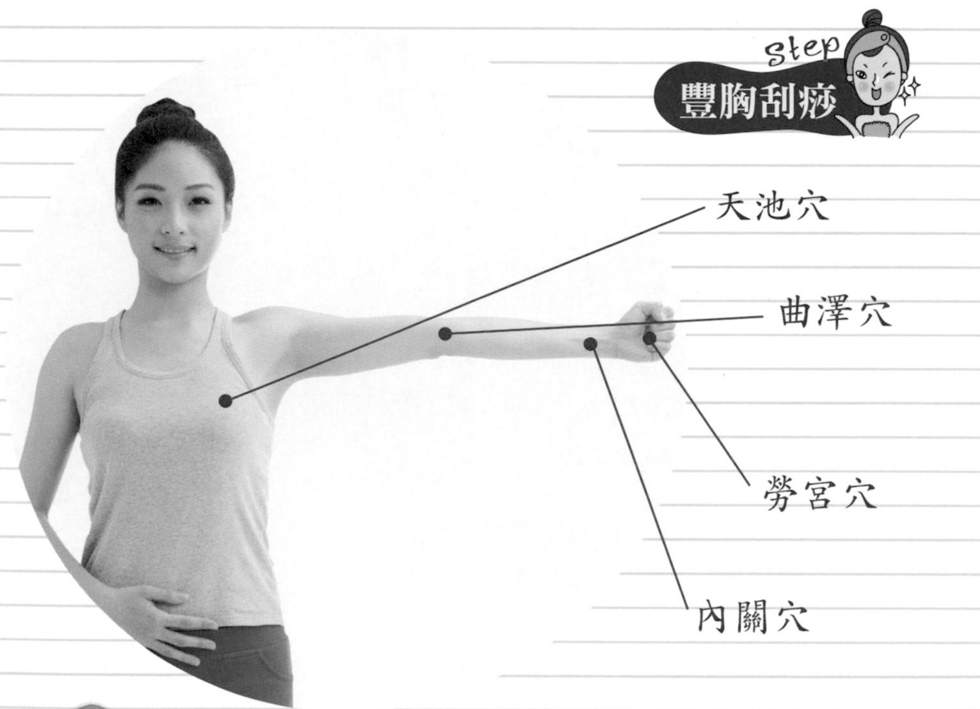


招式 1 想要擁有豐滿的胸型，每日睡前可按摩手臂內側的手厥陰心包經，由上往下進行刮痧（從胸前的**天池**起，依序為**曲澤**、**內關**、**勞宮**等穴道），不僅能暢通胸部血流，亦讓妳安穩好入眠。

招式 2

用刮痧板，由外向內，從乳四穴（**乳根**、**膻中**、**天谿**、**膺窗**，皆位在距離乳頭 2 吋處）朝向乳頭刮拭，以瀉法刮痧約莫 20 分鐘，局部皮膚呈現紅色斑點代表力道足夠，具有通乳美胸的效果。

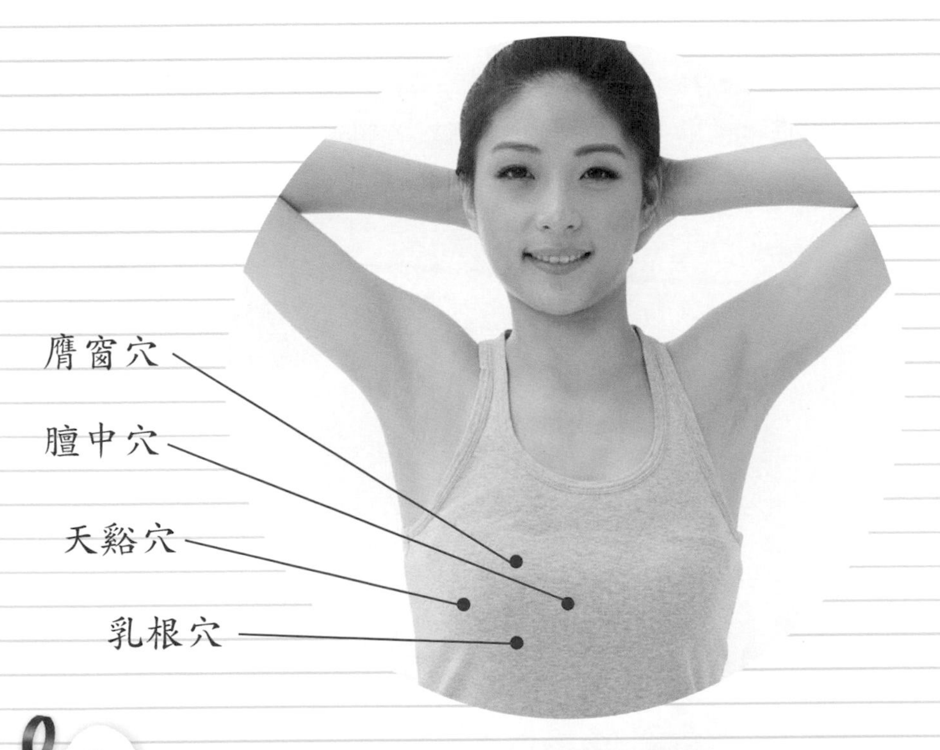


Tips

1. 產後的孕婦一旦脹奶難耐時，也可進行輕度的胸部刮痧。
2. 一般胸部刮痧會搭配精油，其中含有玫瑰、天竺葵……等成分，對於女性荷爾蒙的分泌，具有刺激作用，能間接達到豐胸的目的。
3. 女孩子在月經期間請不要刮痧，讓身體好好放鬆休息。
4. 經期結束再進行第二回合豐胸計畫，也順便讓刮痧部位復原。

縮小腹！

# 別再叫我米其林

小腹上有很多條經脈，一旦腹部脂肪累積太多，肚腩慢慢地凸起來，經脈受到阻塞，代謝物無法順利被排走，整個人就會漸漸變得肥胖。腹部刮痧促進小肚肚的血液循環，瘦腰、瘦腹，更能刺激腸道蠕動，有效改善消化系統的相關機能，順道解決便祕者的困擾，燃燒脂肪、收縮小腹！

Step 平肚刮痧

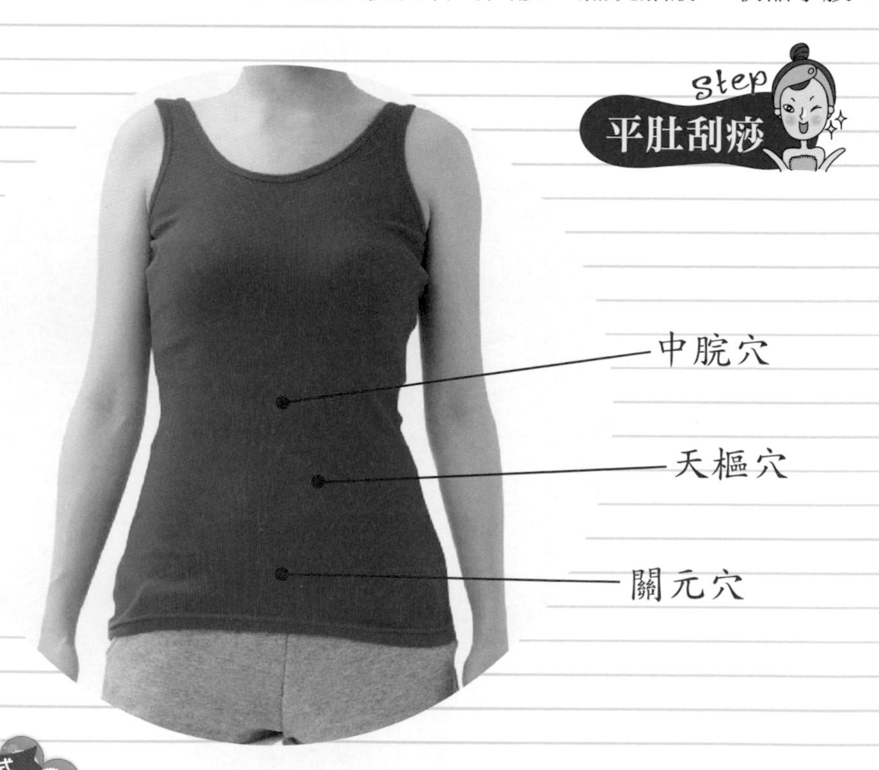


招式 1

以肚臍為中心，按順時針方向，輕輕用刮痧板進行刮拭，作為腹部刮痧開始前的按摩；接著，採用角揉法，施以旋轉回環的連續動作，按摩**「中脘穴」**、**「天樞穴」**和**「關元穴」**，帶動皮膚下面的組織活動，用力適中，以腹部皮膚表面微微泛紅為原則。

招式 2

第二步驟，先使用刮痧板在**「水分穴」**、**「氣海穴」**輕輕按揉 1 分鐘，稍微施加力道，往身體中心點深處按壓；接下來換成在**「大橫穴」**點按 1 分鐘的時間，腹部兩側輪流按壓。

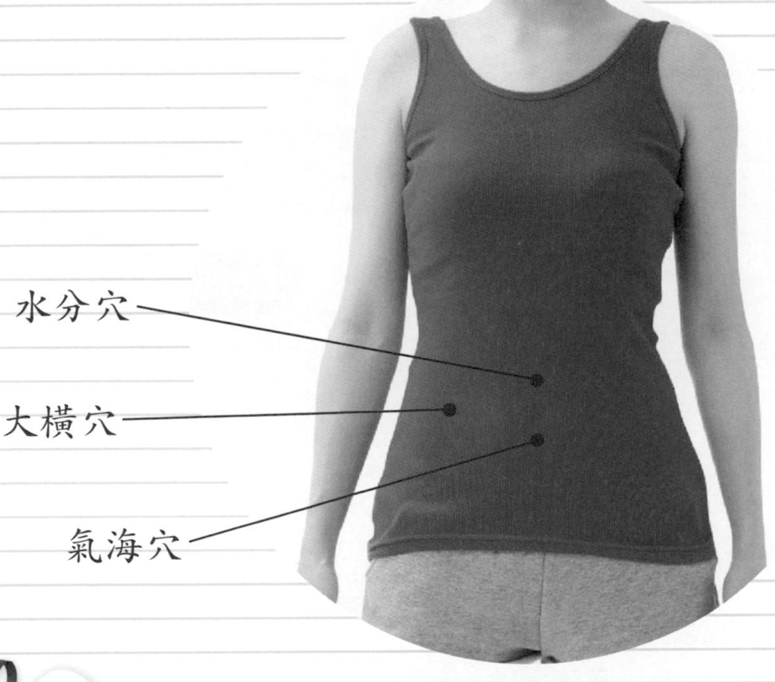


Tips

1. 刮痧不宜在吃飽飯後立刻進行，間隔時間至少要 1 小時以上。
2. 刮拭經絡會產生刺激作用，並且傳入脂肪組織，因此，對於加速脂肪分解、抑制脂肪合成，有一定程度的良好作用。
3. 想藉由刮痧瘦肚子，必須長時間堅持，如果能在刮痧的基礎上，再多做做腹腰部運動，或者吃攝取燃脂食材，減肥的效果會更好。

# 水蛇腰！纖細誘人美魔女

洗澡前照照鏡子，這樣子的疑問是否浮現腦中：「我不胖，為什麼缺乏曲線美呢？」千萬別以為減掉了小肚腩，窈窕的腰線就跟著出來，其實這是一個大誤會；如果妳日日駐守辦公桌前，吃飽就坐，腰部的脂肪難以分解，久而久之就層層堆疊了，利用零碎的空檔，替腰間肉刮刮痧！

## Step 腰瘦刮痧

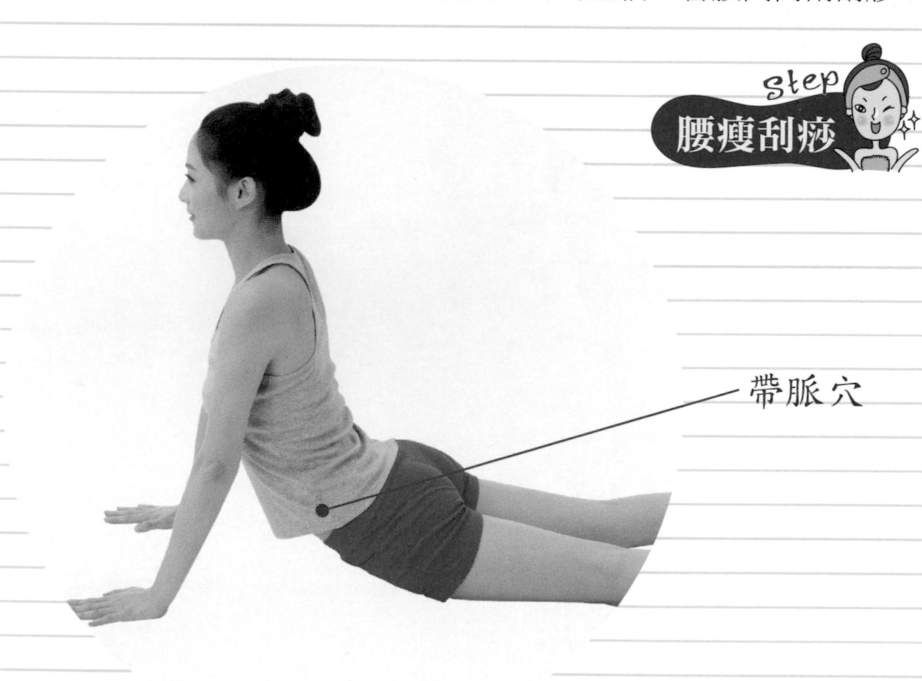


招式 1

抓捏腰部帶脈，能夠帶來強大的瘦腰效果；帶脈位於第 11 根肋骨頂端，肚臍側面的 6 寸平行位置附近，環繞腰部的最細處，除了搥打、提拿腰間帶脈，醫師建議重點按揉**「帶脈穴」**，若是能在睡前做刮拭，累積的宿便，於隔日大清早晨便得以排解。

招式 2

**「中脘穴」**、**「天樞穴」**和**「關元穴」**這三個穴道，除了瘦小腹，對於消除水桶腰亦有幫助；按照**「中脘」**、**「天樞」**和**「關元」**的順序，每個穴位先點壓 3 分鐘，再揉按 3 分鐘。

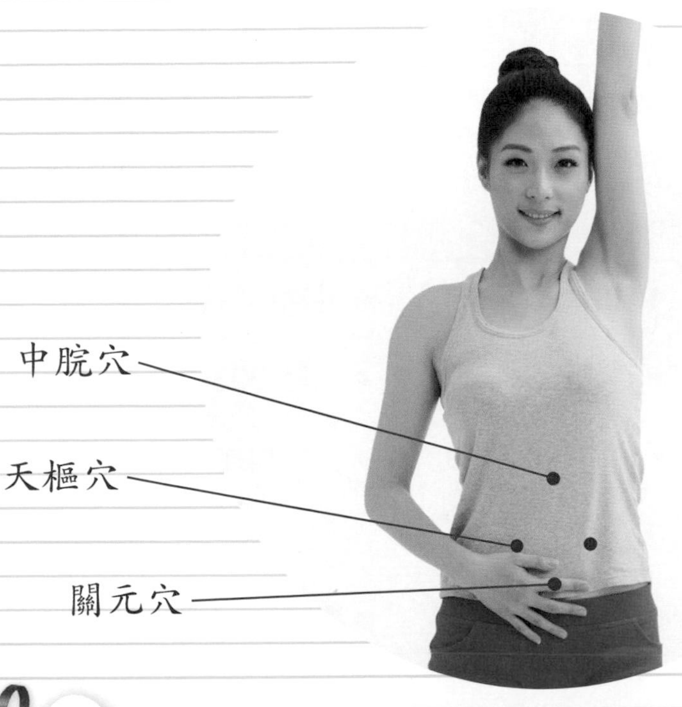

1. 進行腰腹部的刮痧之前，得要先按摩，用雙手拉提腹部。
2. 刮拭腰部的時候，力道要小一點，不然容易傷及皮膚，穿著不易摩擦的衣物，隔著一層衣服刮痧，也是不賴的方式。
3. 將腰腹部上的贅肉都打鬆軟了再進行刮痧減肥，特別有效果。
4. 一邊看電視，一邊刮痧瘦腰，是省時的好主意。

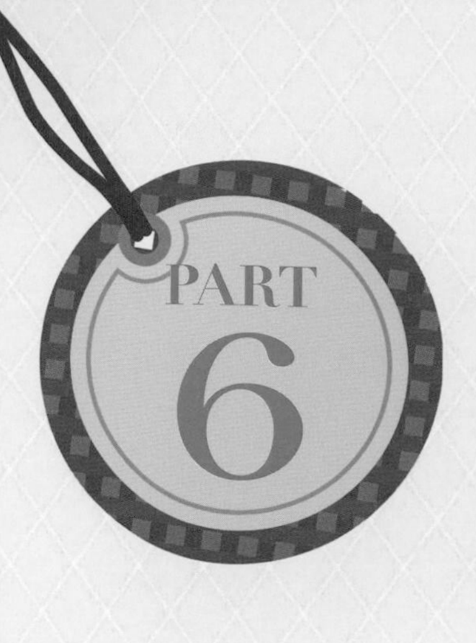


# 男女不失調！生殖、泌尿的「刮痧保健」

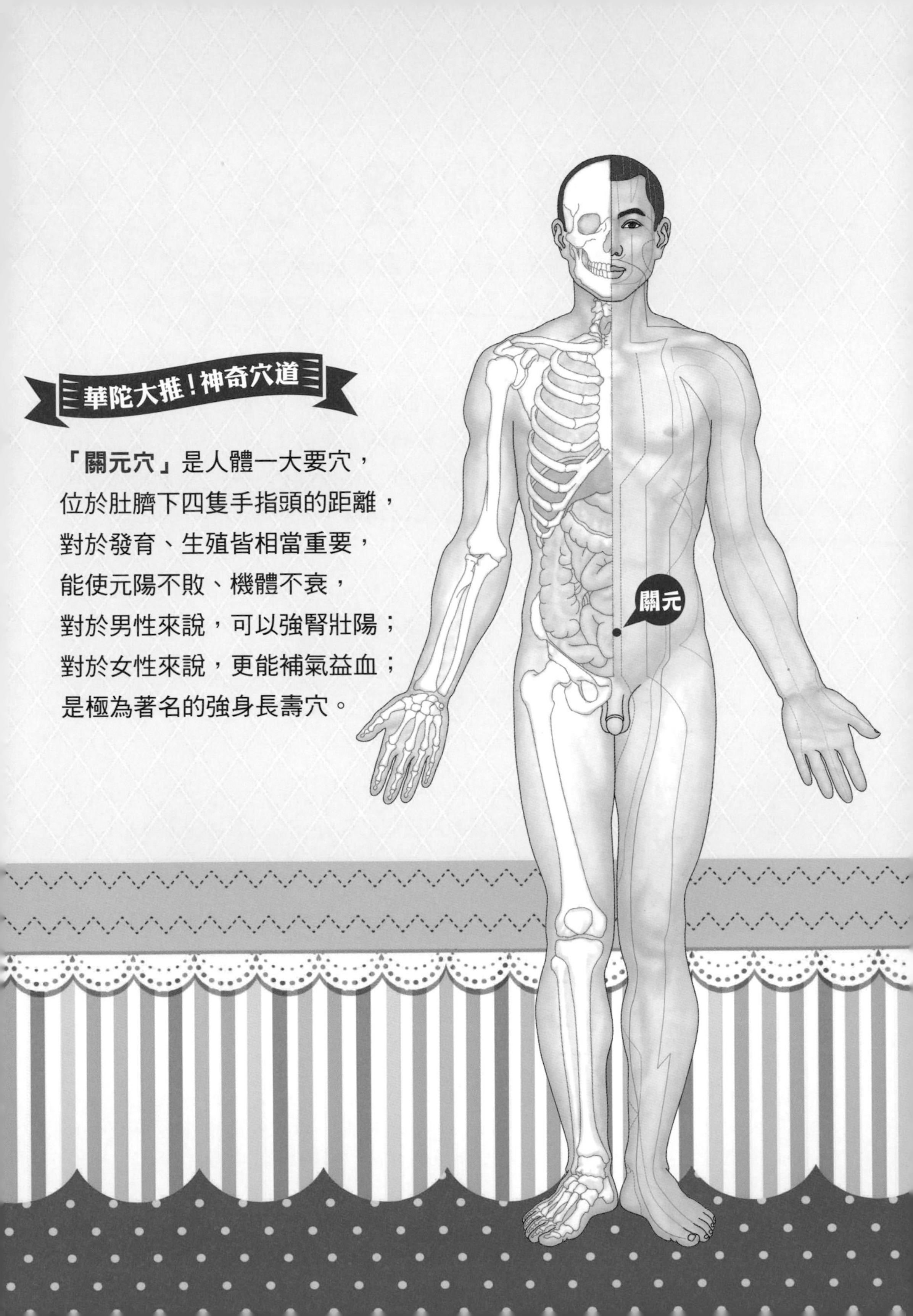
華陀大推！神奇穴道
「關元穴」是人體一大要穴，
位於肚臍下四隻手指頭的距離，
對於發育、生殖皆相當重要，
能使元陽不敗、機體不衰，
對於男性來說，可以強腎壯陽；
對於女性來說，更能補氣益血；
是極為著名的強身長壽穴。
關元

# 腎臟發炎

**【刮拭手法】**推刮　**【重度】**★★★★★

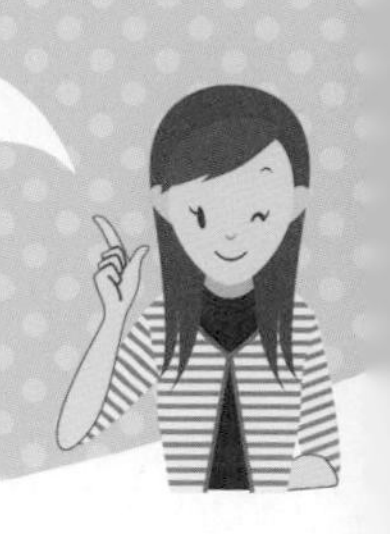

腎小球腎臟炎，是兩側腎臟彌漫性非化膿性炎症，經常在**猩紅熱**、呼吸道感染、化膿性皮膚病之後發生。腎小球腎臟炎可分急性和慢性兩種，大多數患者是一開始就呈慢性過程，只有少數患者是由急性轉變而來，此類病症多因寒冷潮濕所誘發，所以患者要注意保暖。

## 健康診斷書

1. 慢性多見於成人，以青壯年為主，發病初期的時候，會出現輕度浮腫，特別是在臉部、眼瞼、下肢等等部位較為常見。
2. 血尿，或尿量減少，有時會出現小便次數變多、小便急痛感。
3. 小便常規化驗時，發現有蛋白質及比較多的紅細胞。
4. 血壓升高，有的時候甚至出現劇烈頭痛、噁心、嘔吐、抽筋、神志不清等等症狀，發作持續的時間並不長，大約數分鐘之後就停止，然而停止一陣子後可能再次發作，稱為「高血壓性腦病」。

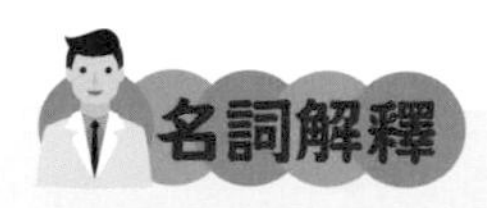


**猩紅熱** 多見於幼童，尤其以5歲～15歲居多，它是A群溶血性鏈球菌感染引起的急性呼吸道傳染病，臨床特徵為發熱，以及全身會彌漫鮮紅色皮疹；疹退後明顯的脫屑，少數患者會出現心臟、腎臟、關節的損害。

# 腎臟發炎

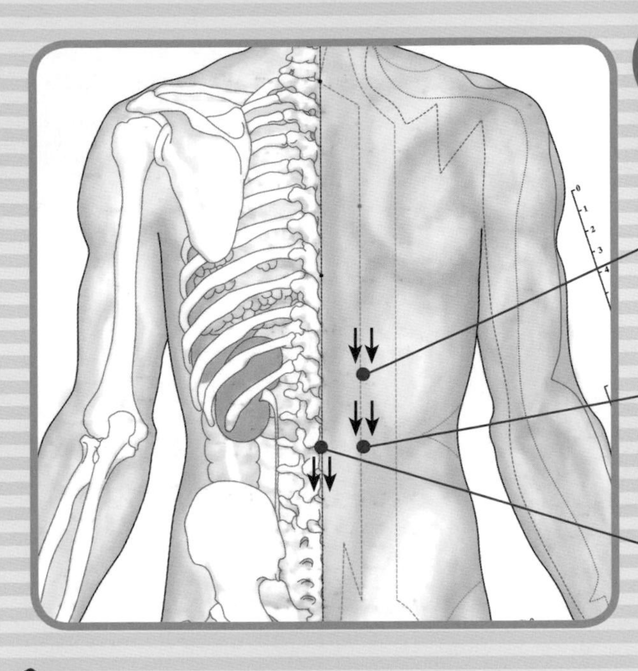

刮刮要點 脾俞、腎俞、命門等等穴位，需從上向下刮拭。

**脾俞**▶位在背部，第 11 胸椎棘突下，旁開 1.5 寸。

**腎俞**▶本穴在腰部，第 2 腰椎棘突下，旁開 1.5 寸。

**命門**▶此穴道位置在腰部，後正中線上，第 2 腰椎棘突下，肚臍正後方處。

刮刮要點 上脘、中脘、氣海、關元，空腹及飽餐後禁刮。

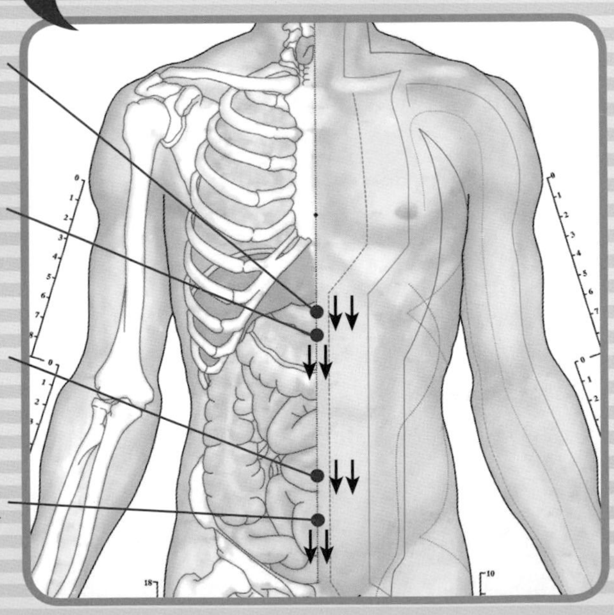

**上脘**▶上脘要穴位在上腹部，前正中線上面，臍中上方 5 寸。

**中脘**▶中脘要穴位在上腹部，前正中線上面，臍中上方 4 寸。

**氣海**▶氣海要穴位在下腹部，前正中線上面，臍中下方 1.5 寸。

**關元**▶關元要穴位在下腹部，前正中線上面，臍中下方 3 寸。

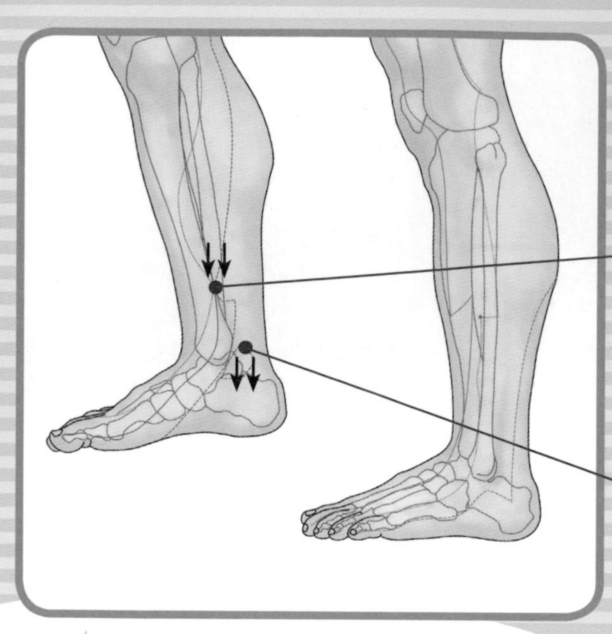


刮刮要點 三陰交、太溪關節處不宜重刮。

**三陰交**▶三陰交穴，位在小腿內側，足內踝尖上3寸的位置，脛骨內側緣後方。

**太溪**▶太溪位在足內側，內踝後方與跟腱之間的凹陷處。

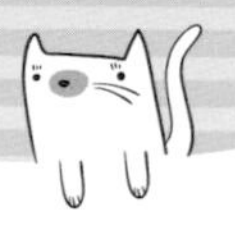

## 食療 水鴨川朴湯

宰殺 1 隻水鴨，去羽毛及其內臟，洗乾淨之後切成塊狀，與 15 克的川厚樸、15 克的杜仲一起加水適量，慢慢燉熟，最後再放入少許鹽巴調味即可。每日喝一碗湯，可分為數日食用。

## 日常保健

◉ 加強平日的身體鍛煉，增強機體的抗病能力，以減少上呼吸道的感染病、咽喉炎、扁桃體炎……等等惡疾的無情侵襲。

◉ 一旦發生咽炎、喉炎、流行性感冒、膿皰瘡……等等鏈球菌感染相關病症，則務必應該要立即加以徹底地治療。

◉ 工作、生活都要有規律，以防止過度疲勞。

◉ 避免使用對腎臟有毒性的藥物。

# 糖尿病

【刮拭手法】推刮／垂直按揉　【重度】★★★★★

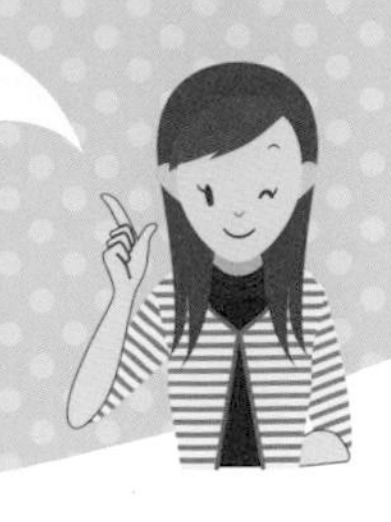

糖尿病，即尿中含糖的一種病症，發病原因是人體中促使糖代謝的胰島素分泌過少，糖的代謝速度變慢，從而使得患者血糖上升，尿中含糖，是種因為糖分代謝紊亂而引起的慢性內分泌疾病。當病症嚴重的時候，糖尿病患會出現**酮症酸中毒**，甚至危及患者生命。

## 健康診斷書

1. 糖尿病的主要明顯特徵：「三多一少」，即多食、多飲、多尿、體重減少。
2. 皮膚會再三受到感染，容易生出癰、癤。
3. 小便液體檢查：尿糖呈現陽性，空腹時的血糖 >6.1（毫摩 / 升），而且餐後 2 小時的血糖 > 11.1（毫摩 / 升）。
4. 酮症酸中毒：病患出現厭食、噁心、嘔吐、腹痛，或者嗅到爛蘋果味的時候，應該首先考慮一下糖尿病酮症酸中毒的可能性；中毒患者呼吸急促，嚴重的可能出現昏迷、大口呼吐、血壓下降、手足發冷、反射遲鈍或消失……等等，且尿糖為強陽性，尿酮亦為強陽性。

## 名詞解釋

**酮症酸中毒** 假使是胰島素依賴型糖尿病患，當胰島素治療中斷或劑量不足，或者是非胰島素依賴型糖尿病病人的糖代謝紊亂加重，脂肪分解加快，酮體在身體內積聚，將導致血中酮體堆積，進而引起代謝性酸中毒。

# 糖尿病

刮刮要點 **大椎、肝俞、脾俞從上向下刮拭。**

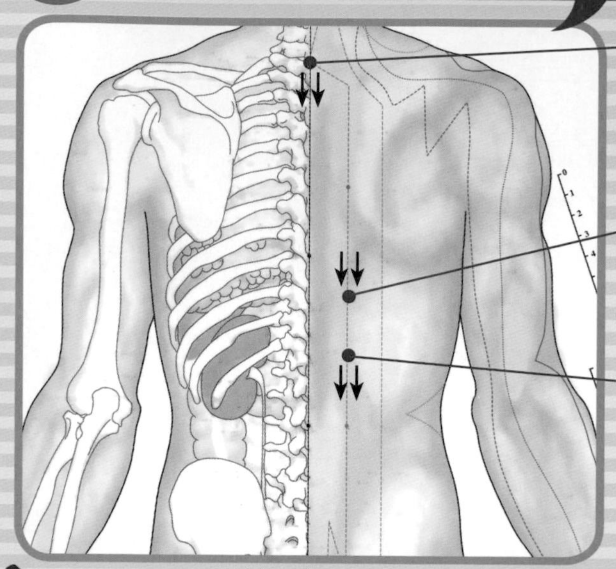

**大椎**▶大椎穴，是人體重要穴道，它的位置就在第 7 頸椎棘突下方的凹陷之處。

**肝俞**▶在背部的肝俞，位於第 9 胸椎棘突下，正中線旁開 1.5 寸。

**脾俞**▶脾俞位於背部，大約在第 11 胸椎棘突下，旁開約莫 1.5 寸。

刮刮要點 **中脘穴、關元穴，空腹或飽餐後，皆不宜進行刮痧；此外，太淵穴、魚際穴，若為關節處不宜重刮。**

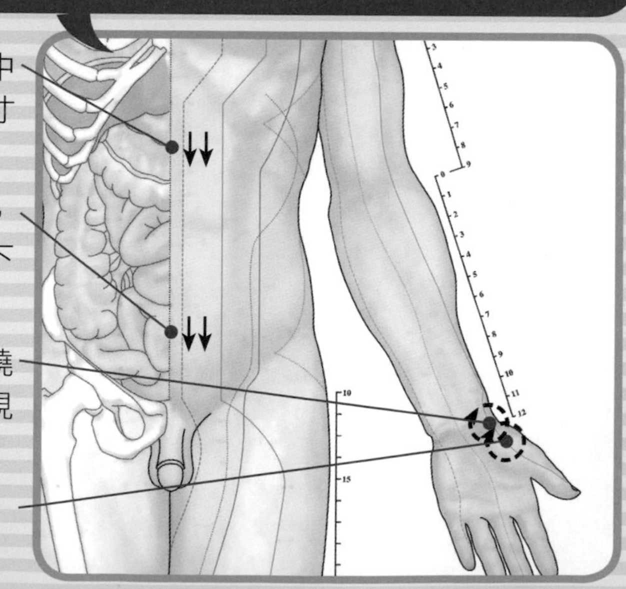

**中脘**▶位在上腹部，前正中線上，臍中上約 4 寸即為中脘要穴。

**關元**▶關元則位在下腹部，前正中線上，臍中下方約 3 寸之處。

**太淵**▶查找腕掌側橫紋之橈側凹陷處，可以發現此一太淵要穴。

**魚際**▶第 1 掌骨中點橈側，赤白肉際處。

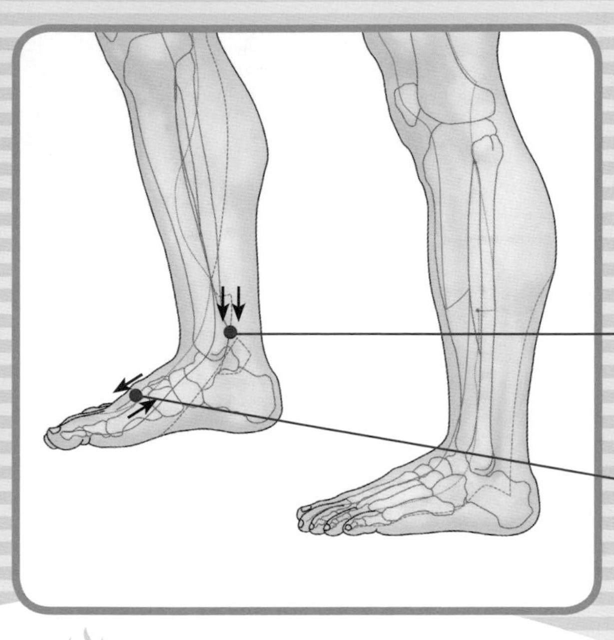

**刮刮要點** 如有皮膚感染、破潰，刮拭太沖穴、太溪穴時，注意請避開。

**太溪**▶此穴道在足內側，內踝後方與跟腱之間的凹陷之處。

**太沖**▶本穴位於足背部第1、2蹠骨結合部前方的凹陷處。

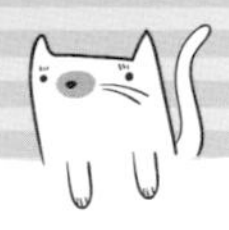

## 食療 韭菜茶

取100克的韭菜，洗淨後切成4公分長的小段，加水1000毫升，大火煮開後，轉成小火慢慢煮，15分鐘之後濾渣取汁，不加任何調味料，每日3次，當成茶喝，連續喝上一個星期也沒問題。

## 日常保健

- ◎ 吃飯要細嚼慢嚥，不暴飲暴食，多吃蔬菜，盡可能不在短時間內吃含葡萄糖、蔗糖量大的食品，防止血糖在短時間內快速上升。
- ◎ 生活有規律，少熬夜，不要過量服用抗生素，以免誘發糖尿病。
- ◎ 糖耐量不正常或有糖尿病家族史者，可以每年服用三個月的煙醯胺、維生素 $B_1$、$B_6$、$B_{12}$（彌可保），以增強胰腺功能；在季節更替時服用半個月的維生素C、維生素E，在最大限度內防止糖尿病的發生。

# 性功能障礙

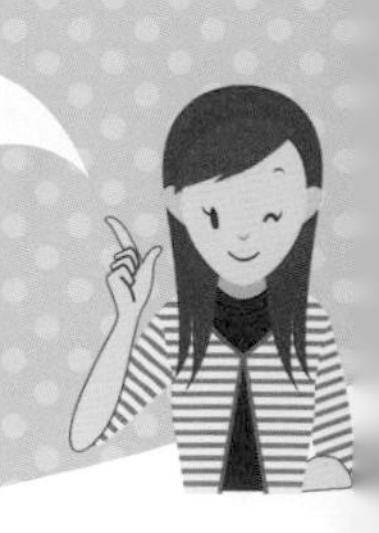

**【刮拭手法】**推刮 / 角刮　**【重度】**★★★★★

所謂的性功能障礙，是指年齡尚未達到性功能衰退時期，男子卻在有性欲要求時，陰莖不能夠勃起或不能保持足夠時間的性交。陰莖完全不能勃起叫做「完全性陽痿」，陰莖勃起但硬度不夠稱為「不完全性陽痿」，發育期開始就發生陽痿者，稱「**原發性**陽痿」。

## 健康診斷書

① 輕度陽痿：房事中陰莖勃起，有時不能持續，有時不能順利插入陰道；此時勃起的角度尚可達到 90°，但硬度不理想；較以前性交頻率減少。

② 中度陽痿：房事時陰莖經常不能勃起，或有勃起但無法持續，亦或是不能順利插入陰道；這個階段的勃起角度達不到 90°，且硬度差；性交頻率顯著減少，性快感同時明顯減退。

③ 重度陽痿：房事時，沒有陰莖勃起的現象，完全不能插入陰道進行性交；沒有任何勃起角度和硬度；性交活動基本停止，也難以產生性快感。

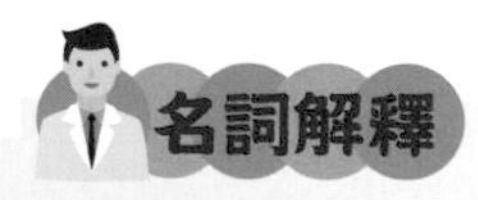


**原發性** 對於某些疾病，根據病因是否已知，將其病因分為「原發性」和「繼發性」兩種；前者是指病因尚未完全明瞭的，而後者則是指病因明顯。

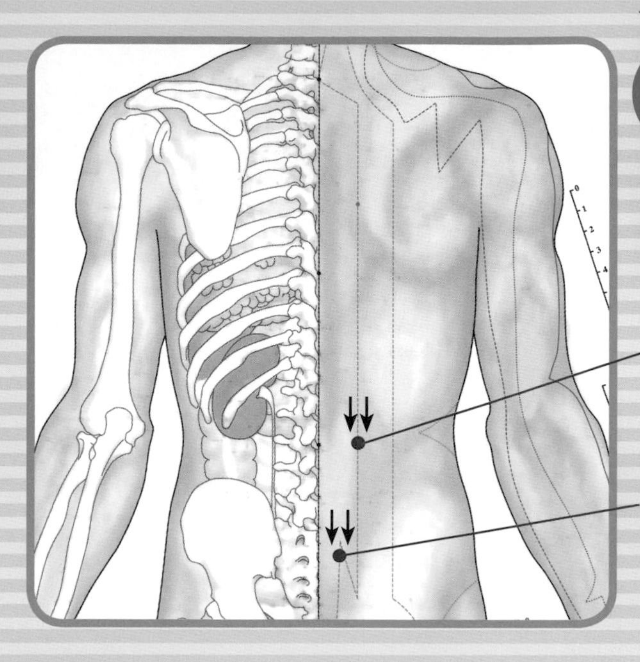

刮刮要點

刮拭腎俞穴、次髎穴的時候，其方向必須是從上向下刮拭。

**腎俞**▶ 腎俞在腰部，第 2 腰椎棘突之下，旁開 1.5 寸處。

**次髎**▶ 次髎在骶部，髂後上棘內的下方，對第 2 骶後孔處。

刮刮要點

肚子空空時，或者是飽餐後，特別是懷孕者，關元穴都禁止刮。

**關元**▶ 位置在下腹部，前正中線上面，當臍中下約 3 寸處。

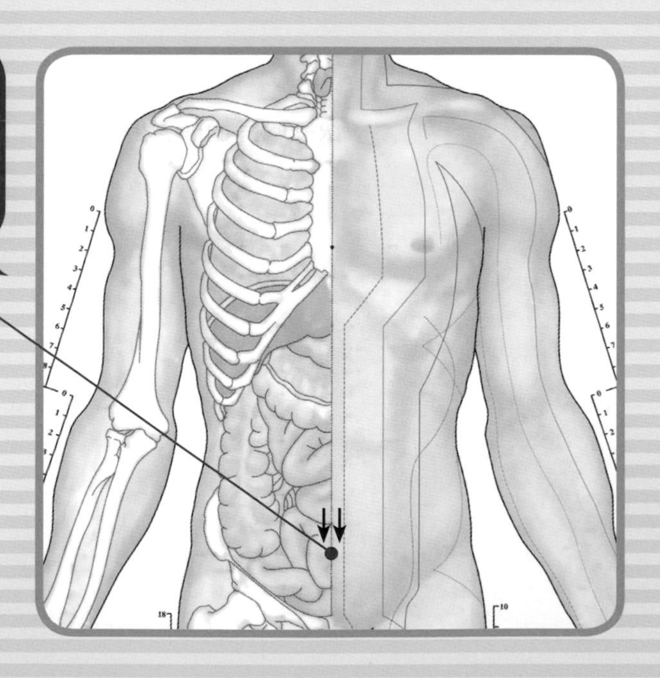

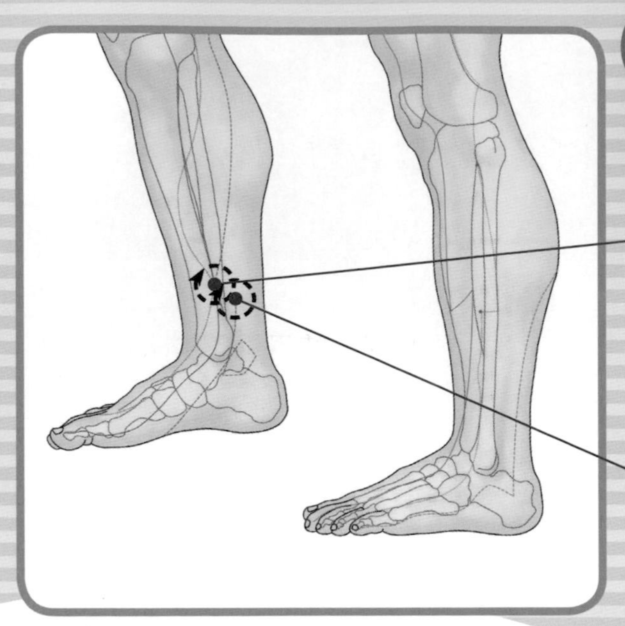

刮刮要點

三陰交穴、複溜穴的關節處，請勿大力刮拭。

**三陰交**▶在小腿內側，足內踝尖上3寸，脛骨內側緣的後方處，即是為三陰交要穴。

**複溜**▶在小腿內側，太溪直上2寸的位置，跟腱前緣處，可以找得到複溜穴。

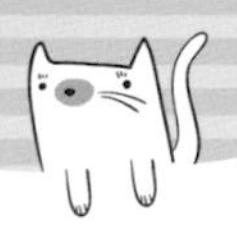

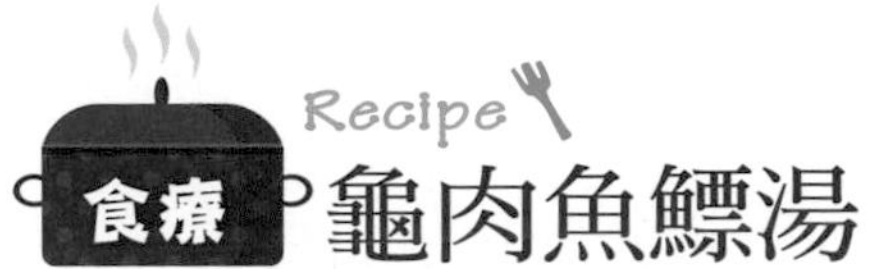

## 食療 龜肉魚鰾湯

準備好龜肉150克、魚鰾30克、適量鹽巴、味精，先將龜肉洗乾淨，切成小塊；魚鰾洗去腥味，切碎；接著將龜肉、魚鰾同入沙鍋，加適量水，以大火燒沸之後，改成小火慢燉，肉熟後，加入調味料即可。

## 日常保健

- 身體偶而會有狀態不佳的時候，不需因為1、2次性交失敗而自卑擔憂。
- 從事性行為時，思想要集中，特別是在達到性快感高峰，即將射精時。
- 避免房事過度、頻繁手淫。夫妻分床一段時間，使中樞神經和性器官得到充分休息，實驗已經證明如此一來能有效防治陽痿。
- 多吃壯陽食物、含精氨酸的食物，例如：羊肉、核桃、牛鞭、羊腎、山藥、銀杏、凍豆腐、鱔魚、海參、墨魚、章魚，都有助於增強性功能。

# 前列腺炎

【刮拭手法】面刮 / 平面按揉　【重度】★★★★★

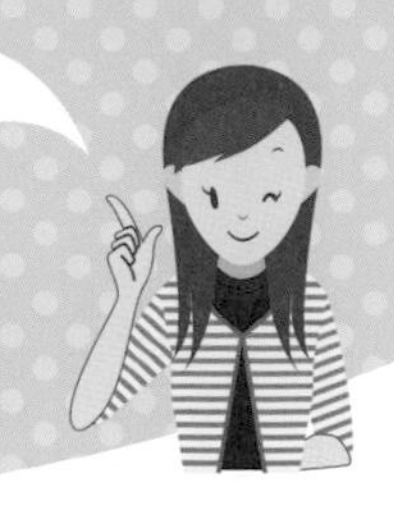

前列腺炎是男性專屬，前列腺特異性和非特異性感染所致的急慢性炎症，主要表現為尿急、尿頻、尿濁、陰部疼痛、餘尿不盡，並有炎性分泌物，常伴有精神不濟、渾身疲憊等症狀。本病症起因於性生活異常、長時間騎腳踏車、久坐；淋球菌感染也可導致前列腺炎。

## 健康診斷書

1. 血常規：血白細胞計數和中性粒細胞計數升高。
2. 尿常規：血行感染引起的急性前列腺炎，尿常規可正常；尿路感染引起的前列腺炎，尿內則會發覺有炎性改變。
3. 前列腺液檢查：**卵磷脂小體**減少，或者是消失，顯微鏡下，每個高倍視野白細胞數在 10 個以上。
4. 會陰部緊緊的，小便不順暢有灼熱感，排尿次數變為頻繁，有時候也會覺得排便出了問題、難以解乾淨，但假使持續有這些症狀，而且越來越嚴重，可能就要朝慢性前列腺發炎的診斷來作檢查。

## 名詞解釋

**卵磷脂小體**　卵磷脂小體是青壯年男性前列腺液中的正常成分，是為精子提供營養的；前列腺炎時，由於巨噬細胞吞噬大量脂類，可導致卵磷脂小體減少，當少於正常值的 50% 時，對於前列腺炎的診斷有重要參考價值。

# 前列腺炎

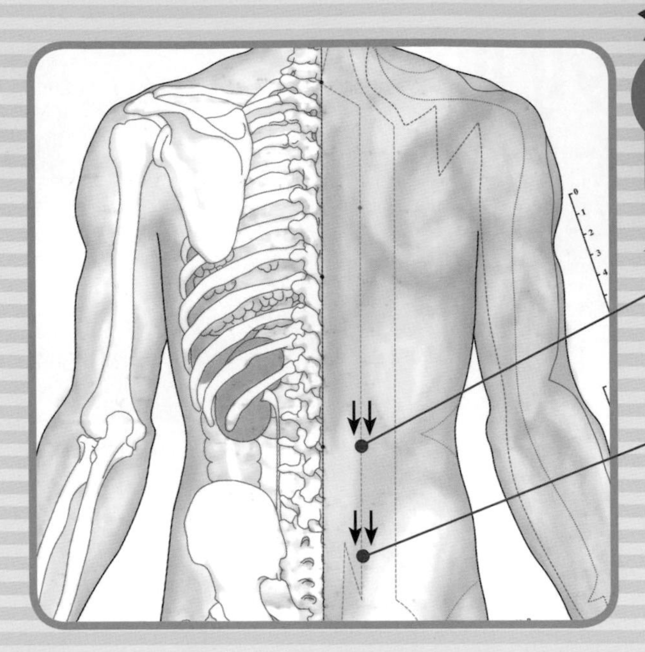

**刮刮要點** 進行腎俞、膀胱俞的刮痧，方向爲由上往下。

**腎俞**▶在腰部，第 2 腰椎棘突下，旁開 1.5 寸，即為腎俞。

**膀胱俞**▶在背部，後背正中線，旁開 1.5 寸，平行第 2 骶後孔位置。

**刮刮要點** 水道穴、歸來穴刮拭力道適中即可，不宜重，而飽餐後禁刮。

**水道**▶下腹部，臍中下 3 寸，距前正中線 2 寸，即為水道。

**歸來**▶下腹部，臍中下 4 寸，距前正中線 2 寸，即為歸來。

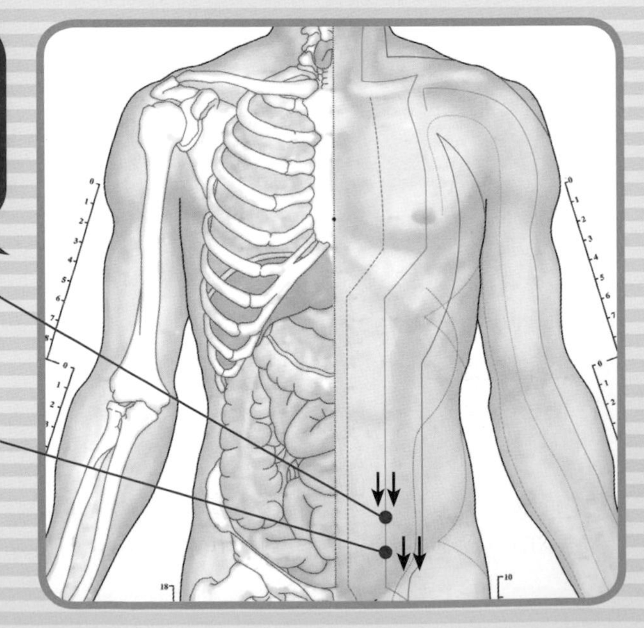

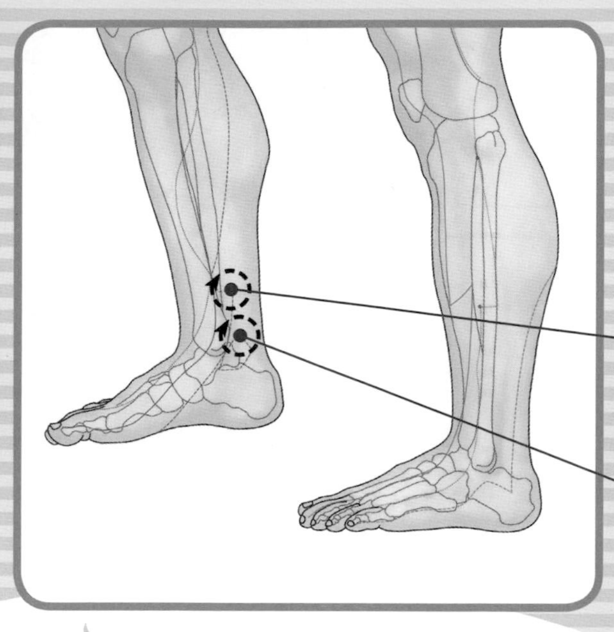


刮刮要點

刮拭複溜穴、太溪穴，碰到關節處時，放輕力道，避免受傷。

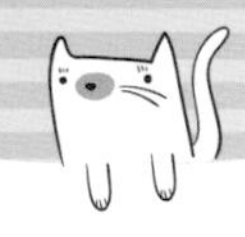

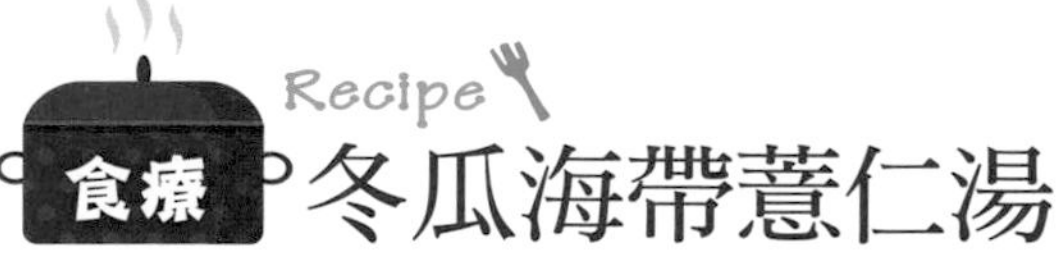

## 食療 冬瓜海帶薏仁湯

備妥冬瓜250克、海帶100克、薏仁50克之後，冬瓜切成塊，海帶切成片，與薏仁一同放入沙鍋裡頭，加入適量清水，煮成湯食用。

### 日常保健

- 不要長期疲勞駕駛車輛；男性出現尿頻、尿急等症狀，要及早去醫院就診，爭取在急性期內一次性治癒。
- 堅持適當的體育鍛煉，例如打太極拳、慢跑短跑、飯後散步，不僅能增強機體的內在抵抗力和免疫功能，也能有效預防前列腺炎。
- 日常生活要保持大便通暢，多飲水、多排尿，讓尿液經常沖洗尿道，有助於前列腺分泌物排出，對於預防重複感染也有利。

# 月經不調

**【刮拭手法】**面刮 / 垂直按揉　**【重度】**★★★★★

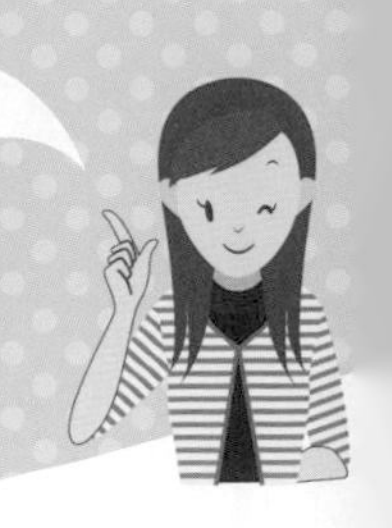

月經不調是一個統稱，是指卵巢功能不正常，引起經期、經量異常的疾病。包括月經早到、月經延遲、月經紊亂、經期過長、經量過多、經量過少……等，一定程度上會妨礙女性的工作與生活；出現月經不調的情況時，要及時治療，千萬不能忽視，養小病成大病。

## 健康診斷書

1. 經期提前：月經週期短於 21 日，而且連續出現 2 個週期以上。
2. 經期延遲：月經延後 7 日，甚至 40 日以上，並相繼發生 2 個週期。
3. 經期延長：經期延長超過 7 日以上，甚至 2 週才流乾淨。
4. 月經失調：月經先後不定期、提前或延遲，短於 21 日或長於 35 日。
5. 有炎症的女性，平時小腹疼痛、經期加重、白帶量多，色黃或黃白、質稠、有味。**黃體**萎縮不全者，月經量較多；子宮內膜修復延長者，在正常月經結束後，仍有少量持續性陰道出血。

## 名詞解釋

**黃體** 所謂黃體，為排卵之後由卵泡迅速轉變而成，富有血管的腺體樣結構；未受精形成的稱為月經黃體，受精而成的則為妊娠黃體。

# 月經不調

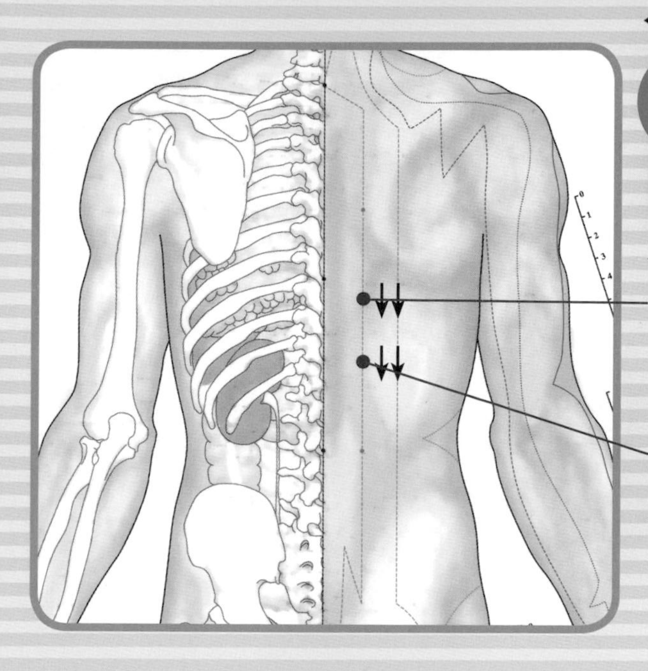

刮刮要點

肝俞、脾俞的刮痧方向爲從上向下進行刮拭。

**肝俞**▶位在背部，第 9 胸椎棘突下方，旁開 1.5 寸之處。

**脾俞**▶在背部，第 11 胸椎棘突之下，旁開大約 1.5 寸處。

刮刮要點

空腹之時，以及飽餐之後，皆不宜刮拭天樞穴與歸來穴。

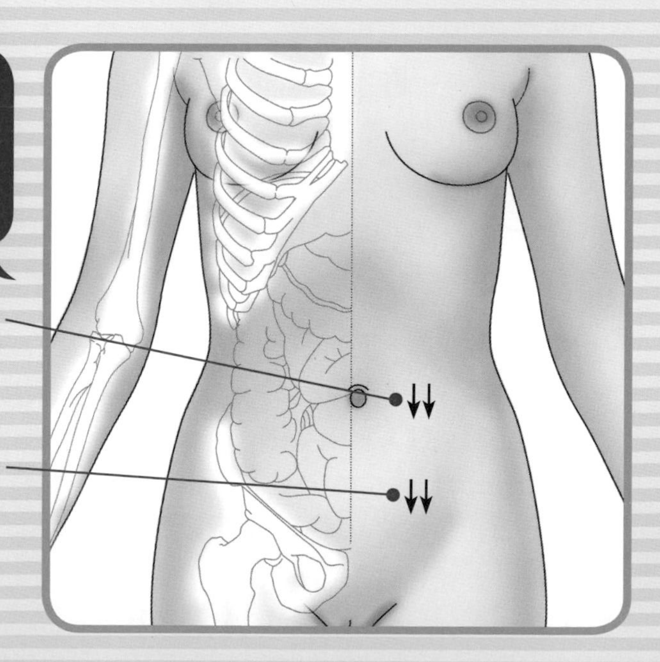

**天樞**▶位在腹部，平行臍中，左右兩側距離臍中 2 寸處。

**歸來**▶在下腹部，當臍中下約 4 寸，距離前正中線約 2 寸。

**刮刮要點**

進行足部太沖穴的刮痧，經過關節之處的時候，不宜重刮。

**太沖**▶在足背部，第 1、2 蹠骨結合部前方的凹陷之處。

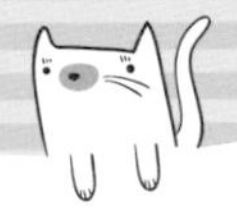

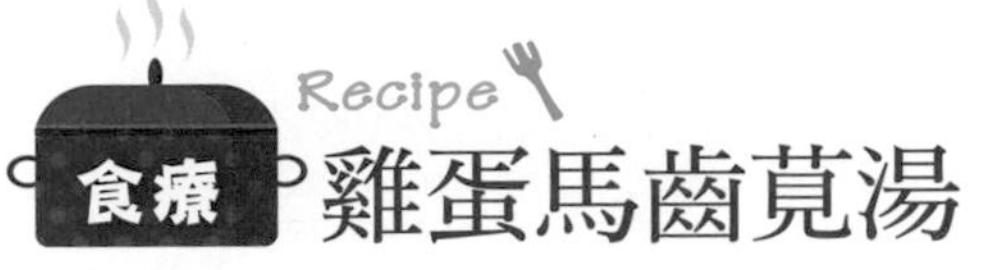


## 雞蛋馬齒莧湯

先準備 250 克馬齒莧，用清水洗淨、備用；並準備 2 顆雞蛋，煮熟後去殼；兩者一起放入鍋內，大約煮上 5 分鐘左右的時間，再放入適量鹽巴調味，即可趁熱食用；每日一碗，分成二次來吃。

## 日常保健

◎ 注意經期保暖，防止寒邪侵襲，避免吃生冷、寒涼或辛辣的食物。

◎ 勞逸結合，加強鍛煉，增強體質。房事頻率要節制，經期絕對禁止性生活。

◎ 保持心情愉快、舒暢，緩解精神壓力，避免強烈的精神刺激。

◎ 在食譜中添加大蔥、豆類、南瓜、大蒜、生薑、栗子、橘子等食物；另外，醋、醬、植物油、辣椒、胡椒等調料及燉牛肉、雞肉高湯，都對月經不調有一定調理作用。

# 痛經

【刮拭手法】面刮 / 平面按揉　【重度】★★★★★

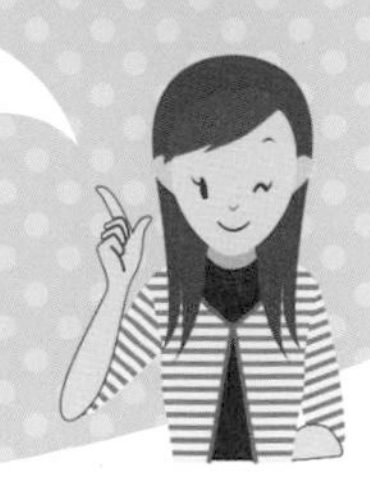

痛經是婦科常見病，指的是月經期或前後，發生下腹部脹痛、冷痛、灼痛、刺痛、隱痛、墜痛、絞痛、痙攣性疼痛、撕裂性疼痛……等等，疼痛蔓延至骶腰背部，甚至涉及大腿與足部的現象，發病原因很多，病機複雜，治療棘手，月經初期少女、未婚女性中最為普遍。

## 健康診斷書

1. 原發性痛經的診斷：初潮後，1 ～ 2 年內發病；月經來潮與幾小時前開始痛，疼痛持續時間不超過 48 ～ 72 小時，疼痛的性質屬於痙攣性或類似分娩產痛。此外，婦科雙合診或肛診陰性，可得出原發性痛經的診斷。
2. 繼發性痛經的診斷：**盆腔炎症**反覆地發作、月經周期不規則、月經血量過多、放置宮腔節育器、不孕症……等病史，有助於繼發性痛經的診斷；通過雙合診及三合診，可發現一些導致痛經的病因，例如：子宮畸形、子宮肌瘤、卵巢腫瘤、盆腔腫塊。
3. 視嚴重程度的不同，甚者會影響婦女的工作、學習，降低生活質量。

## 名詞解釋

**盆腔炎症** 是指細菌逆行感染，通過子宮、輸卵管到達骨盆腔，造成女性盆腔生殖器官、子宮周圍的結締組織、盆腔腹膜的炎症；通常是發病在女性生殖系統的抵抗力低下時，才會導致盆腔炎的發生。

# 痛經

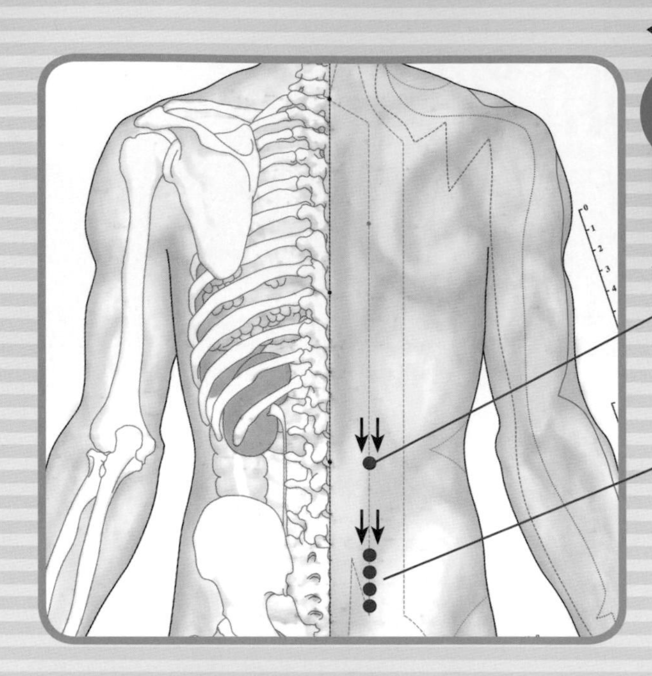

**刮刮要點** 由上方往下方，輪流刮拭腎俞、八髎兩個要穴。

**腎俞**▶此穴道位在腰部，第2腰椎棘突之下，旁開1.5寸。

**八髎**▶在骶部，左右共8個穴位，分別在第1、第2、第3、第4骶後孔中。

**刮刮要點** 水道穴、歸來穴，女性月經期禁刮，空腹、吃完飯亦禁刮。

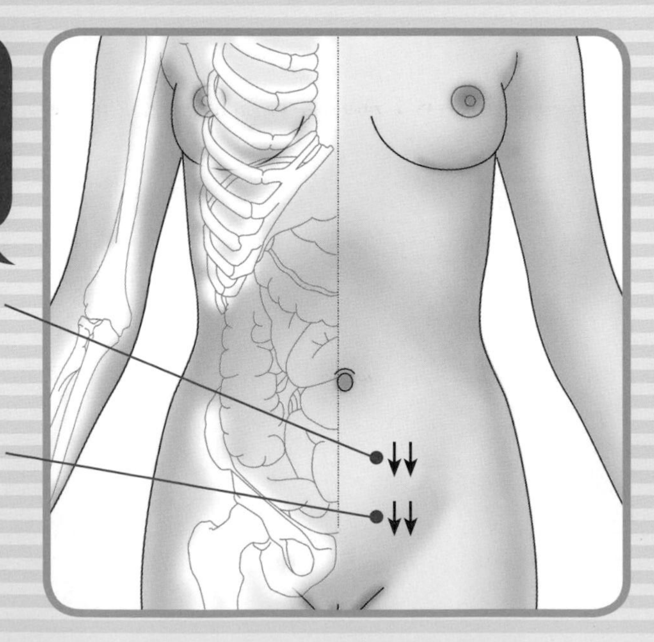

**水道**▶水道穴在下腹部，臍中下3寸，距前正中線2寸。

**歸來**▶歸來穴在下腹部，臍中下4寸，距前正中線2寸。

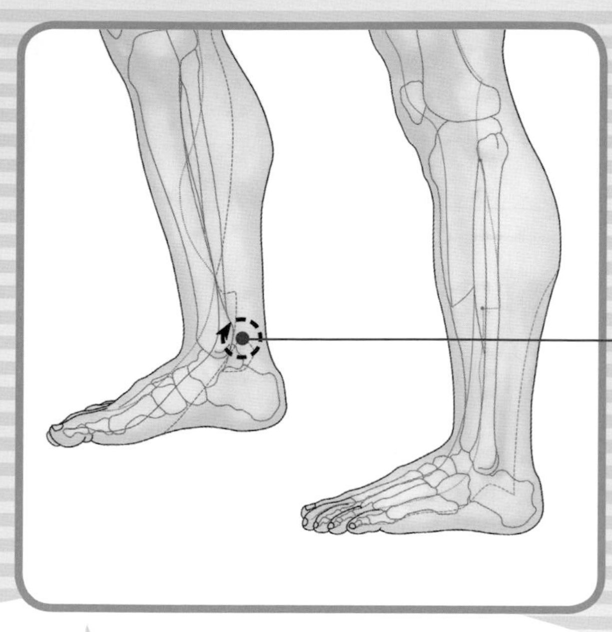

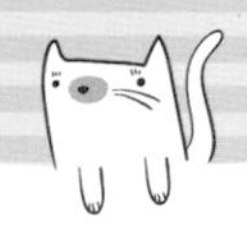

## 豆豉羊湯

準備豆豉 50 克、羊肉 100 克、生薑 15 克、適量鹽巴；將羊肉用清水洗乾淨，並切成碎塊狀，同豆豉、生薑，一起放入沙鍋中煮至熟爛，加鹽巴調味即完成；建議在月經來潮前一週開始吃，連續吃上一星期。

### 日常保健

◉ 月經期間應該防止寒邪侵襲，注意腹部保暖，雙腳勿浸冰冷，不要冒雨涉水、坐臥濕地、游泳……等，才有利於防治痛經。

◉ 情緒波動、思想負擔、憂鬱沮喪都會刺激中樞神經系統，使子宮過度收縮，伴隨子宮血流量減少，使痛經症狀加重，最好避免之。

◉ 痛經發作時，臥床休息，絕對禁止性交；腹痛畏寒的女子應做腹部熱敷，或注意下腹保暖，有利於緩解痛經。

# 閉經

**【刮拭手法】**角刮 / 垂直按揉　**【重度】**★★★★★

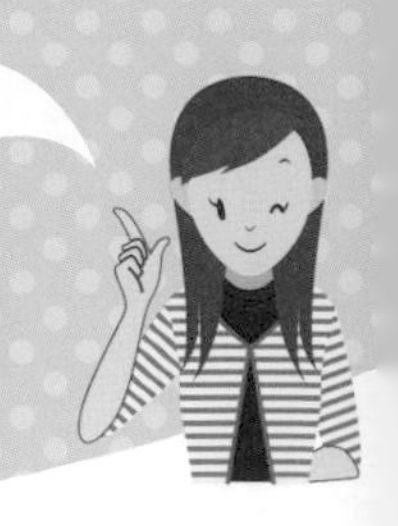

閉經是指女子年滿 18 歲，月經尚未初潮，或月經已來者，中斷達 3 個月以上。氣血虧虛者，月經來潮後又閉經，多伴有頭暈耳鳴、腰膝酸軟；陰虛內熱者，月經逐漸變少，最後閉經，多伴有**五心煩熱**、潮熱盜汗；氣滯血瘀者，還會伴有胸脅、小腹脹痛。

## 健康診斷書

1. 子宮檢查：包括宮腔鏡檢查、腹腔鏡檢查、子宮輸卵管碘油造影檢查。
2. 卵巢功能檢查、陰道黏液結晶檢查：瞭解雌激素水準。
3. 宮頸黏液結晶檢查：瞭解雌激素水準及有無孕激素影響。
4. 基礎體溫測定：瞭解有無排卵及黃體功能。
5. 雌孕激素水準測定：瞭解卵巢功能。
6. 垂體功能檢查：包括測定血中促卵泡成熟素、促黃體生成素含量、垂體興奮試驗、血中催乳素測定、蝶鞍 X 線攝片、核磁共振等檢查。

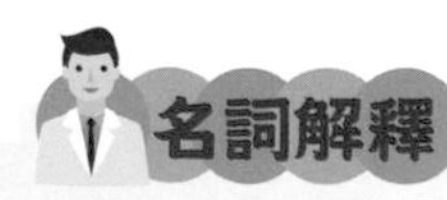

## 名詞解釋

**五心煩熱** 為中醫專門用詞，指的是除了自覺心胸煩熱之外，兩手心、兩足心亦發燙，見《太平聖惠方· 治骨蒸煩熱諸方》，多是由於陰虛火旺、心血不足、病後虛熱不清及火熱內鬱所導致。

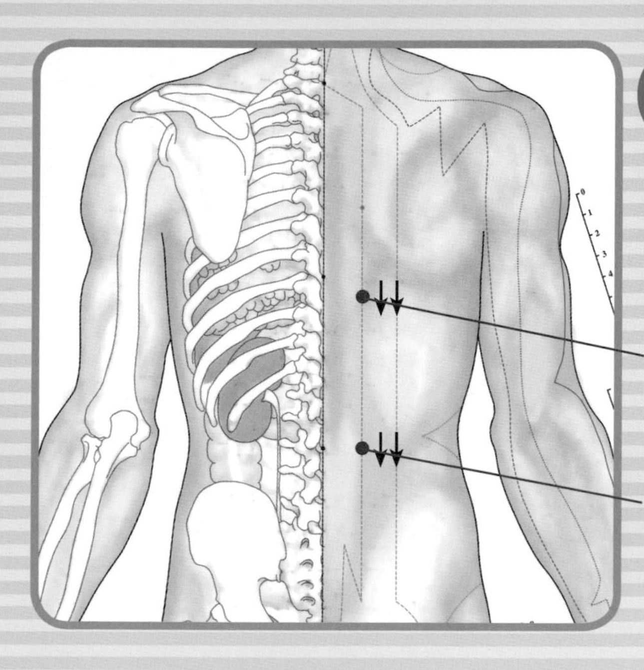

刮刮要點

刮拭肝俞、腎俞，注意一下刮痧的方向，得是從上向下刮。

**肝俞**▶此穴位在背部，第9胸椎棘突下，旁開1.5寸。

**腎俞**▶本穴位在腰部，第2腰椎棘突下，大約旁開1.5寸。

刮刮要點

空腹之時、飽餐之後，兩者皆不是適合刮拭中極穴的時機。

**中極**▶中極穴位於下腹部，前正中線上，約莫在臍中下大概4寸的地方。

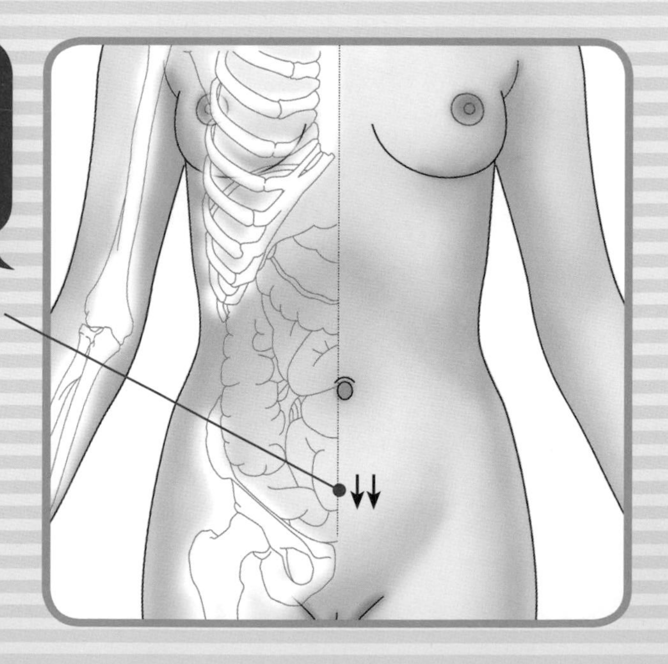

**刮刮要點** 太沖穴、行間穴，附近關節處，刮痧時，皆不宜重刮。

**太沖**▶在足背部，第1、2蹠骨結合部前方之凹陷處。

**行間**▶在足背部，第1、2趾間紋頭後方的赤白肉際處。

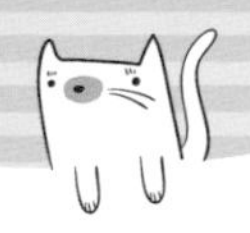

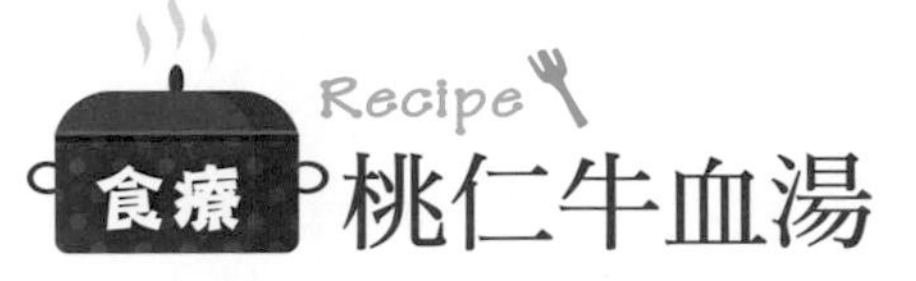


## 桃仁牛血湯

購入鮮牛血200克、桃仁10克，將牛血用刀子切成塊狀，與桃仁一同加入適量清水煲成湯，食用時，加食鹽少許調味，喝湯、吃牛血。

### 日常保健

◎ 月事來臨，腰部以下須特別注意保暖，兩腳勿受寒，禁食生冷瓜果。
◎ 經期身體抵抗力弱，要避免重體力勞動，注意勞逸結合，協調沖任氣血。
◎ 加強營養，調理脾胃，可多食肉類、禽類、蛋類、牛奶以及新鮮蔬菜。
◎ 哺乳不宜過久，防止人工流產，正確掌握口服避孕藥的服用方法。
◎ 肥胖者應該適當減少飲食及食鹽的攝入。

# 白帶異常

**【刮拭手法】**面刮 / 平面按揉　**【重度】**★★★★★

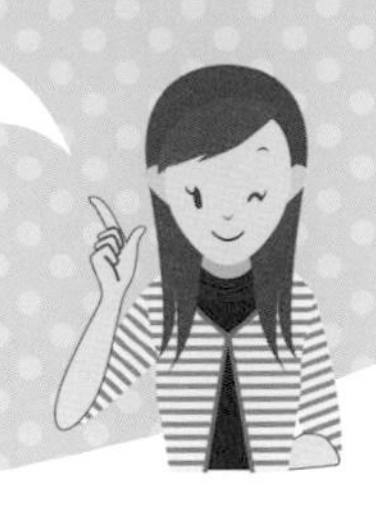

白帶是一種陰道內分泌出的白色、淡黃色物質，在青春期、月經期、妊娠期，白帶可能增多，這些都屬於正常現象；然而，如果白帶不僅比平時增多，顏色異常，還帶有特別的腥臭味，並且伴有陰部搔癢的不適症狀，則是屬於已經白帶異常的現象。

## 健康診斷書

1. 由滴蟲性陰道炎引起的白帶異常：黃白色泡沫狀白帶、有酸臭味、外陰搔癢或刺痛、白帶量多。做陰道檢查時可發現陰道壁充血，有時會出現紅點，在顯微鏡下白帶中可找到滴蟲。
2. 由**黴菌**性陰道炎引起的白帶異常：乳白色凝塊狀白帶、外陰劇癢或刺痛、白帶分泌多。檢查陰道會發現陰道壁上有一層白膜，不易擦去，擦去後可見陰道壁充血，在顯微鏡下白帶中可找到黴菌。
3. 由慢性宮頸炎引起的白帶異常：患者下腹部脹痛，分泌黏稠、黃膿，甚至有血絲，子宮頸有不同程度的糜爛或增生肥大，有小囊腫、息肉。

## 名詞解釋

**黴菌**　絲狀真菌的俗稱，意即發黴的真菌，它們往往能形成分支繁茂的菌絲體，但又不像蘑菇那樣產生大型的子實體。在潮濕溫暖的地方，很多物品上長出一些肉眼可見的絨毛狀、絮狀或蛛網狀的菌落，那就是黴菌。

# 白帶異常

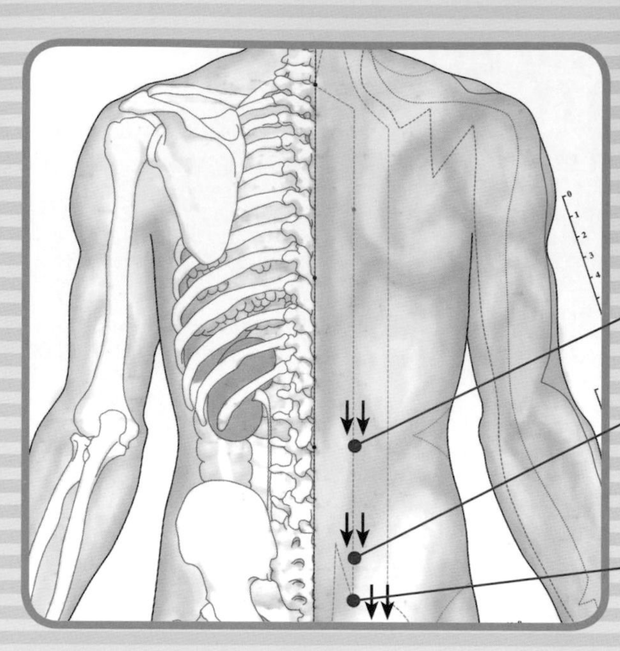

**刮刮要點** 腎俞、膀胱俞、白環俞，進行刮痧時的方向皆爲由上到下。

**腎俞**▶在腰部，第2腰椎棘突下，旁開1.5寸。

**膀胱俞**▶在背部，後正中線旁開1.5寸，平行第2骶後孔。

**白環俞**▶在背部，後正中線旁開1.5寸，平行第4骶後孔。

**刮刮要點** 間使穴與其附近，刮痧時經過關節處，禁止刮痧力道過重。

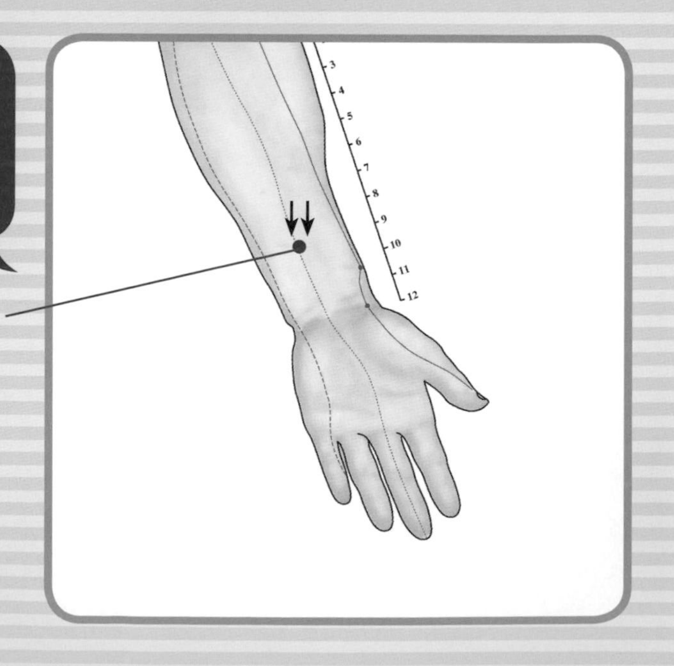

**間使**▶此穴道在前臂掌側，腕橫紋上3寸，掌長肌腱與橈側腕屈肌腱之間。

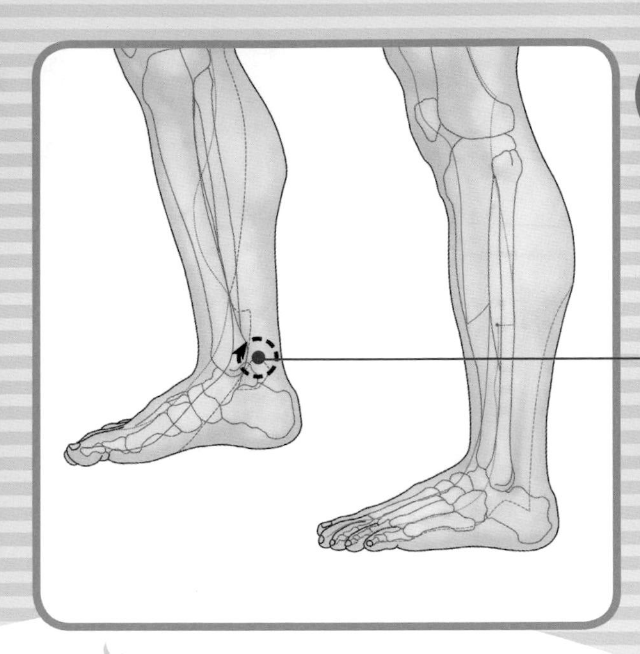


刮刮要點

進行太溪穴的刮痧，經過關節之處，並不宜過度用力刮拭。

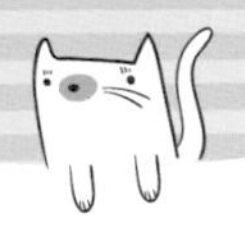

## 車前草燉豬肚

取 30 克車前草、30 克豬肚，並準備適量鹽巴；把豬肚切成小塊、小塊之後，將已經事先洗乾淨的車前草、豬肚、清水共同放入鍋中，加入鹽巴，再用小火慢慢地燉 30 分鐘，即可食用。

### 日常保健

- ◉ 要節制性欲，一般來說，以每星期 1 ～ 2 次為原則。
- ◉ 理智控制自己的感情，避免情志不舒、肝鬱火旺而導致血絲白帶。
- ◉ 丈夫生殖器及尿道中存留的滴蟲及黴菌，亦可能通過性交進入女子陰道，從而引發滴蟲性、黴菌性白帶異常，所以夫妻倆內褲應常換洗。
- ◉ 另外，每次進行性行為之前，雙方應該先沖洗生殖器。

# 更年期症候群

**【刮拭手法】**面刮 / 厲刮　**【重度】**★★★★★

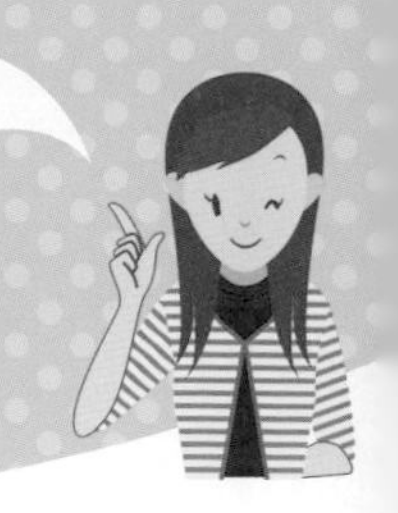

婦女進入更年期，由於卵巢功能減退、雌激素水準下降，垂體功能會亢進，並分泌過多的促性腺激素，引起**自主神經**功能紊亂，從而出現一系列程度不同的症狀，例如：月經變化、面色潮紅、心悸、失眠、乏力、抑鬱、多慮、情緒不穩定、易激動、注意力難以集中等。

## 健康診斷書

1. 年齡 45~55 歲的婦女，除了月經失調外，發熱出汗為典型更年期症狀，或伴有煩躁易怒、心悸失眠、胸悶頭痛、情志異常、記憶力減退、腰腿酸痛……等等症候群。
2. 內分泌測定：雌二醇（E2）降低，促卵泡激素（FSH）、促黃體生成激素（LH）則相對增高。
3. 應該要排除精神、神經性疾病，甲狀腺功能亢進，心血管疾病等，避免誤判，再進一步針對更年期症候群進行適當診斷。

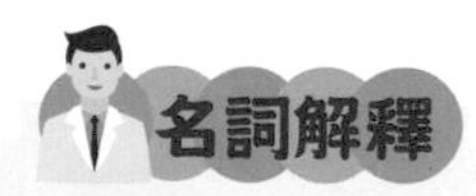


**自主神經** 自主神經是由脊髓發出的，主要分佈於軀幹、四肢，司理運動與感覺；由腦和脊髓發出的內臟神經，主要分佈在內臟，控制與協調內臟、血管、腺體等功能。因不受人意志支配，故稱自主神經，也稱植物神經。

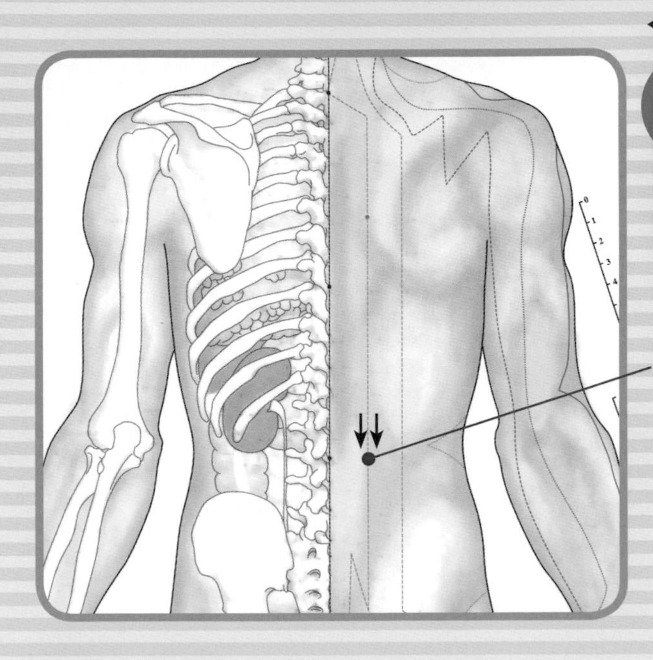

刮刮要點

進行人體腎俞部位的刮痧時，其刮拭方向，請由上往下。

**腎俞**▶此穴道位在腰部，第 2 腰椎棘突下，旁開 1.5 寸。

刮刮要點

膻中穴、天樞穴、氣海穴，刮痧用力宜輕柔，且乳頭處禁刮。

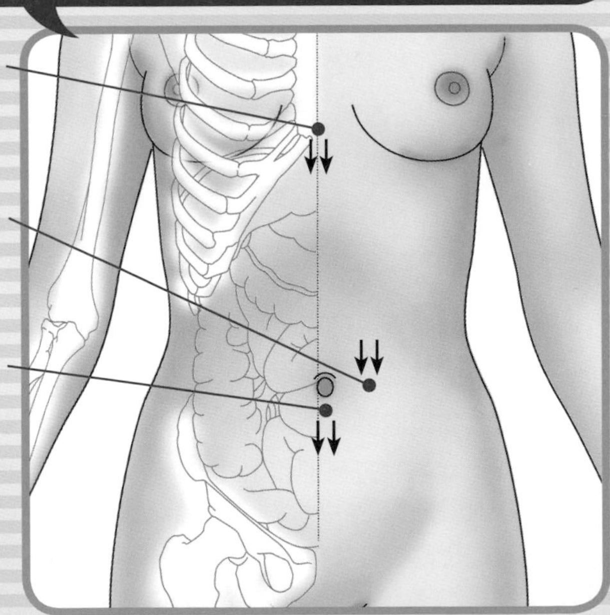

**膻中**▶在胸部，前正中線上，平第 4 肋間隙，兩乳頭連線的中點。

**天樞**▶位在腹中部，平行臍中，且距離臍中大約 2 寸之處。

**氣海**▶在下腹部，前正中線上，臍下 1.5 寸。

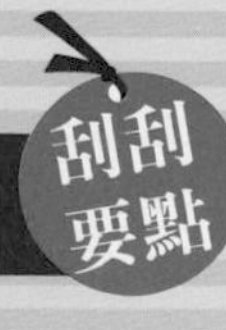


刮拭四神聰穴利用薄邊刮。

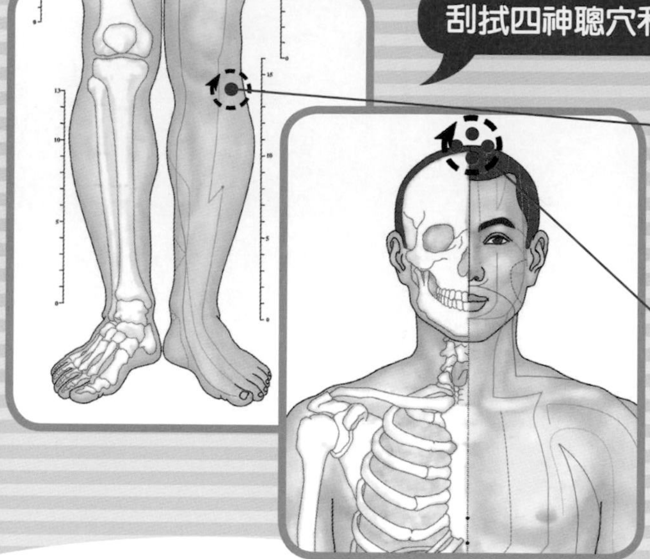

**足三里**▶外膝眼下3寸，距脛骨前緣1橫指（中指）之處。

**四神聰**▶在百會前後左右各1寸處，共4個穴位。

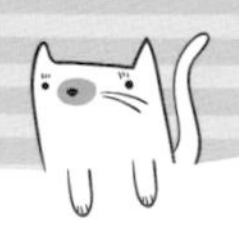

## 甘麥飲

絕經的前後，倘若為伴有潮熱、出汗、心悸、憂鬱、易怒、氣色差的婦女，可以準備小麥30克、紅棗10枚、甘草10克，浸泡熱水後一同煎服，每日早晚各喝一杯，有效改善不適症狀。

## 日常保健

- ◎ 培養積極樂觀、開朗愉快的心境，保持活躍的精神狀態。
- ◎ 消除不必要的顧慮與煩惱，保證充分的睡眠。
- ◎ 控制食物攝取量，尤其高膽固醇、高飽和脂肪酸和高營養類食物要減量。
- ◎ 保持適當的體力勞動和體育鍛煉，可以促進血液循環和呼吸功能，進而預防心血管方面的相關疾病和骨質疏鬆。
- ◎ 更年期也能有性生活，性行為時感到疼痛，可適當使用潤滑劑。

# 乳汁不足

【刮拭手法】面刮 / 點按　【重度】★★★★★

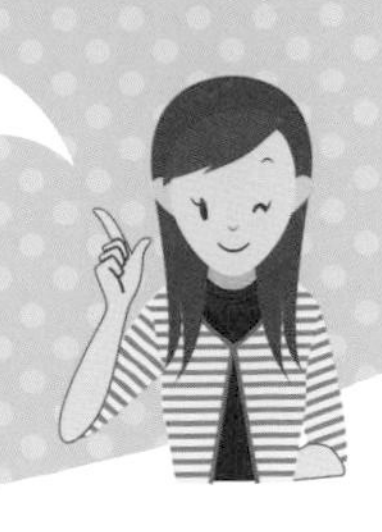

乳汁分泌與精神、情緒、營養、休息、勞動有著密切的關係，任何精神上的刺激，例如：憂慮、驚恐、煩惱、悲傷……等，都會導致乳汁分泌的減少。此外，乳汁過少，還可能是由於乳腺發育不良、產後出血過多，胃腸感染或腹瀉也會使得乳汁變少。

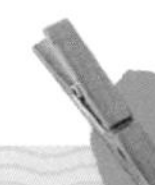

## 健康診斷書

1. 產後乳汁少，或完全無乳汁，稱為缺乳。
2. 產婦在產後 2 ～ 10 日內沒有乳汁分泌，或分泌過少，即屬乳汁不足。
3. 或者在**產褥期**、哺乳期內，乳汁分泌量減少，以致於無法喂養嬰兒，也被稱為乳汁不足。
4. 中醫認為本病有虛實之分；虛者多為氣血虛弱，乳汁來源不足，一般以乳房柔軟而無脹痛為辨證要點；而實者則因肝氣鬱結，或氣滯血凝所致，一般以乳房脹硬或疼痛為診斷關鍵；須全面觀察，以辨虛、實。

## 名詞解釋

**產褥期** 產褥期即俗稱的坐月子，在醫學教科書上稱之為產褥期，指胎兒、胎盤娩出後的產婦身體、生殖器官和心理方面調適復原的一段時間，一般婦女所花費的時間平均需大約 6 ～ 8 週。

# 乳汁不足

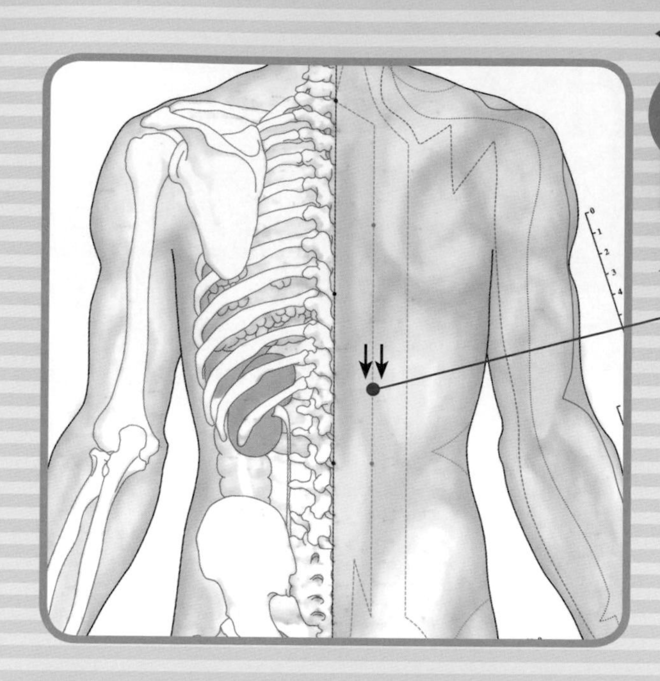

刮刮要點

自上往下刮，是此時刮拭脾俞的適當方向。

**脾俞**▶此穴在背部，第11胸椎棘突下，旁開1.5寸處。

刮刮要點

刮拭少澤穴，注意不要刮傷指甲，經過關節亦不宜重刮。

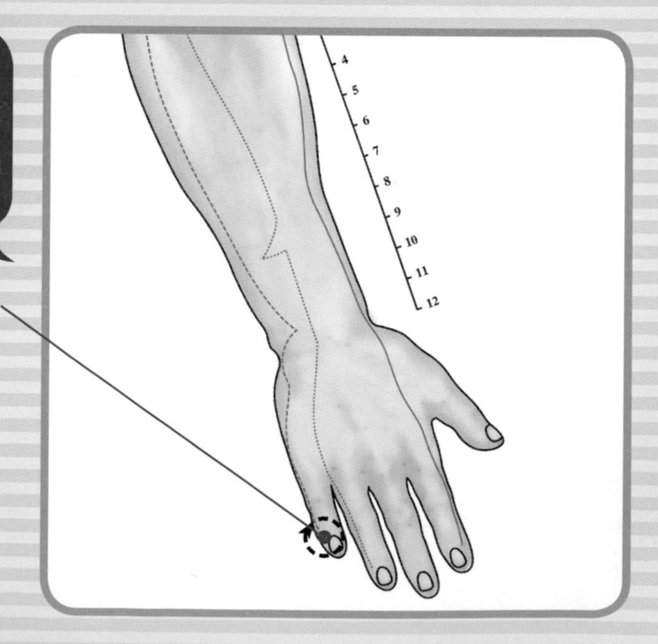


**少澤**▶在手部小指的尺側，指甲角旁開大約是0.1寸的位置。

刮刮要點 膻中、乳根、期門，施力輕柔，乳頭禁刮。

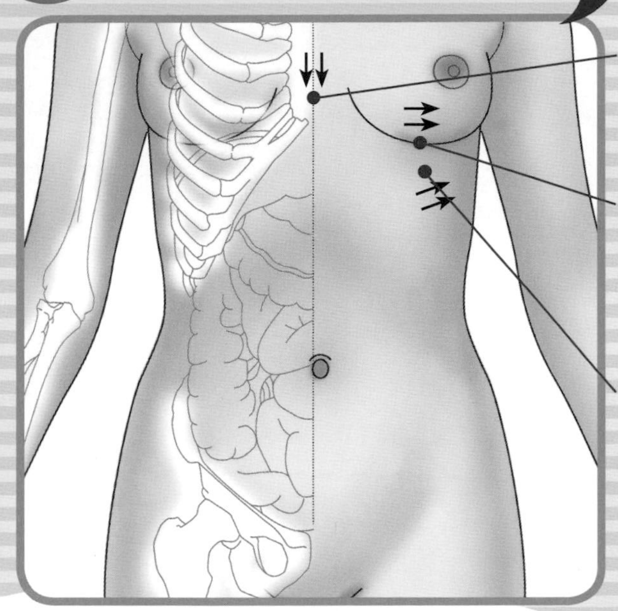

**膻中**▶在胸部，前正中線上，平第 4 肋間隙，兩乳頭連線的中點。

**乳根**▶在胸部，乳頭直下，乳房根部，平第 5 肋間隙，距前正中線大約 4 寸之處。

**期門**▶在胸部，乳頭直下，平第 6 肋間隙，前正中線旁開 4 寸。

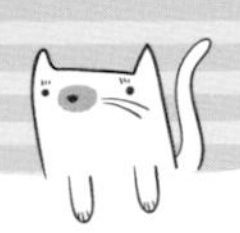

## 黑芝麻粥

將黑芝麻 25 克碾碎之後，放入鍋內，加入適量事先淘洗乾淨、浸泡過的大米，加水煮成粥，三餐皆可食用黑芝麻粥，亦可當作點心品嘗，且每日如果吃上 3 ～ 4 次也沒問題。

## 日常保健

◉ 倘若有乳頭內陷的問題，產前建議及時糾正，並勤用濕毛巾擦洗乳頭。

◉ 哺乳時間不宜過早，產後大約 6 ～ 8 小時才開始喂乳即可，以後每 3 小時喂乳一次，並選擇正確的喂乳姿勢。

◉ 加強產婦營養補充，且維持產婦心情舒暢、睡眠充足。

S曲線！

# 擁有完美小翹臀

如果說胸部是性感指標，那麼臀部就是曲線殺手鐧！平扁的屁屁缺少電力，臀部需要豐厚的肌肉，才能完美呈現，但若只堆積多餘脂肪，下垂鬆弛反而會令整個身材走樣，偏偏屁股本身就是極易累積脂肪的地方，讓眾位美女苦惱不堪，這裡讓我們來看看防冶臀部下垂的翹屁屁小秘招！

Step 屁屁刮痧

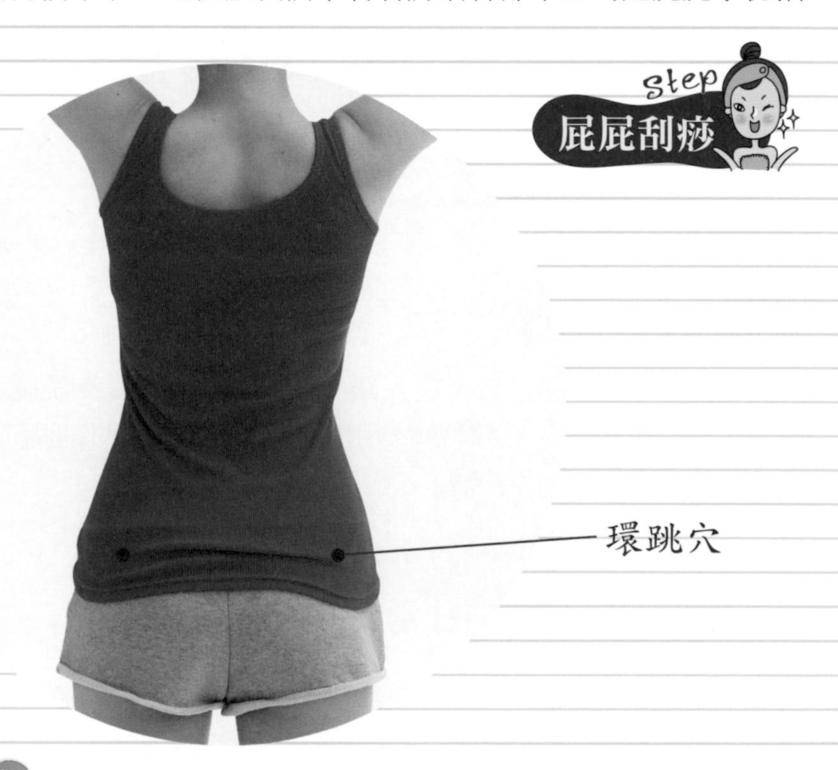


招式 1

按壓**「環跳穴」**，能加強臀部脂肪代謝；**「環跳穴」**就在人站立時，屁股兩邊最凹的地方，左右各一個；以微笑線為起點，用面刮法往腰部向上刮，對屁屁進行物理提拉的作用，每邊刮拭 20 ～ 30 下即可，並重點揉按**「環跳穴」**，久而久之，瘦臀又提臀。

招式 2

**「承扶穴」**位於屁股和大腿交界處，左右臀下臀溝的中心點，每日點壓 3 分鐘，能讓鬆弛肌肉恢復彈性和活力，改善臀部下垂；**「秩邊穴」**位在臀部平第 4 骶後孔，骶正中脊旁開 3 寸處，每日按揉 3 分鐘，塑造臀部優美曲線。

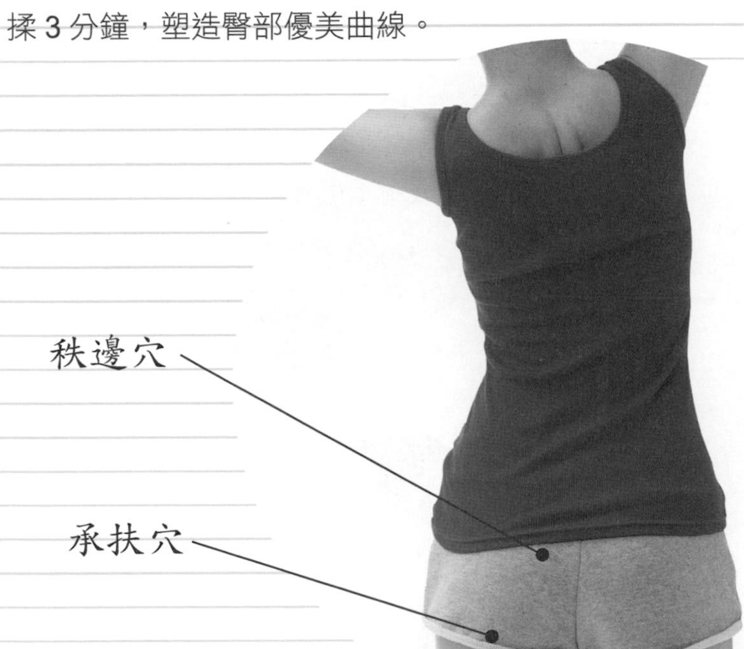

1. 洗完澡後，特別適合進行臀部刮痧，可以提高血液循環的效果。
2. 因為環跳穴的位置很深，建議可以刮痧板的一角協助按壓穴位，每次按壓 5 秒鐘後，稍微放鬆 2 秒鐘，重複按壓 30 次。
3. 臀部皮膚不均勻的女性朋友們，可以選擇燃脂美容液作為刮痧介質，順道改善醜陋的橘皮問題。

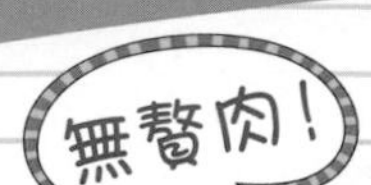


# 告別浮腫大象腿

大腿的外側存在膽經脈絡，而內側則是肝經通過之處，一般來說，這些部位脂肪堆積較多的人，排毒功能較差，大腿的位置才會堆積那麼多廢物。只要利用刮痧，大腿內側、外側的筋絡疏通後，大大改善臟腑功能，同時，那相互磨擦的大腿肉肉，也能順理成章地迎刃而解。

Step 大腿刮痧

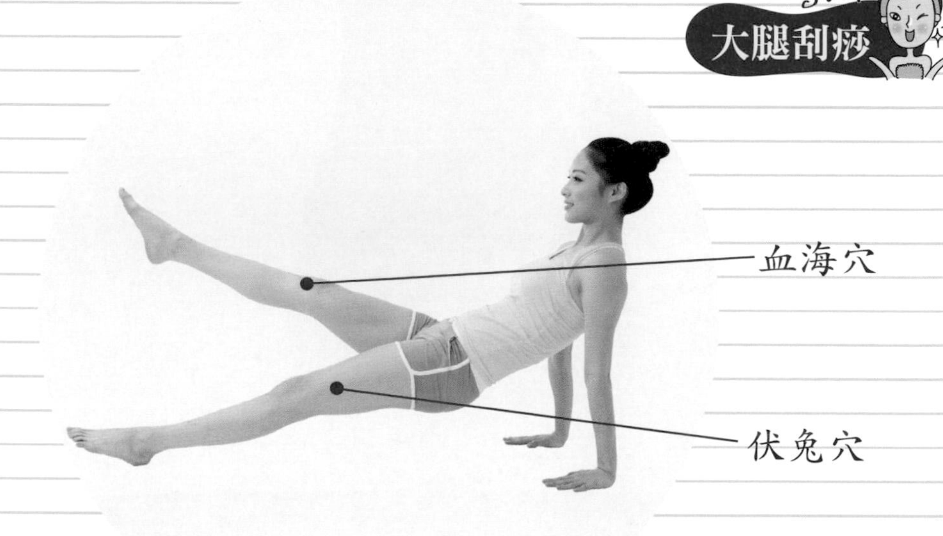

從大腿內側根部開始，用刮痧板由下往上快快刮拭，刮到氣結可以斟酌加重力道，進行約莫 1 分鐘的時間之後，再以刮痧板的一角，加強點按**「血海穴」**、**「伏兔穴」**，同樣每個穴位 1 分鐘。

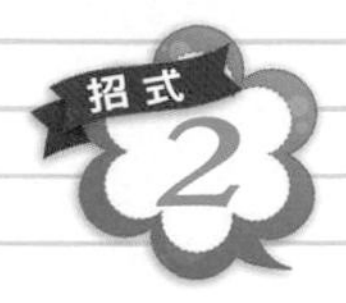


刮膽經、敲膽經，是瘦大腿的究極途徑，可利用面刮法由上往下刮拭腿外側，亦可用刮痧板的一角，重擊膽經上的四個重點穴位：**「環跳穴」**、**「風市穴」**、**「中瀆穴」**以及**「膝陽關穴」**；每個穴位 20 ～ 30 次即可。

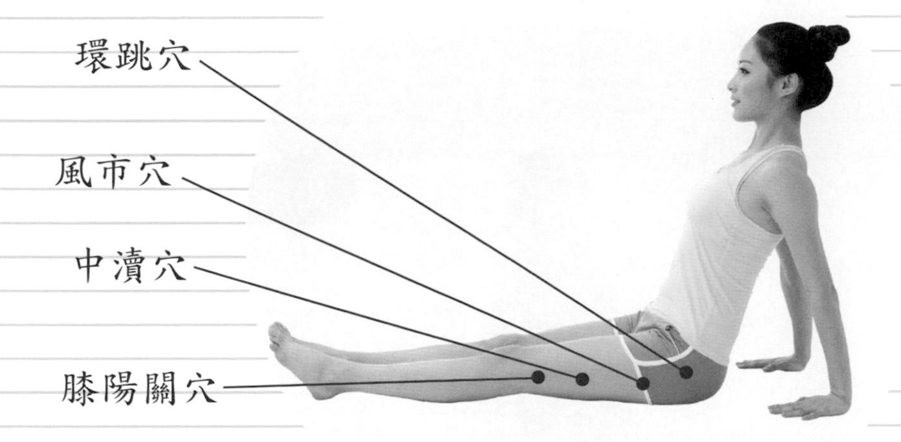

1. 刮痧前以熱水泡腳 **15** 分鐘，水位越靠近膝蓋越好，幫助肌肉放鬆。
2. 大腿內側從下向上刮，將廢物導至淋巴排除；外側則由上往下刮，能排毒洩氣，如果腿部有靜脈曲張、水腫，兩側都是下往上。
3. 夜間 **23** 點左右，氣血正流入膽經，此時膽經已經不宜進行刮痧；而由於「肝膽相照」，同樣地也不要再刮拭肝經了。

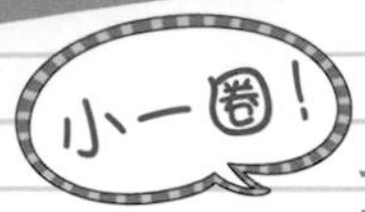


# 拯救扣分蘿蔔腿

瘦小腿是一門女生永遠修不完的課，誘人的美腿最吸睛，然而穿高跟鞋、久站、久坐，整天下來，雙腿疲憊不堪，肌肉更是痠痛腫脹，小腿越來越粗壯，成為穿著打扮的最大敗筆，勤做經絡刮痧，才能想瘦哪裡就瘦哪裡，讓瘦腿超有感，擊退蘿蔔腿的穴位大公開！

## Step 小腿刮痧

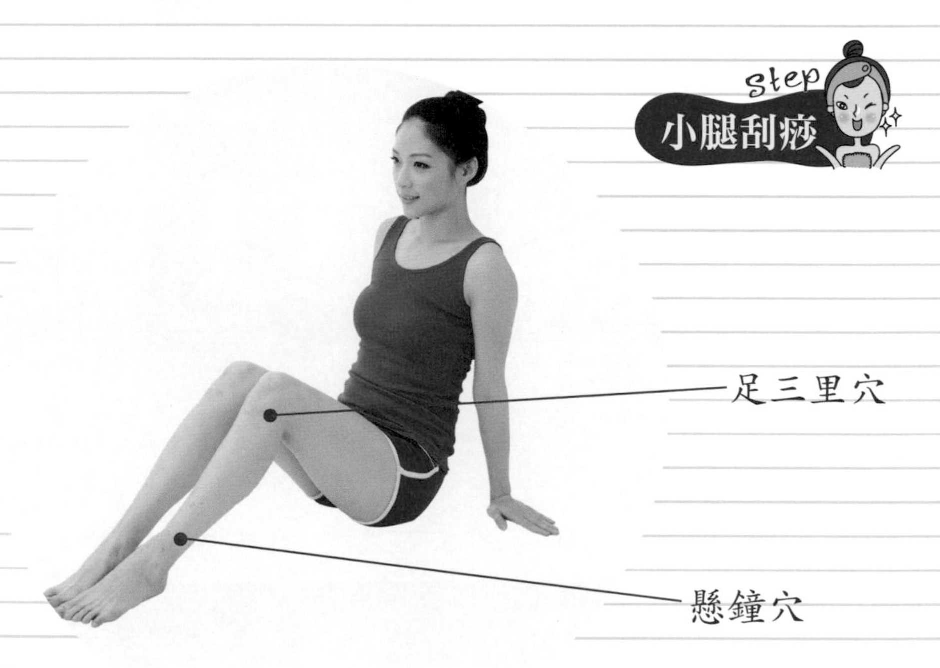

先刮小腿外側；刮痧方向為從上到下，從**「足三里穴」**刮到**「懸鐘穴」**的位置，不需一條刮完，可分段刮拭，每邊刮 40 ～ 50 下，速度不可放太慢，大約費時 1 分鐘，左右輪流刮痧。

招式 2 接下來進行小腿後側的刮痧，把**「委中穴」**當作起點，往**「承筋穴」**、**「承山穴」**的筋絡刮拭，再延伸到接近腳背的位置，結束一回合的刮痧，總共刮上 50 回左右，徹底消除小腿的浮腫。

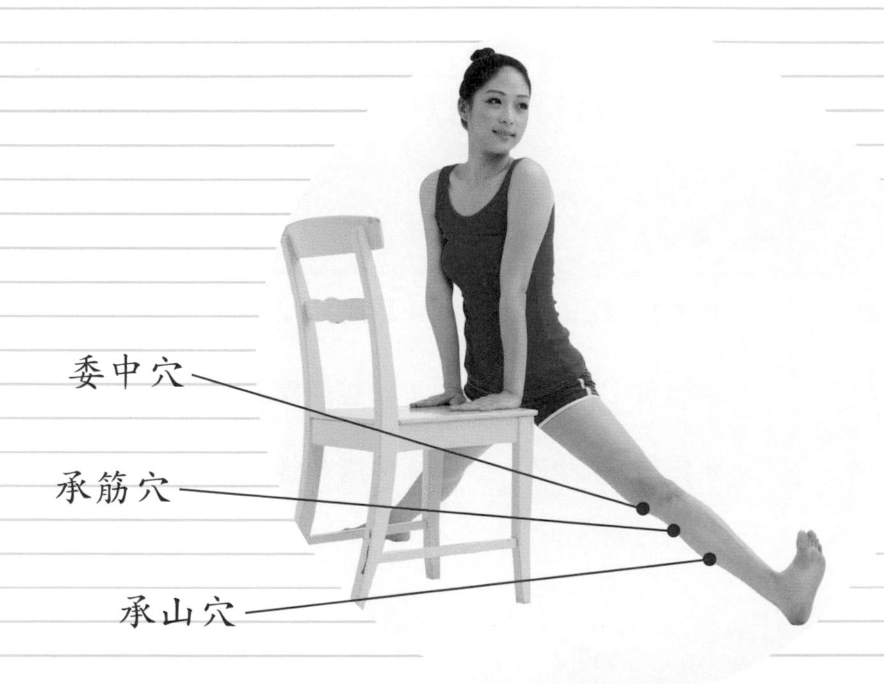

1. 小腿刮痧時，建議坐著腿自然曲起，讓小腿處於自然放鬆的狀態。
2. 刮痧手勁假使太輕，瘦腿的效果不會好，在自己可以承受的力道範圍裡面，使勁刮，長時間堅持下來就一定會有成效。
3. 刮痧時往同一個方向刮，忌來回刮拭，否則效果會大打折扣。
4. 刮痧對水腫型肥胖特別有效，長期站立者最適合腿部刮痧保養。

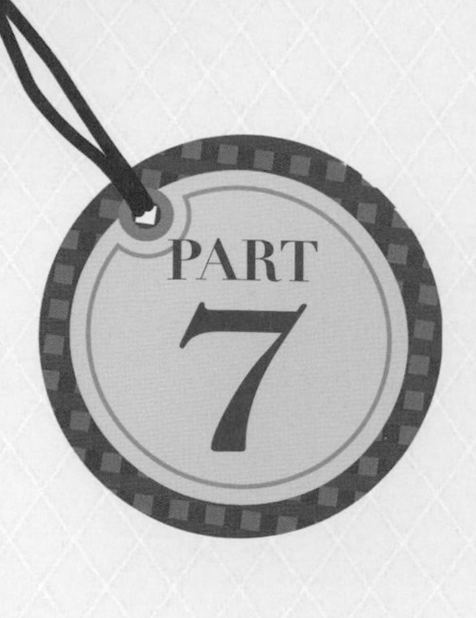


# 熱病急救箱！常見不適症一掃光

## 華陀大推！神奇穴道

頭痛有好幾種，
不論你是感冒頭痛、經期頭痛、
失眠頭痛……還是慣性偏頭痛，
**「風池穴」**是抵抗頭暈、
頭疼的首選穴道；
此外，任何睡眠相關的困擾，
例如：失眠、難眠、落枕等等，
也可以透過按壓此穴來舒緩。

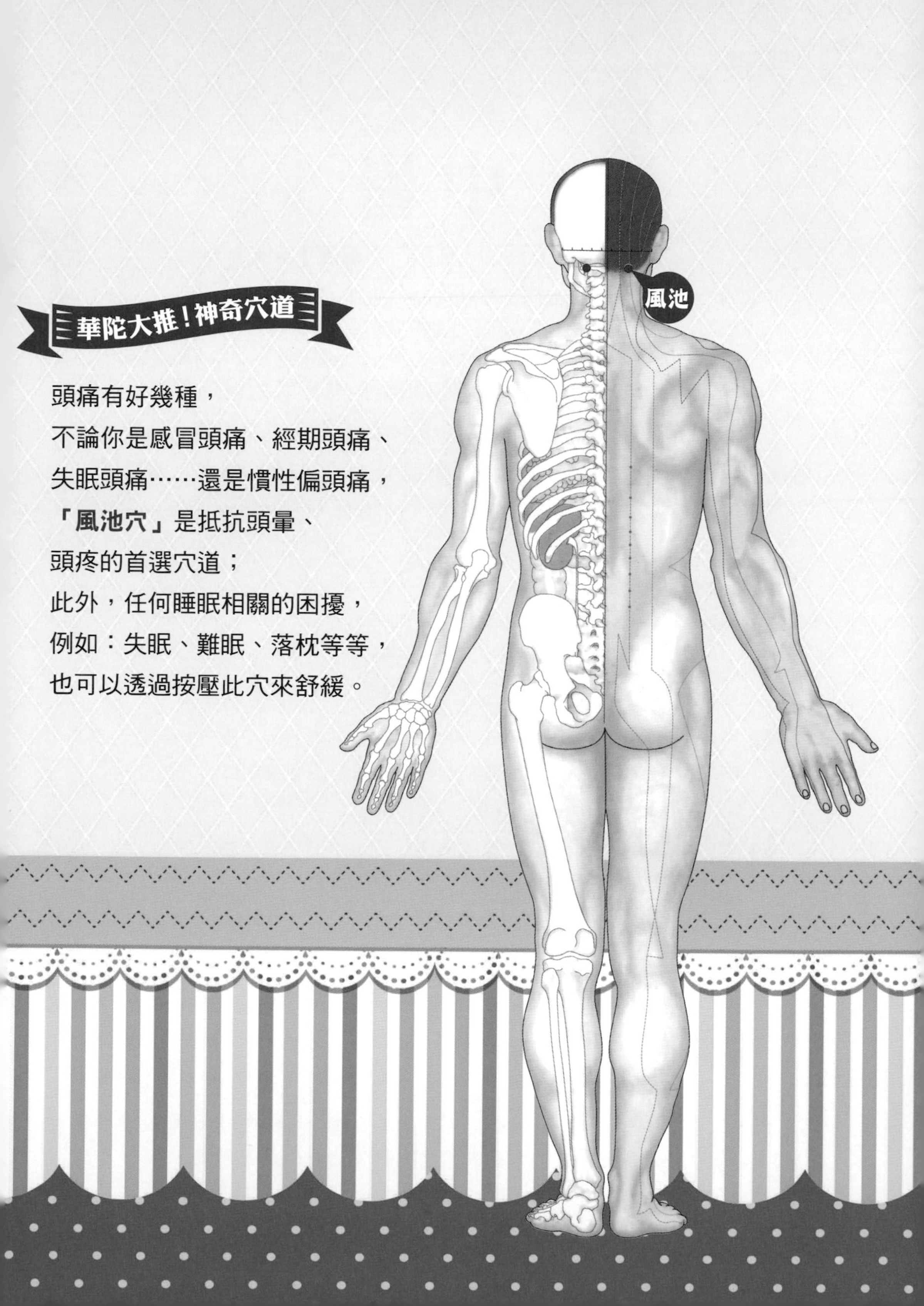

# 中暑

【刮拭手法】面刮 / 厲刮　【重度】★★★★★

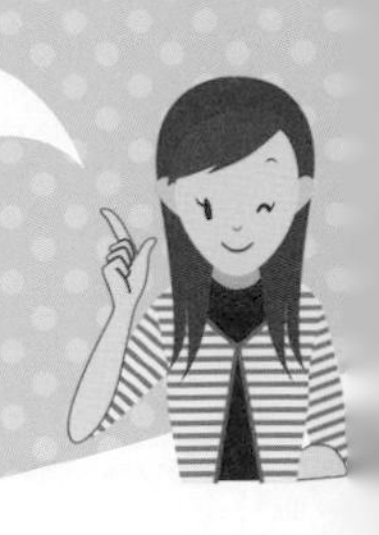

中暑是指在室外的空氣高溫和陽光熱輻射的長時間直接照射之下，外加相對濕度低於 30 ～ 40%，造成人體體溫升高不降的調節障礙，而產生的不適症；其症狀之多，可包括：**脫水**、頭暈目眩、肩頸僵硬、渾身疲倦、四肢痠軟、嘔吐、腹瀉、頭脹痛、心悸……等等。

## 健康診斷書

1. 先期中暑：在高溫的環境工作一段時間後，會出現大量流汗、注意力開始不集中、頭暈、胸悶、身體沉重，但這時體溫不會超過 37.5℃。
2. 輕度中暑：若出現先期中暑症狀，又不立刻治療，下視丘控制體溫調節的功能，便會因為高熱而產生紊亂，這時體溫便會開始上升至 38.5℃以上，臉色開始潮紅、極度口渴、汗流不止、皮膚灼熱。
3. 重度中暑：若發現中暑後再不加以治療，這時皮膚會由熱轉冷，轉變成不出汗、血壓下降、痙攣，病人甚至會昏厥過去。

## 名詞解釋

**脫水** 脫水是指人體由於病變，消耗大量水分，輸出量大於進入量，而且不能即時補充，造成新陳代謝障礙的一種症狀，嚴重時會造成虛脫，甚至會有危及生命危險的情況發生，需要依靠醫院裡的輸液來補充體液。

# 中暑

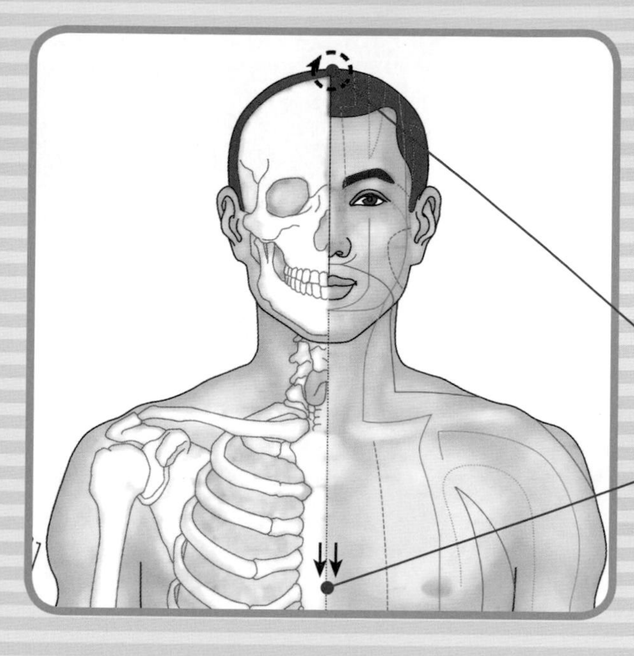

刮刮要點

頭殼未長硬者，勿按壓百匯；刮拭膻中時，注意避開乳頭。

**百會**▶在頭頂前髮際正中直上 5 寸，或兩耳尖連線的中點。

**膻中**▶在胸部，當前正中線上，平行第 4 肋間隙，兩乳頭連線的中點之處。

刮刮要點

進行大椎、肺俞的刮痧，採取由上往下的方向。

**大椎**▶此穴位在第 7 頸椎棘突下凹陷中。

**肺俞**▶本穴道位在背部，第 3 胸椎棘突下，旁開 1.5 寸。

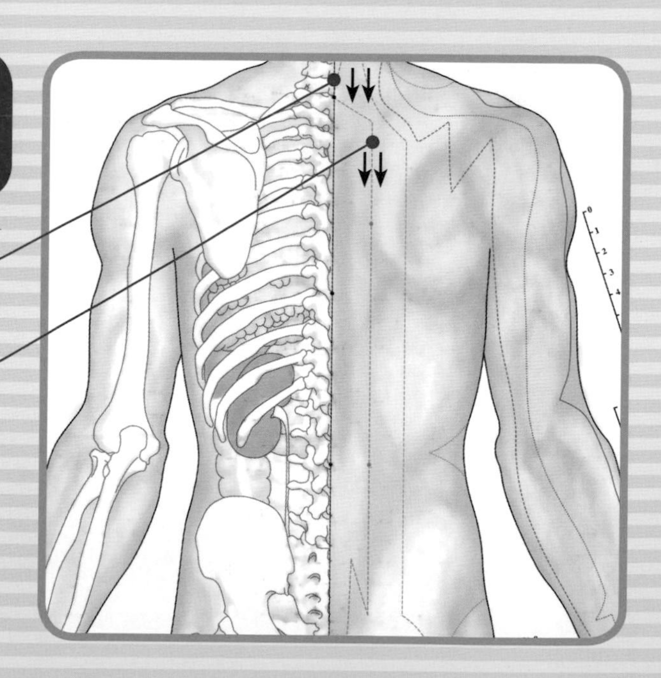

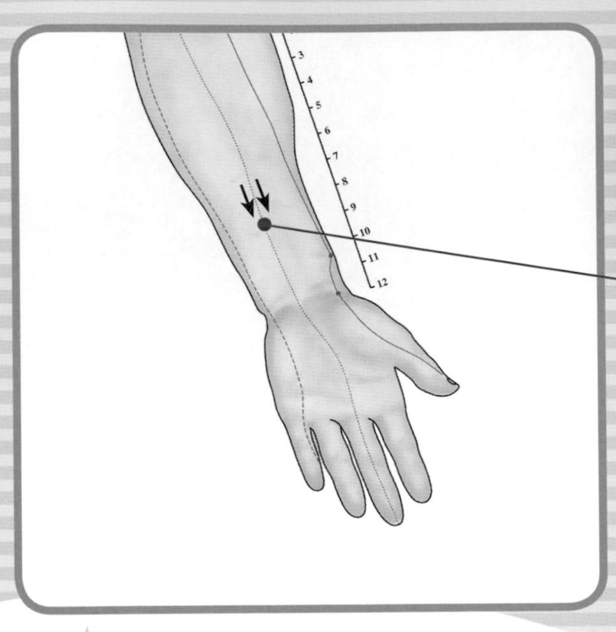


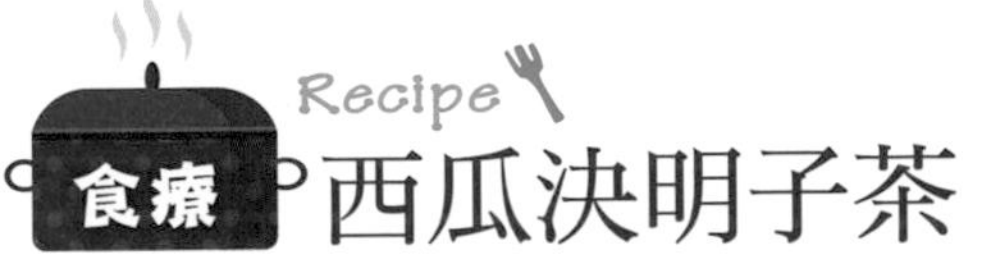


## 食療 西瓜決明子茶

新鮮西瓜吃完之後，將西瓜皮留下來，不要丟棄，取 10 克，並沖洗乾淨，與 10 克決明子共同放在鍋子裡煮一煮，加入適量水煎成湯，代茶來飲用，可以去去暑氣降體溫。

## 日常保健

◎ 烈日下非得出門，服裝以寬鬆、通風、透氣為原則，材質以吸汗棉質為佳；如果會在戶外、室內進進出出，建議洋蔥式的穿衣法。

◎ 勤於補充水分，避免電解質失衡；同時還可以藉由小便顏色，或者是小便量的多寡，來判斷自己水分是否有不足之現象。

◎ 盡量選擇待在通風處，或有風扇、空調的地方（例如：公共圖書館、購物商場）；勿將嬰兒、兒童、寵物單獨留置於密閉汽車內。

# 濕疹

**【刮拭手法】**面刮 / 垂直按揉　**【重度】**★★★★★

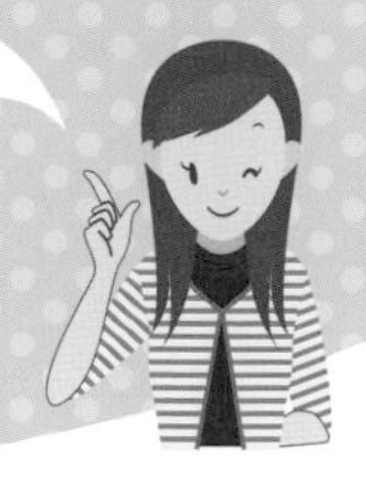

濕疹是最常見的一種急性或慢性的炎性皮膚病，主要表現為劇烈搔癢，皮損具有**多形性**，對稱分布，有滲出傾向，病程長，並且容易反覆發作，任何族群、年齡皆有罹患的可能，在人體各部位都能發生。此外，濕疹的病因，尚無法百分之百明確。

## 健康診斷書

1. 濕疹各個階段的損害可同時存在，構成了濕疹皮膚損害多形性的特點。
2. 根據病程及皮膚損害的不同，濕疹可分為急性和慢性兩種。急性損害為多形性，有復發和發展成慢性的傾向；慢性濕疹損害常為局限性，邊緣較清楚，皮膚亦有顯著浸潤和變厚。
3. 陣發劇癢，洗澡、飲酒、被窩過暖或精神緊張後搔癢更嚴重，有時候甚至會影響睡眠品質。
4. 一般來說，被認為與過敏或神經功能障礙等多種內、外因素有關連。

## 名詞解釋

**多形性** 當發生局部皮膚炎症時，皮膚的紅斑，在不同時期有多種形狀，可能出現紅斑、丘疹或水疱，通常發病原因不只一種，例如：藥物、感染、結締組織疾病、食物、懷孕……等等，大部分的因素是原因不明。

# 濕疹

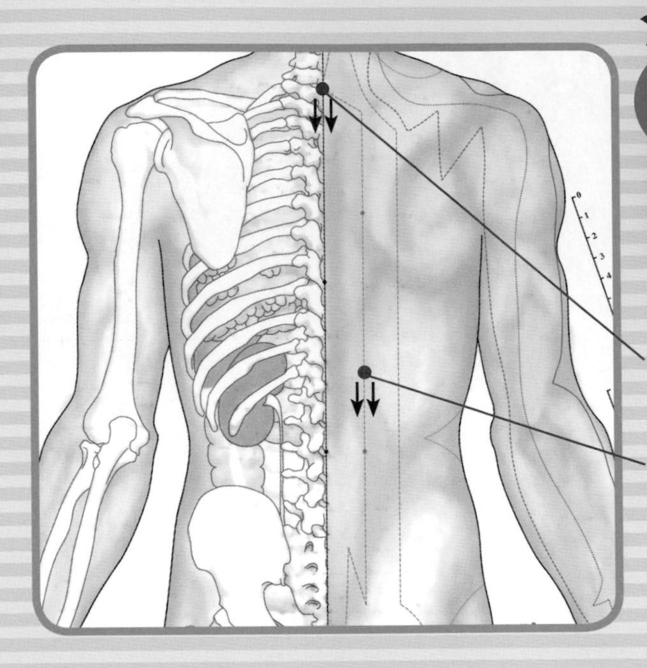

**刮刮要點** 刮拭大椎穴、脾俞穴的時候，選擇的方向則爲上往下刮拭。

**大椎**▶位置在第 7 頸椎棘突下的凹陷中。

**脾俞**▶此穴在背部，大約於第 11 胸椎棘突下，旁開 1.5 寸。

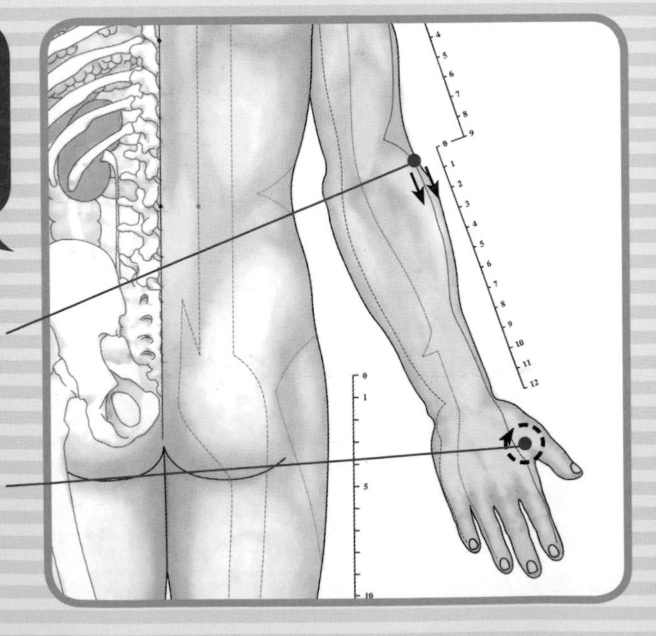

**刮刮要點** 進行曲池穴、合谷穴的刮痧時，遇上關節之處請放輕力道。

**曲池**▶屈肘成直角，肘橫紋外側端與肱骨外上髁連線中點處。

**合谷**▶在手背，第 1、2 掌骨間，第 2 掌骨橈側的中點處。

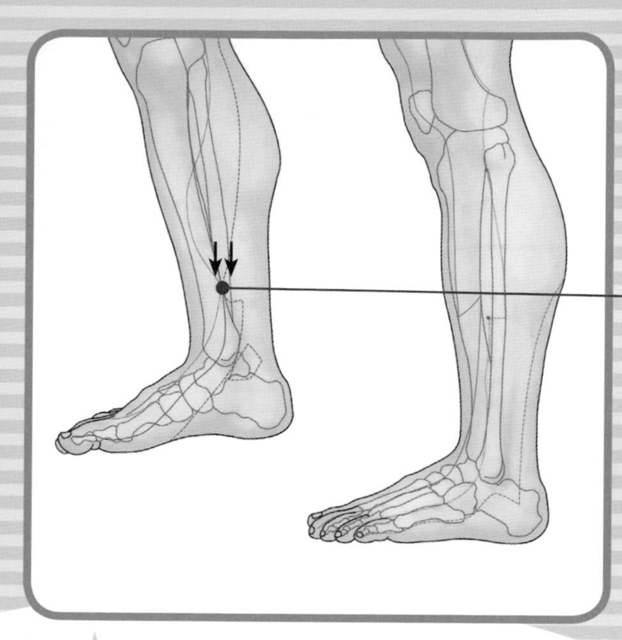

刮刮要點

不宜重刮三陰交的關節處，避免骨頭受到傷害。

**三陰交**▶本要穴在小腿內側，足內踝尖上3寸，脛骨內側緣後方。

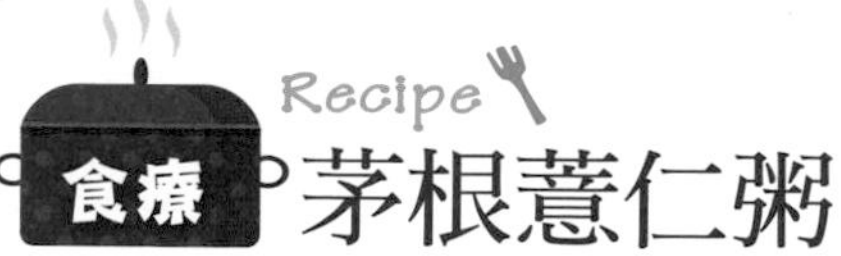


## 茅根薏仁粥

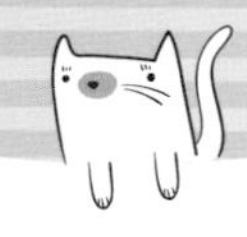

準備30克新鮮的茅根，以及300克薏仁；茅根先煮上20分鐘之後，便去渣取汁，接著放入生薏仁，熬煮成稀飯，可作為主食或佐餐食用。

## 日常保健

◉ 飲食中，每日不可缺少蔬菜、水果、魚、牛奶等，這些可以抑制皮膚炎症。

◉ 洗澡不要過勤，油脂都洗掉皮膚就會乾，尤其是冬季，很容易造成自身的抵抗力下降，引起皮膚瘙癢等症狀。

◉ 對於嬰幼兒來說，最好母乳餵養，防止牛奶餵養引起異體蛋白過敏所致的濕疹，同時避免肥皂、化妝品、動物皮毛、花粉、油漆的刺激。

◉ 不要給寶寶穿化學合成纖維衣服，以柔軟棉布為宜，衣服不要穿蓋過多。

# 蕁麻疹

【刮拭手法】面刮　【重度】★★★★★

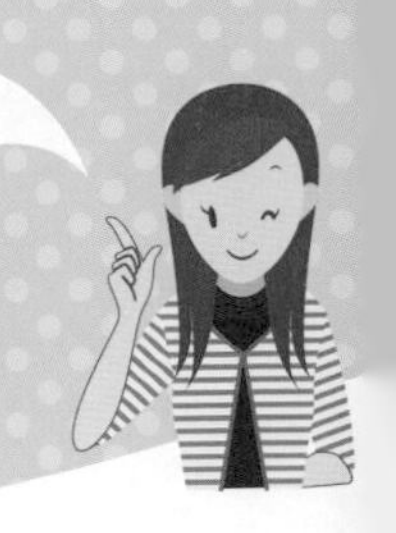

蕁麻疹，俗稱風團或風疹塊，是常見的過敏性疾病。臨床症狀為局部皮膚忽然成塊地紅腫，異常搔癢；。而現代醫學認為，進食蝦、蛋、奶，接觸**蕁麻**，吸入花粉、灰塵，蚊蟲叮咬、寒冷刺激、藥物過敏等，都可引起蕁麻疹。

## 健康診斷書

1. 根據臨床診斷要點，可分為尋常性蕁麻疹、寒冷性蕁麻疹、日光性蕁麻疹……等。起病速度快，搔癢明顯，發作後短時間內可自行消退，一天有可能發作數次。
2. 皮損表現為大小、形態不一的紅腫；倘若發生在眼瞼、口唇等組織鬆弛部位，且明顯浮腫，此為血管神經性水腫。
3. 內臟可發生水腫，同時有胸悶、氣急、腹痛、腹瀉的表現，有時候腹痛劇烈，可能被醫生誤診為急性腹痛。
4. 皮損廣泛，顏色特紅，全身症狀（如發熱）明顯，則可能是藥物過敏。

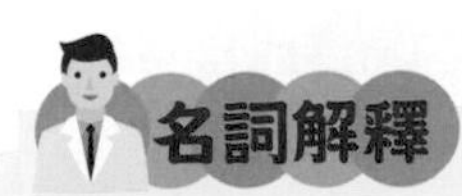


**蕁麻** 是一種多年生草本植物，其莖葉上的蜇毛有毒性（過敏反應），人類及豬、羊、禽等動物，一旦碰上就如蜂蜇般疼痛難忍，它的毒性會使皮膚接觸後立刻發生刺激性皮炎，比方說搔癢、紅腫等等。

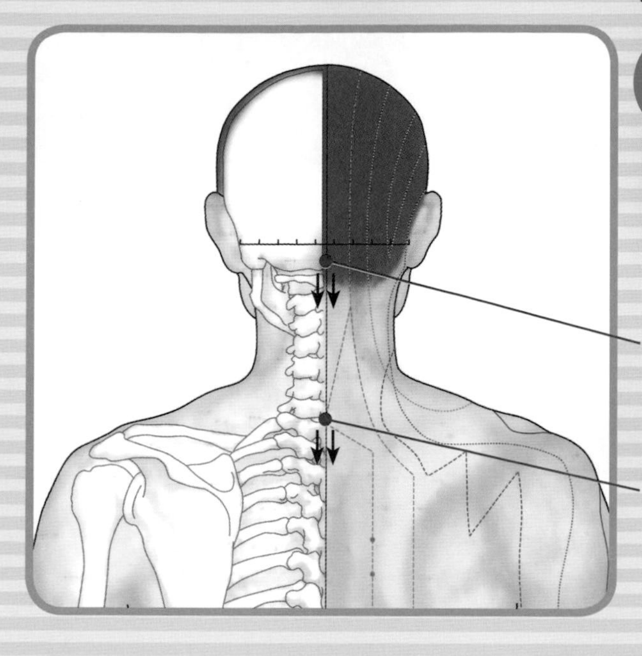

刮刮要點

風府穴、大椎穴、膈俞穴，刮痧的時候，其方向皆由上往下。

**風府**▶在項部，後髮際正中直上 1 寸，枕外隆突直下凹陷中。

**大椎**▶位在第 7 頸椎棘突下的凹陷中。

刮刮要點

刮拭曲池要穴，以及其附近部位，經過關節處不宜大力刮。

**曲池**▶屈肘成直角，肘橫紋外側端與肱骨外上髁連線的中點。

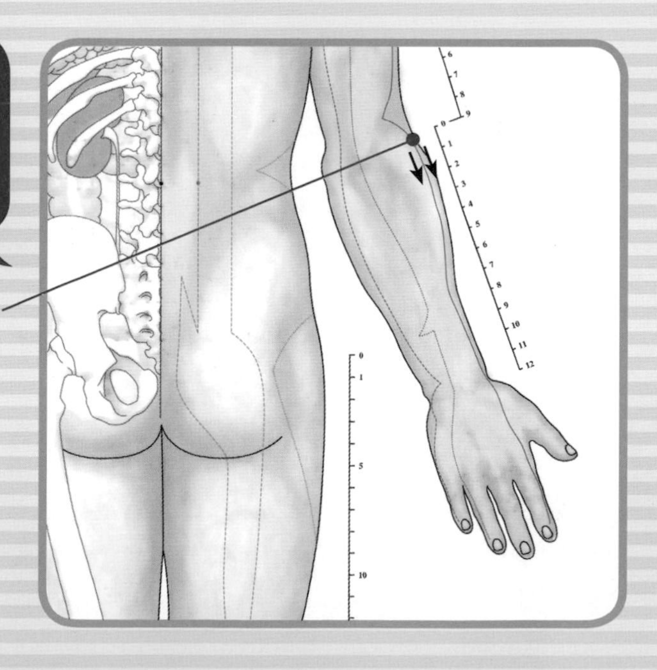

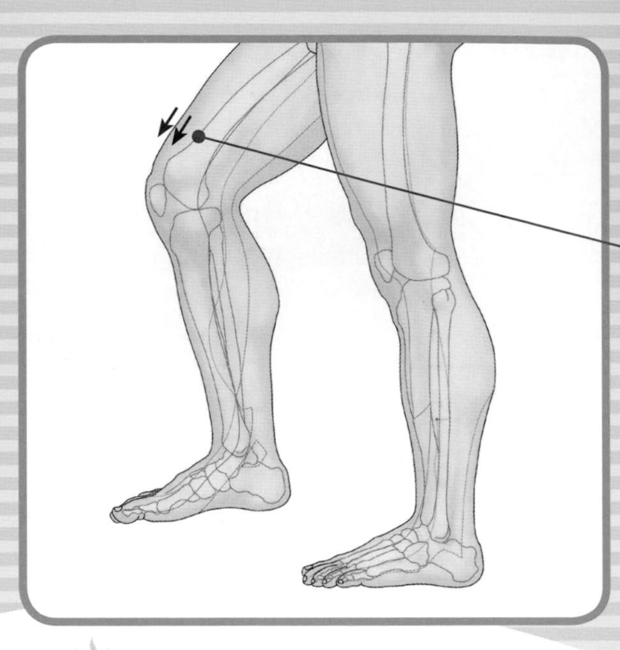

刮刮要點
進行血海穴刮痧，關節之處，請勿重刮。

**血海**▶此穴道在大腿內側，髕底內側端上2寸，股四頭肌內側頭的隆起處。

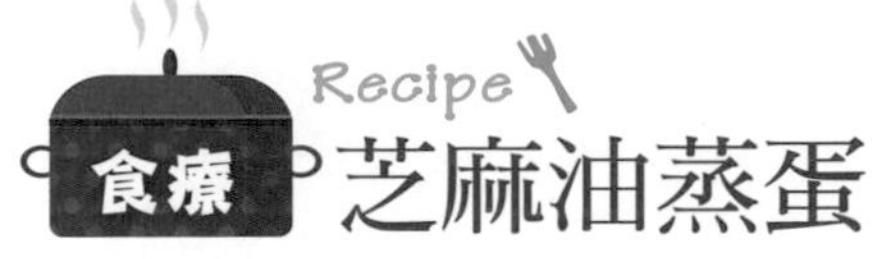


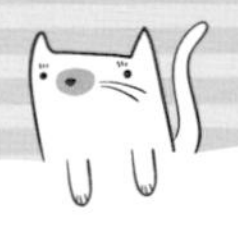

## 食療 芝麻油蒸蛋

將2顆雞蛋打入碗裡，放入少許鹽，加入適量水，攪拌均勻，撈去表層的泡沫渣；將切好的蔥末，鋪在最上面，討厭吃蔥的人亦可以不放，最後蓋上鍋蓋蒸熟，加點醬油和芝麻油，就可以大快朵頤。

## 日常保健

◉ 某些食物可能是蕁麻疹的誘因，例如含有色素、防腐劑、酵母菌這些人工添加劑的罐頭、醃制食品、飲料、海鮮……等等。

◉ 喝酒、受熱、情緒激動、用力，都會促進皮膚血管擴張，激發或加重蕁麻疹；染髮劑、橡皮手套、加香料的肥皂、化纖和羊毛服裝等等，對於過敏體質的人都可能有不良刺激，應該儘量避免。

◉ 有些藥物可以引起蕁麻疹，如青黴素，應慎重使用。

# 失眠

**【刮拭手法】**面刮 / 厲刮　**【重度】**★★★★★

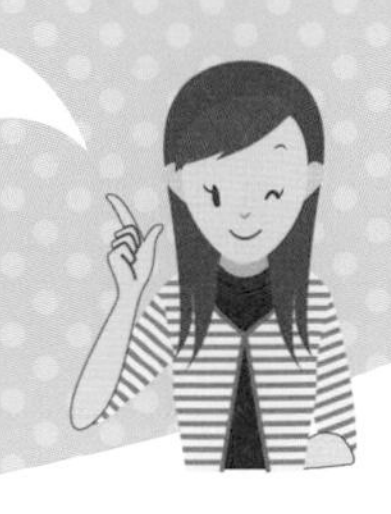

失眠是一種症狀，而不是疾病，其定義是人們難以入睡，或難以持續睡眠，或在隔天清晨一覺醒來對睡眠沒有飽足感。失眠的成因是很複雜的，如果失眠持續著無法改善，或已經影響生活，應儘速尋求專業醫師的幫忙，做專業的診察、評估和最適切的治療。

## 健康診斷書

1. 依失眠時間的長短，小於一週為短暫性失眠，大於一個月為慢性失眠，界於兩者則為短期性失眠。
2. 刺激、興奮、焦慮、生病，或者睡眠規律改變時，都會有短暫性失眠障礙；嚴重或持續性壓力，則容易導致短期性失眠。
3. 比起短暫性和短期性失眠，慢性失眠的原因是較為複雜、難以發現的，且通常是多種原因合在一起所造成。
4. 要找出失眠的問題，首先要靠詳細的病史詢問，睡眠日記、睡眠問卷及心理測驗都能幫助瞭解病情，最後才是藉助**腕動計**來做診斷。

## 名詞解釋

**腕動計** 外觀看起來就像支手錶，其內設有動能偵測器及感光器，可以記錄人體每一次的活動，再經由軟體加以計算及分析，即可知道您的睡眠狀況。如果是失眠的患者，在睡覺時會翻來覆去，活動量就會相對的多。

# 失眠

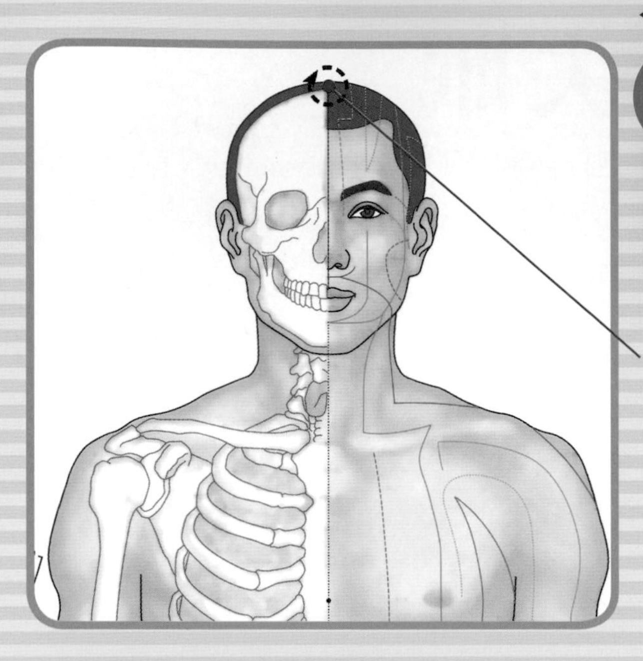

刮刮要點
囟門未完全閉合之人（例如：新生兒），禁止刮拭百會穴道。

**百會**▶在頭頂前髮際正中直上5寸，或兩耳尖連線的中點。

刮刮要點
從上向下，輕輕刮拭脾俞穴位、次髎穴位。

**脾俞**▶位在背部，第11胸椎棘突下，旁開約1.5寸。

**次髎**▶本穴位在髂後上棘內下方，適對第2骶後孔處。

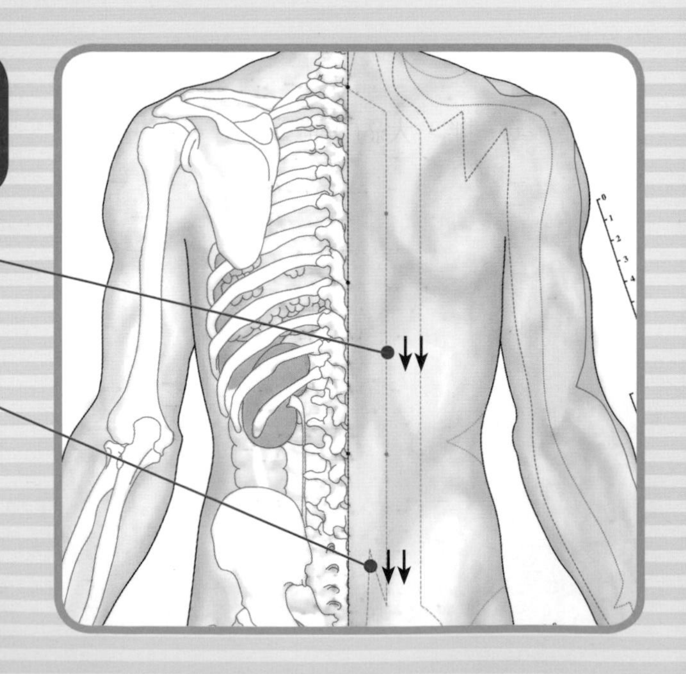

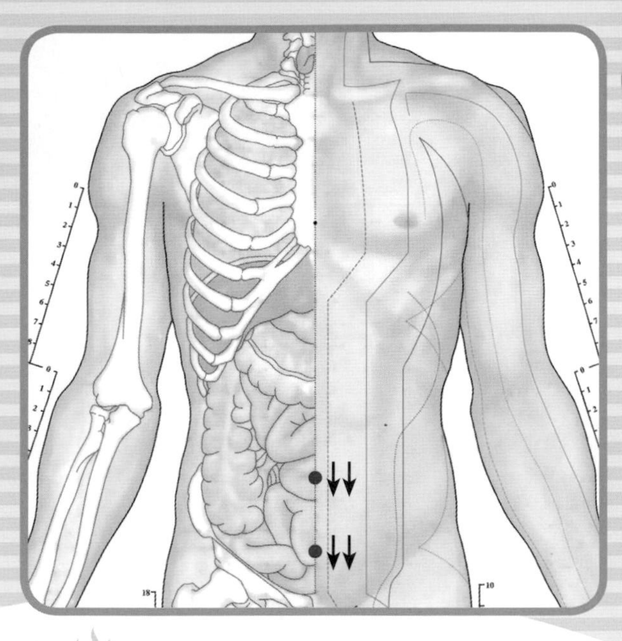

刮刮要點 空腹及飽餐後，皆禁刮氣海穴、中極穴。

**氣海**▶本穴道在下腹部，前正中線上，臍中下約 1.5 寸處。

**中極**▶位在下腹部，前正中線上方，臍中下方大約 4 寸。

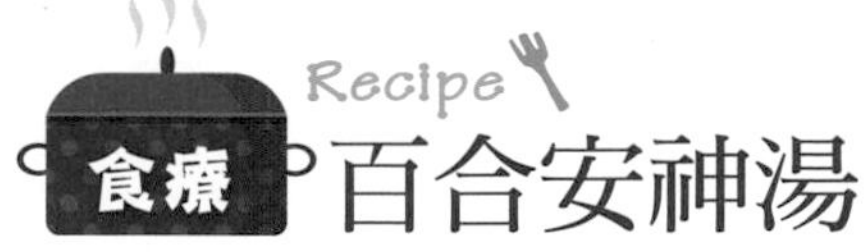


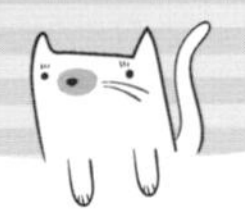

## 百合安神湯

在中藥行抓 5 錢的生百合，加入 1 顆蛋黃，以 200c.c. 的水攪拌均勻，再加入少許的冰糖，放在瓦斯爐上以中火煮沸之後，再以大約 50c.c. 的冷開水拌一拌，大約在睡前的一小時飲用。

## 日常保健

- 失眠病患千萬別購買安眠藥自行服用，即使解決一時的失眠問題，卻會造成往後診斷及治療上相當大的困擾。
- 睡前 2 個小時內，不要使用電腦、手機、平板等電子產品，避免藍光刺激腦部、妨礙睡眠。
- 睡前做一些放鬆的事，例如：泡澡、泡腳、閱讀、聽音樂、瑜珈伸展……等。
- 含咖啡因飲料有提神的作用，如果有失眠問題，請考慮節制或是不要喝。

# 厭食

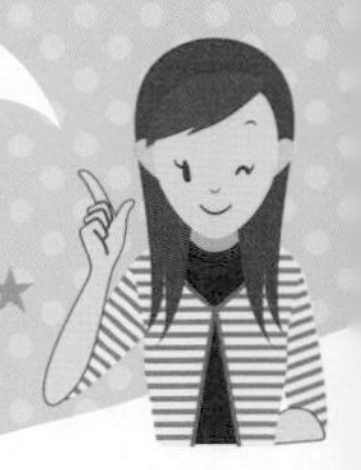

【刮拭手法】角刮 / 平面按揉 / 垂直按揉　【重度】★★★★★

厭食症是一種飲食疾患，此類患者會嚴重擔心體重，並出現以下的病態症狀：食量變少、體重不足、營養不良、**電解質**失衡、永遠不想體重增加、病態地渴望變瘦、採用限制飲食、自願禁食、催吐、服用瀉藥、過度運動……等等，治療重點包含治療潛在心理問題。

## 健康診斷書

1. 厭食症患者可分為兩類：「限制型患者」仰賴禁食和體育鍛鍊，來降低體重；「暴食型患者」會間歇性地出現暴飲暴食，然後再次減肥。
2. 厭食症平均發病年齡為 17 歲，發病之原因常伴隨著壓力事件，例如：校園霸凌、同濟相爭、接下重任、遠離家鄉、準備升學考試……等。
3. 厭食症有可能在單次發作之後完全康復，然而，也有部分患者會在體重恢復正常之後，又再度發病。
4. 長期罹患厭食症，其死亡率大於一成以上，死因多半為飢餓、電解質不平衡，或者是導致憂鬱症、躁鬱症而輕生等等。

**電解質** 包括鈉、鉀、氯、鈣……等等礦物質，若人體缺乏這些物質，會有「低血鉀、低血鈉」的麻煩，容易引發脫水、噁心、全身疲勞、虛弱無力、呼吸衰竭，所以要特別留意電解質的攝取。

## 厭食

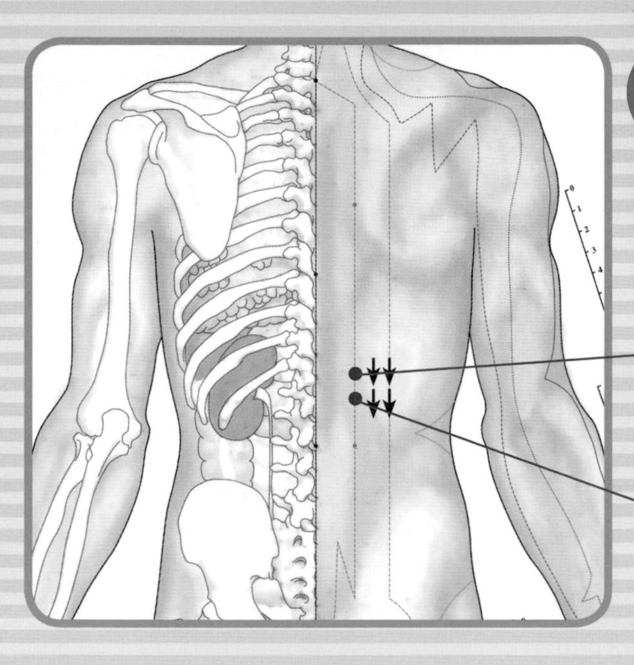

刮刮要點

從上向下刮拭脾俞、胃俞的位置，注意受刮者感覺及狀態。

**脾俞▸**位置在背部，第11胸椎棘突之下，旁開1.5寸。

**胃俞▸**此穴在背部，第12胸椎棘突之下，旁開1.5寸。

刮刮要點

四縫的關節之處，請勿大力刮，否則恐怕傷及主人身體。

**四縫▸**兩手第2～5指的掌面，近端指骨間關節橫紋中點處，每側有4穴。

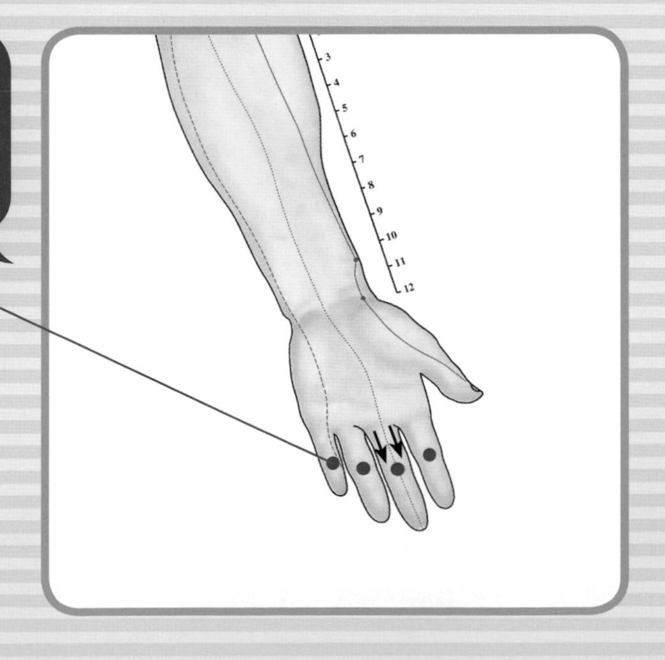

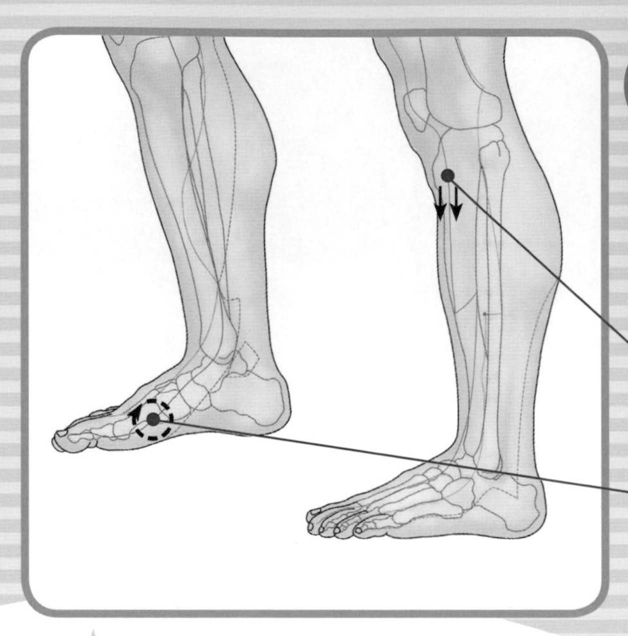


刮刮要點 進行足三里穴、公孫穴的刮痧，關節之處，請勿大力刮拭。

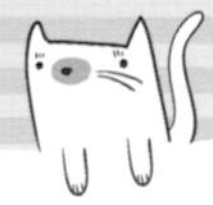

## 食療 Recipe 番茄開胃汁

準備番茄數顆，多寡視個人想喝的量而定；將新鮮番茄洗乾淨，入沸水中浸泡大約5分鐘，取出、剝去外皮，包裹在乾淨的紗布內，用力絞擠，濾出汁液，即可食用，建議不要加入多餘的糖，對人體更健康。

## 日常保健

- ◎ 治療厭食症的主要方法，是要引發患者的食慾，而誘發食慾的祕訣，是在食物中巧妙地加上酸味；除了多吃醋、檸檬、酸梅等之外，還應在做菜時多下些功夫，盡量增加食品種類。
- ◎ 健康就是美，並非越瘦越好，切忌盲目減肥，在控制體重的過程中，千萬不可忽略營養的充足攝取。
- ◎ 生活中必須維持適度的發洩與壓力排解，以避免精神性厭食症的發生。

# 口腔潰瘍

【刮拭手法】角刮 / 垂直按揉 / 平面按揉　【重度】★★★★★

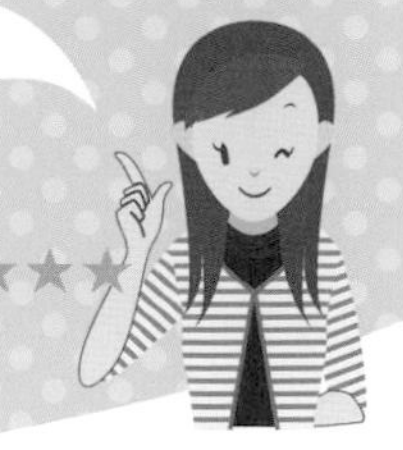

復發性口腔潰瘍，是口腔黏膜疾病中常見的潰瘍性疾病，發作時疼痛劇烈，灼痛難忍。中醫學認為本病是由於情志不遂、素體虛弱、外感**六淫之邪**致使肝鬱氣滯、虛火上炎而患病，長期的反復發作將直接影響患者整個機體的免疫功能，嚴重影響患者的工作、生活，甚至造成癌變。

## 健康診斷書

1. 復發性口腔潰瘍的典型表現是初起時有很細的小斑點，伴有灼熱不適感，然後逐漸擴大為直徑 2 ～ 3 公分或更大的淺潰瘍。潰瘍微微有些凹陷，表面有一層淡的假膜覆蓋，潰瘍周圍的黏膜由於充血而呈紅暈狀，灼痛明顯。
2. 當潰瘍傷口接觸有刺激性食物時，疼痛更加劇烈。復發性口腔潰瘍的發作有自限性和週期性，一般的復發性口腔潰瘍如果不經特殊治療，7 ～ 10 日可逐漸癒合，間歇期長短不等，幾天到數月，此起彼伏。

## 名詞解釋

**六淫之邪** 六淫就是「風」、「寒」、「暑」、「濕」、「燥」、「火」六種病邪的合稱。當六氣太過、不及或不應時，將會影響到人體的調節適應機能，以及病原體的滋生傳播，而成為致病的邪氣。

# 口腔潰瘍

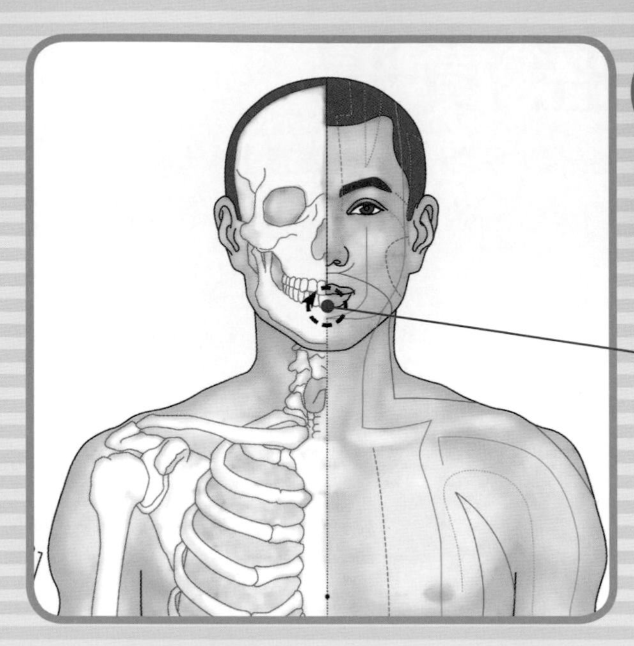

刮刮要點

**刮拭位於臉上的承漿穴，用力宜輕柔即可，以不出痧爲原則。**

**承漿**▶承漿穴道位在面部，頦唇溝的正中凹陷之處。

刮刮要點

**肝俞、膽俞的刮痧方向，以從上向下刮拭爲宜。**

**肝俞**▶在背部，第 9 胸椎棘突之下，旁開約莫 1.5 寸。

**膽俞**▶在背部，第 10 胸椎棘突下，旁開大約 1.5 寸處。

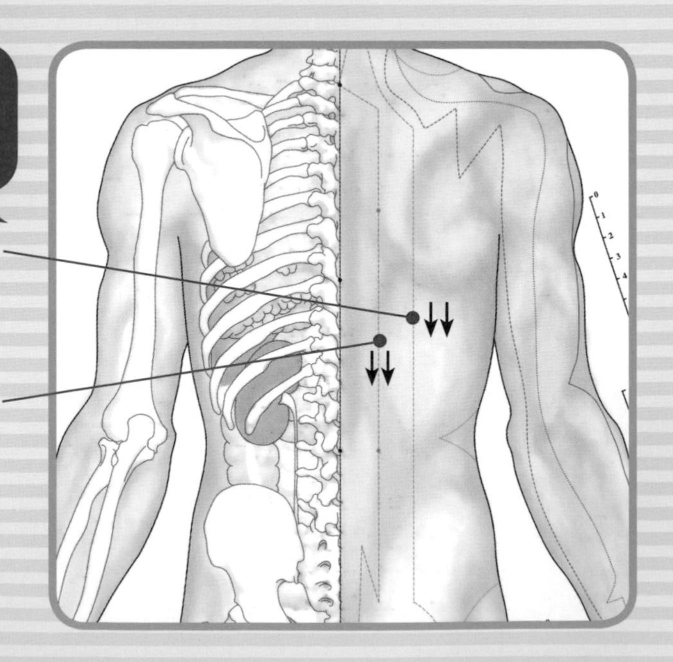

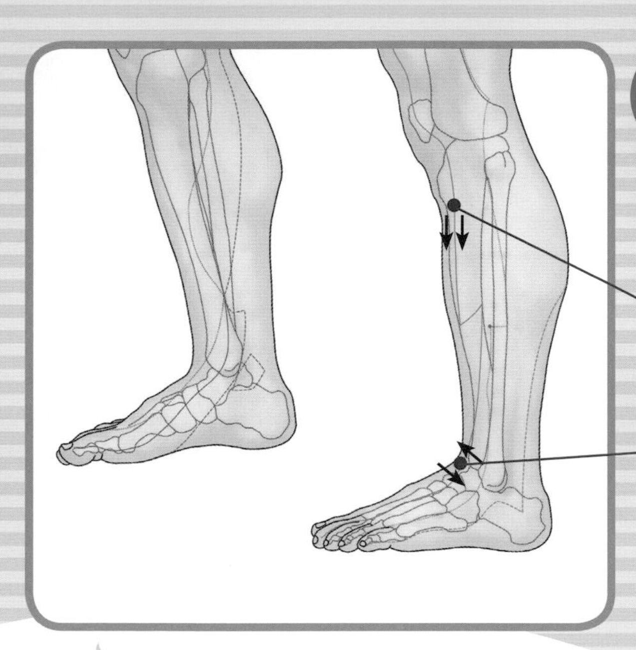

刮刮要點

足三里穴、解溪穴，刮經過關節處不宜重刮。

**足三里**▶外膝眼下3寸，距脛骨前緣1橫指（中指）。

**解溪**▶足背與小腿交界處的橫紋中央凹陷處，拇長伸肌腱與趾長伸肌腱之間。

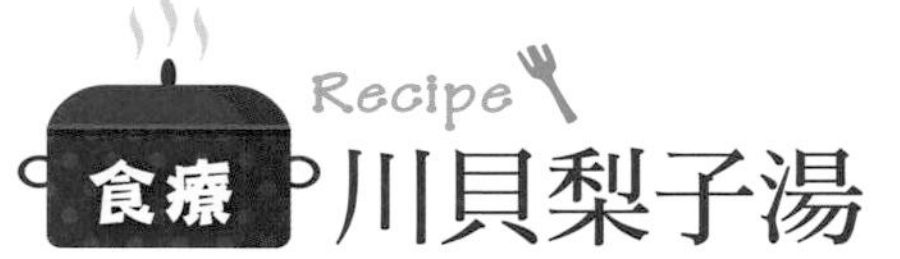

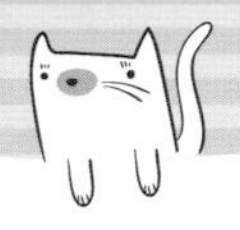

## Recipe 食療 川貝梨子湯

首先把川貝母10克搗碎成為末狀，接下來再將2顆梨子削皮、切成小塊，最後加入適量冰糖、清水燉熟之後即可服食。

## 日常保健

- ◎ 注意口腔衛生，避免損傷口腔黏膜。
- ◎ 保持心情舒暢，樂觀開朗，避免著急上火。
- ◎ 宜清淡飲食，多吃新鮮蔬菜及水果，保持大便通暢，防止便秘。少吃辛辣油膩食物，以減少口瘡發生的機會。
- ◎ 生活起居有規律，心情舒暢。保證充足的睡眠時間，避免過度疲勞。
- ◎ 注意飲食營養均衡性，戒除煙酒。

# 貧血

**【刮拭手法】**面刮／厲刮／垂直按揉　**【重度】**★★★★★

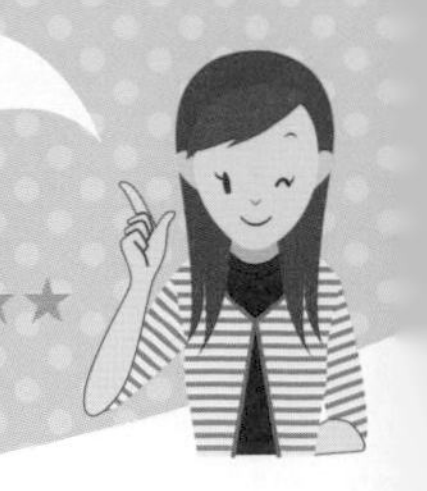

貧血的種類繁多病因各不相同，世界各國流行病學調查顯示，缺鐵性貧血為其最常見的原因，缺鐵性貧血症也是血液科門診最常見的疾病，可見其為不容忽視的問題。貧血就是因缺乏鐵質而造成**血紅素**的合成有缺陷，使得紅血球內的血色素減少而造成人體不適。

## 健康診斷書

1. 貧血症狀的發生，常因貧血的程度而有所不同，當鐵質缺乏而尚未形成貧血之際，通常不會有臨床上之異常。
2. 若是缺鐵情形持續惡化，影響紅血球製造而導致貧血與血氧的供應不足，此時會使人體細胞中的能量供應出現障礙，會開始產生疲倦、虛弱、暈眩、呼吸急促、心跳加快、臉色蒼白……等現象，並且缺乏體力，運動耐力降低、免疫力亦會下降。
3. 貧血的診斷只是一種症候群，並非最後的診斷，因此當得到貧血時，一定要仔細尋找發生貧血的可能原因，方能對症治療。

## 名詞解釋

**血紅素**　血紅素存在於紅血球中，是由血質鐵與胺基酸鏈所組成，人類血液呈紅色，正是因為紅血球內飽含血紅素的緣故，血紅素主要有吸附及釋放氧氣與大部份二氧化碳的功能，可以維持身體所需的能量，維持生命現象。

## 貧血

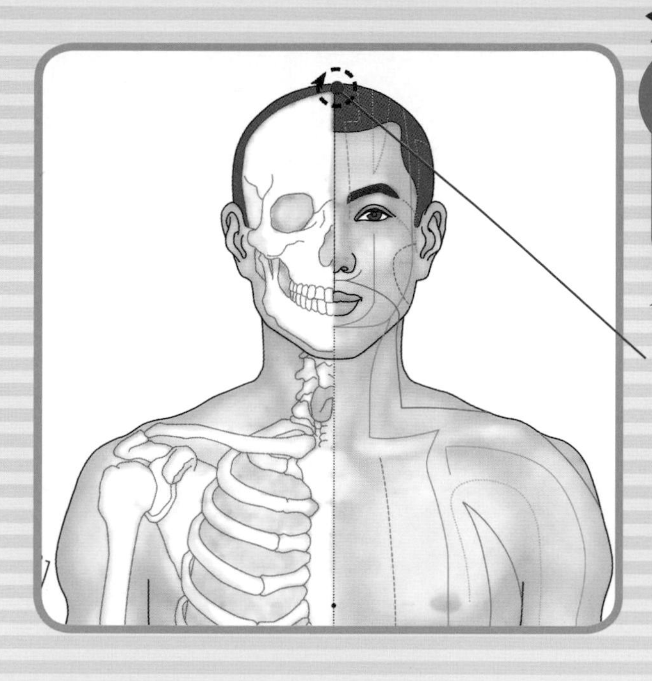

刮刮要點

以刮痧板的一角摩擦百會穴，用力輕柔即可，並不需出痧。

**百會**▶位在頭頂，頂上正中線距前髮際5寸，距後髮際7寸的凹陷之處。

刮刮要點

進行肝俞、腎俞的刮痧，刮拭的方向，應該是從上向下爲佳。

**肝俞**▶在背部，第9胸椎棘突下，旁開1.5寸的位置。

**腎俞**▶沿著背部脊椎，找到第2腰椎的下方，即為腎俞。

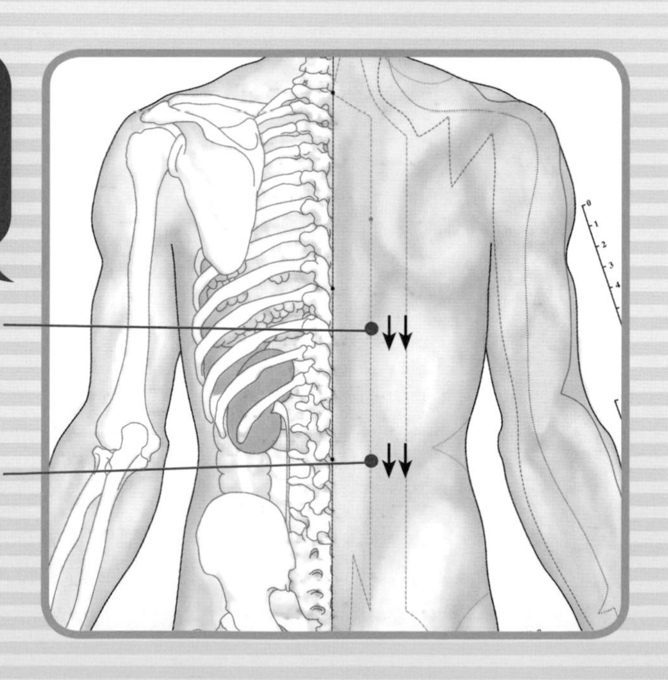

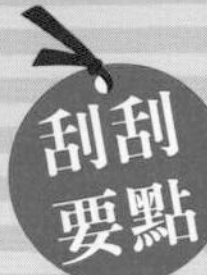


刮拭足三里穴、三陰交穴，經過有關節之處，並不宜重刮。

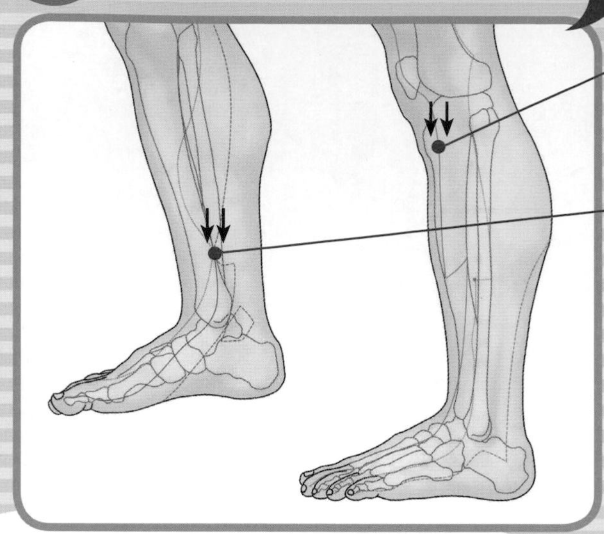

**足三里**▶外膝眼下 3 寸，距脛骨前緣 1 橫指（中指）。

**三陰交**▶以四指併攏握住腳踝內側，三陰交穴大約在手指中心往上方之處。

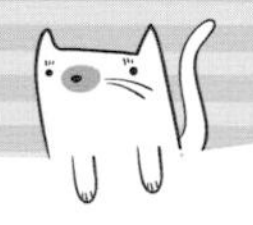

## Recipe 食療 菠菜炒豬肝 vs 菠菜豬肝湯

取豬肝 150 克、菠菜適量，豬肝洗淨切片，與澱粉、鹽、醬油、味精調勻，放入油鍋內，與川燙過的菠菜炒至熟，即可食用；或者用豬肝 50 克，放入沸水中煮至近熟時，放入菠菜，開鍋加入調料即完成。

## 日常保健

◉ 三餐多多攝取富含鐵的食物，例如：蘋果、香蕉、杏、棗、蘆筍、南瓜、花椰菜、 綠葉蔬菜、紅肉、海帶、髮菜……等等。

◉ 在日常飲食中添加葡萄果乾，它們屬於鐵的良好來源食材。

◉ 減少飲用咖啡和紅茶，由於裡面含有多酚和丹寧酸，會干擾鐵質的吸收。

◉ 有吃鈣片習慣的民眾要注意，鈣片會減少鐵質吸收，如果要補充鈣片，最好在飯後 2 小時再吃；此外，不可濫用對造血功能有害的藥物。

# 焦慮症

【刮拭手法】面刮 / 厲刮 / 垂直按揉　【重度】★★★★★

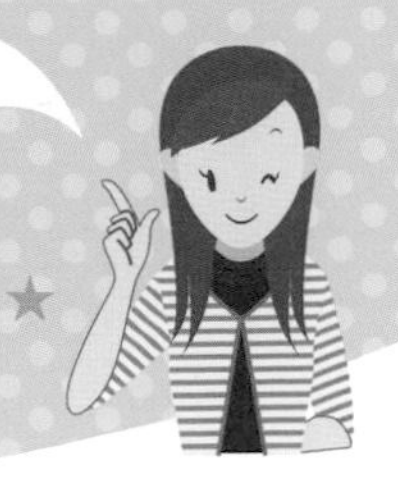

焦慮的症狀，意指由於情緒或心理上產生內在衝突，進而引發非理性的憂愁或恐懼，它可能在特定情況下產生，也有可能是慣性，或是常見與普遍的一種感受。焦慮有很多形式，有社交方面的情緒焦躁、自我強迫、外傷後的壓力，甚至是**恐懼症**，會帶來極大負影響。

## 健康診斷書

1. 我們在焦慮症患者頭腦的電腦斷層造影裡，可看到在底神經節部位有過度活躍的現象，過度活躍的底神經節，經常伴隨著焦慮、緊張、知覺增強、看法悲觀、恐懼升高，對壓力的容忍度低，這是生理上的原因。
2. 焦慮症也有可能是由於小時後的心理創傷遺留在下意識裡，造成恐懼系統的過度敏感。
3. 焦慮嚴重者，常伴隨雙手發抖、冒汗、容易緊張、失眠、體重減輕等類似甲狀腺機亢進症狀，也會出現頭疼、胸痛、心跳急促、呼吸困難、四肢無力等類似心臟病症狀。

## 名詞解釋

**恐懼症** 是一種發病者會對於某些物品或情境感到特別恐懼的症狀，縱使當事者理性上知道沒什麼好害怕，也莫名無法控制恐懼情緒，此病症有慢性發展趨勢，大部份患者能夠透過心理治療，搭配藥物輔助，獲得舒緩痊癒。

# 焦慮症

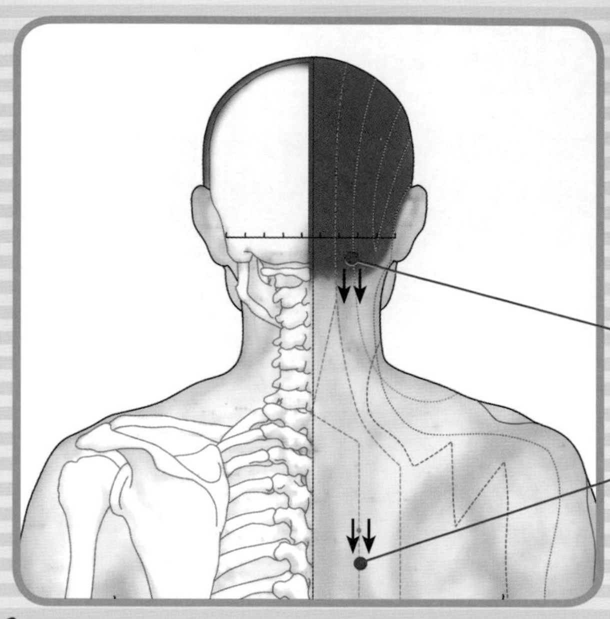

**刮刮要點** 以刮痧板的一角按揉風池穴；而進行心俞刮痧的時候，刮拭的方向爲從上向下。

**風池▶** 本穴道位在頸項部，枕骨之下，與風府穴相平行的位置上。

**心俞▶** 心俞位在背部，大約第 5 胸椎棘突下，旁開 1.5 寸的位置。

**刮刮要點** 背部穴位皆從上向下刮拭，胃下垂者應由下往上刮拭；肝俞、膽俞，可連續刮拭不停頓。

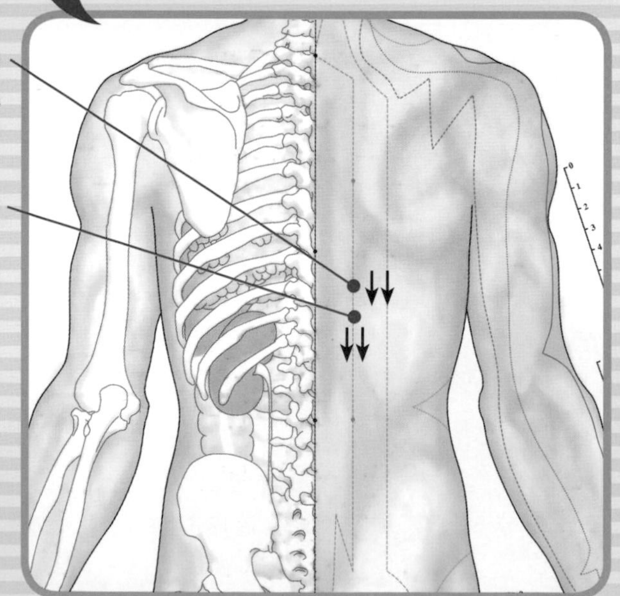

**肝俞▶** 肝俞位在背部，大約第 9 胸椎棘突下，旁開 1.5 寸的位置。

**膽俞▶** 膽俞位在背部，大約第 10 胸椎棘突下，旁開 1.5 寸的位置。

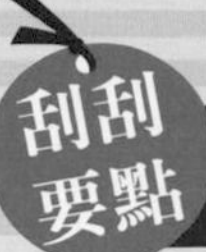

刮刮要點 刮拭手上的穴道，經過有關節之處，並不宜重刮。

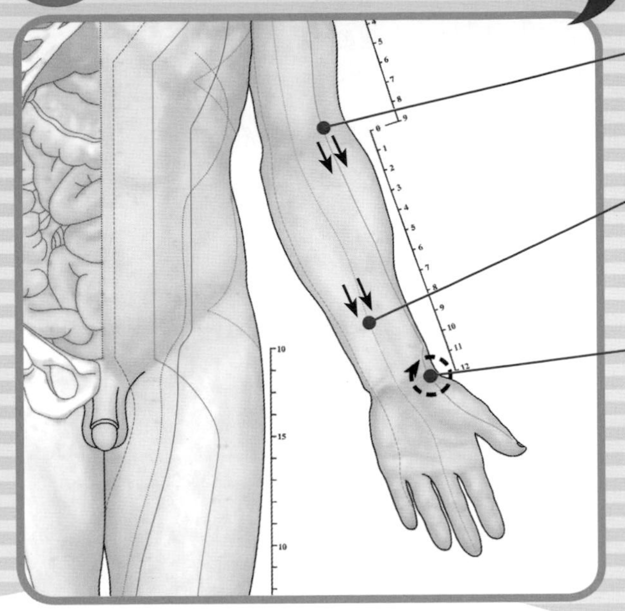

**尺澤**▶人體尺澤穴位於肘橫紋中，肱二頭肌腱橈側凹陷處。

**內關**▶手腕橫紋正中，沿著兩條筋的中間往上2寸處。

**太淵**▶腕區肌腱的外側，拇長展肌腱內側，腕橫紋頭凹陷中，有脈動之處。

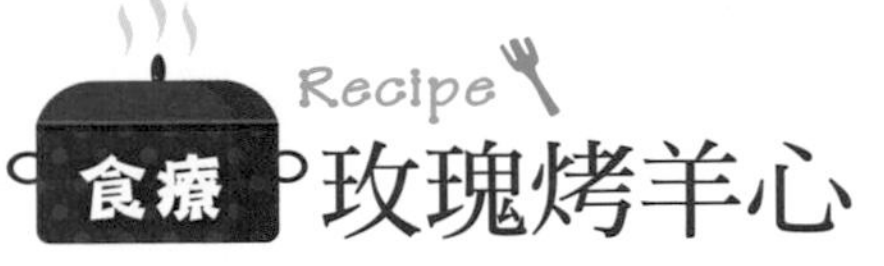

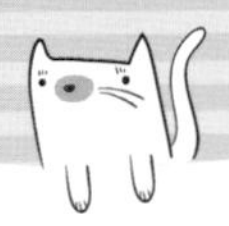

## 食療 玫瑰烤羊心

拿取幾朵新鮮的玫瑰花，放進小鋁鍋之中，加入鹽巴、開水，煎煮大約 10 分鐘的時間，放冷備用；接下來將羊心洗乾淨，切成小塊狀，穿在竹籤上，一邊烤，一邊塗抹上玫瑰花鹽水，反覆炙烤，烤至肉熟。

## 日常保健

- ◎ 規律又適量的運動，對於預防焦慮有絕對的功效，經研究證實，有運動的人，情緒較容易維持在平穩狀態，且較不容易受到焦慮情緒左右。
- ◎ 多吃乳酪、常吃乳酪，有助於影響腦內分泌，幫助治療精神的相關疾病，因此建議在平日的飲食中增加乳酪的攝取量。
- ◎ 皮質醇過高會產生抑鬱、暴躁以及血壓升高等等問題，具有高抗氧化力的藍莓，可抑制壓力荷爾蒙皮質醇的分泌，醫師建議多攝食。

# 皮膚乾燥

【刮拭手法】面刮／垂直按揉　【重度】★★★★★

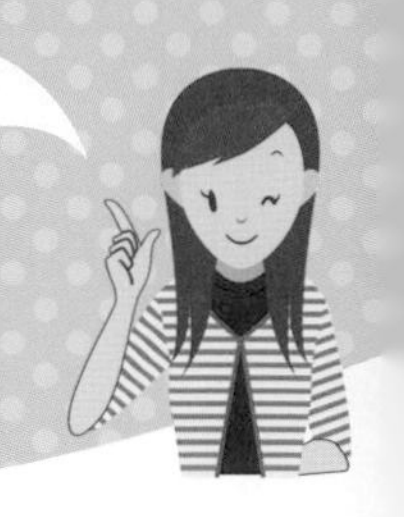

油脂在皮膚表面就像一層保護膜，防止水份與及角質層細胞流失，它決定了膚質含水量高低，因此，油脂分泌量如果減少，就會讓我們皮膚保留水份的能力減弱，導致皮膚乾燥、黯淡、無光澤、發紅或呈片狀**脫皮**，甚至是彷彿有一大堆跳蚤在咬皮膚般的狂癢感。

## 健康診斷書

1. 皮膚乾燥，是一種皮膚缺乏水分，令人感覺不適的感覺，其症狀主要為皮膚發緊、個別部位脫皮、洗澡過後全身發癢……等等。
2. 年齡是造成皮膚乾燥的一大主因，因為隨著體內雌激素水平的降低，皮脂分泌減少，皮膚保存水分的能力會下降，從而使皮膚變得越來越乾。
3. 外界氣候的變化，亦會導致皮脂腺和汗腺分泌異常，皮膚表面就變得更粗糙，抵抗力也會減弱，時間一旦長了，就可能成為習慣性乾燥膚質。

## 名詞解釋

**脫皮** 輕微的脫皮症狀，一般都具有季節性，春末與夏季，炎熱潮濕的季節，特別容易發生，有些人會連續多年週期性地復發，一般可以自我痊癒，只需護理不必擔憂，但如果脫皮狀況嚴重，導致疼痛或流血，則應該看醫生。

# 皮膚乾燥

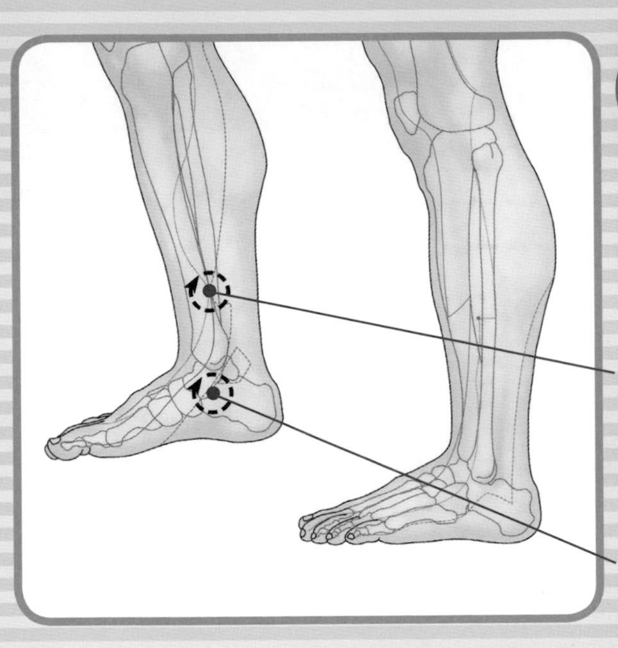

刮刮要點

刮拭三陰交穴、照海穴，先將腿部清洗乾淨再刮痧，並且避開傷口或感染處。

**三陰交**▶ 在小腿內側，足內踝尖上3寸的位置，約莫在脛骨內側緣的後方處。

**照海**▶ 在足內側，內踝尖的正下方凹陷處。

刮刮要點

進行手上穴道的刮痧，若是經過有關節處，不宜用力刮。

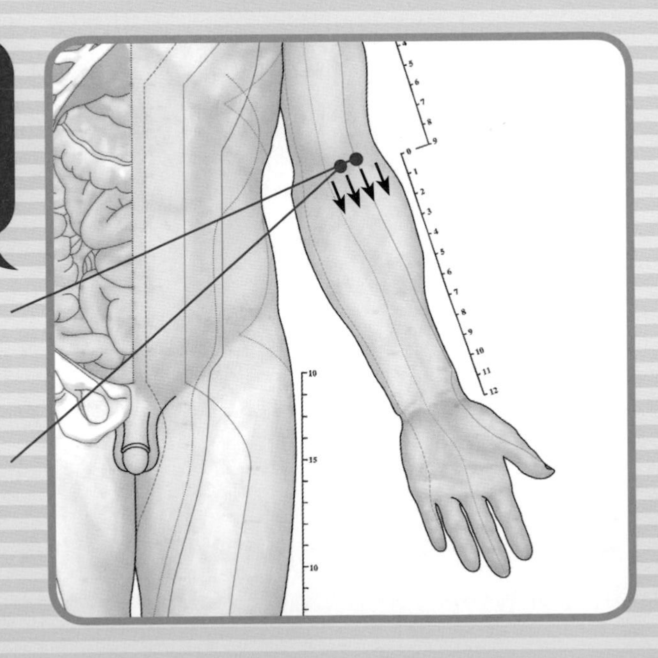

**曲池**▶ 曲池穴的位置，位於人體手肘彎曲時橫紋凹陷處。

**尺澤**▶ 人體尺澤穴位於肘橫紋中，肱二頭肌腱橈側凹陷處。

刮刮要點　**刮痧的時間點，以非飽餐後、非空腹時爲宜，可稍加用力，讓皮膚泛紅或刮出痧點。**

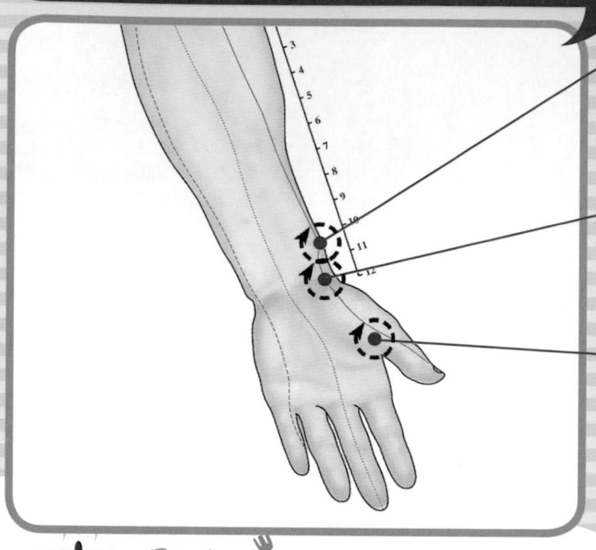

**列缺**▶橈骨莖突上方，腕橫紋上1.5寸，肱橈肌與拇長展肌腱之間。

**太淵**▶手腕橫紋以上、拇指大魚際以下可以感到脈搏跳動的地方。

**合谷**▶在手背第1、2掌骨間，第2掌骨橈側的中點處。

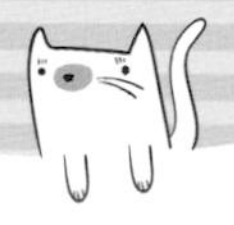

## 食療 Recipe 涼拌胡蘿蔔絲

第一個步驟先將胡蘿蔔去皮，再用削絲工具將它削成絲狀，或是用刀子切成細細的條狀，接下來過油，或者用熱水燙熟，撈起後浸泡冷水使其冷卻，要吃的時候沾一點鹽巴，或是拌點麻油、辣油，即可食用。

## 日常保健

◉ 讓身體曝露在高溫的水裡面太久，會洗掉保護皮膚的天然油脂，如果你洗澡或淋浴之後感覺皮膚特別緊繃，就是皮膚已經過於乾燥；因此，選擇淋浴，並且使用微溫而不熱的水溫，可以改善皮膚缺水的問題。

◉ 專家表示，對許多皮膚乾燥者來說，為了照護乾燥的皮膚，最佳選擇是中性非皂性的皮膚清潔劑。

◉ 此外，絕不要用粗糙的海綿或刷子來清潔皮膚。

國家圖書館出版品預行編目資料

一刮病除自療法：對症刮痧DIY小百科／賴鎮源 編著. 初版
一新北市中和區：活泉書坊出版 采舍國際有限公司發行
2016.07 面；公分；一(健康新亮點29)
ISBN 978-986-271-690-8 (平裝)

1. 刮痧 2.養生 3.民俗療法

413.99 105006775

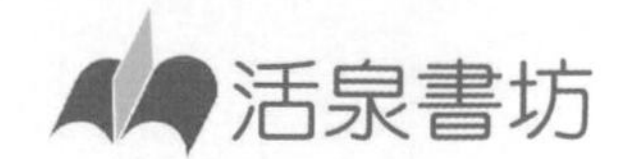


# 一刮病除自療法～對症刮痧DIY小百科

出版者 ■ 活泉書坊
編　著 ■ 賴鎮源
總編輯 ■ 歐綾纖
動作示範 ■ 張文馨
文字編輯 ■ Helen
美術設計 ■ May

台灣出版中心 ■ 新北市中和區中山路2段366巷10號10樓
電話 ■ （02）2248-7896　傳真 ■ （02）2248-7758
物流中心 ■ 新北市中和區中山路2段366巷10號3樓
電話 ■ （02）8245-8786　傳真 ■ （02）8245-8718
ISBN ■ 978-986-271-690-8
出版日期 ■ 2024年最新版

全球華文市場總代理／采舍國際
地址 ■ 新北市中和區中山路2段366巷10號3樓
電話 ■ （02）8245-8786　傳真 ■ （02）8245-8718

新絲路網路書店
地址 ■ 新北市中和區中山路2段366巷10號10樓
網址 ■ www.silkbook.com
電話 ■ （02）8245-9896　傳真 ■ （02）8245-8819

本書採減碳印製流程，碳足跡追蹤，並使用優質中性紙（Acid & Alkali Free）通過綠色碳中和印刷認證，最符環保要求

線上總代理 ■ 全球華文聯合出版平台
主題討論區 ■ http://www.silkbook.com/bookclub　◎ 新絲路讀書會
紙本書平台 ■ http://www.silkbook.com　◎ 新絲路網路書店
電子書下載 ■ http://www.book4u.com.tw　◎ 電子書中心(Acrobat Reader)

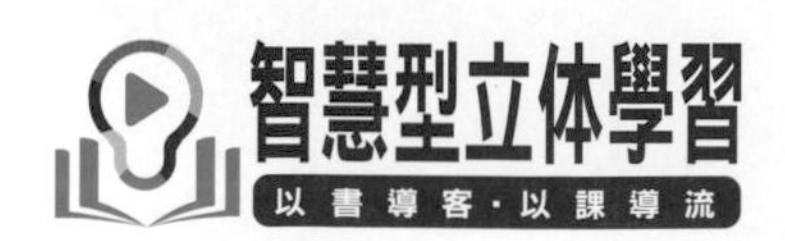